新编临床常见疾病护理

主　编　孙冬梅　郑家琼　许亭亭　王　慧
　　　　刘　娟　王晓云　王宏宇　沈兆媛

中国海洋大学出版社
·青岛·

图书在版编目（CIP）数据

新编临床常见疾病护理 / 孙冬梅等主编. —青岛：中国
海洋大学出版社，2019.9
ISBN 978-7-5670-2394-9

Ⅰ.①新⋯　Ⅱ.①孙⋯　Ⅲ.①常见病—护理　Ⅳ.①R47

中国版本图书馆 CIP 数据核字（2019）第 208126 号

出版发行	中国海洋大学出版社			
社　　址	青岛市香港东路 23 号		**邮政编码**	266071
出 版 人	杨立敏			
网　　址	http://pub.ouc.edu.cn			
电子信箱	369839221@qq.com			
订购电话	0532－82032573（传真）			
责任编辑	赵　冲　矫　燕		**电　　话**	0532－85902349
印　　制	北京虎彩文化传播有限公司			
版　　次	2019 年 9 月第 1 版			
印　　次	2019 年 9 月第 1 次印刷			
成品尺寸	185 mm×260 mm			
印　　张	19			
字　　数	468 千			
印　　数	1～1000			
定　　价	168.00 元			

编 委 会

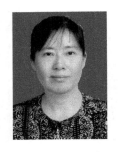

孙冬梅　女,1970年生,本科,1989年毕业于济南卫校护理专业;1997年毕业于山东医科大学护理系专科;2007年毕业于山东大学护理学院本科。现就职于济南市第五人民医院,副主任护师。擅长普通外科各种常见病和多发病的护理、抢救技术,较熟练掌握各类护理技术,多年从事护理本科临床带教工作。在国家级杂志发表论文多篇,参编著作多部。

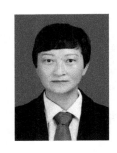

郑家琼　女,汉族,1968年生,本科,1990年7月毕业于贵州省毕节地区卫生学校,2006年获得贵阳医学院护理学大专文凭,2016年取得中南大学护理学本科文凭。现就职于贵州省毕节市金沙县人民医院消毒供应室,护士长,副主任护师。持有母婴保健技术资格合格证和师资资格证,对各种疾病的护理均有丰富的临床经验,尤其擅长于各类危急重症的抢救护理、新生儿护理及小静脉穿刺技术。研究方向:妇产科护理及新生儿护理。在各级医学期刊上发表论文10余篇,曾获得院内外优秀及先进个人奖励30余次。

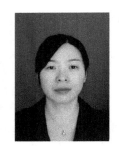

许亭亭　女,1984年生,本科,2008年7月毕业于济宁医学院。现就职于烟台毓璜顶医院心血管内科,主管护师。擅长心血管各种疾病的护理,具有较扎实的理论知识,熟练的操作技能以及丰富的临床心血管疾病的护理经验,有较强的组织管理及沟通能力。发表论文多篇,参编著作数部。

前　言

　　临床护理学是现代医学的一个重要分支。随着国内医疗卫生体制改革的推进和现代医学理论与实践技术的发展进步,进行临床护理工作及相关知识经验的总结势在必行。我们本着以人为本的思想,以先进护理理念和程序为基础框架,编写了本书。

　　本书论述儿科、血液内科、消化内科、呼吸内科、肿瘤科、妇产科、急诊科等疾病的病因和发病机制、临床表现、诊断要点、护理措施及康复指导等,重点介绍了护理工作的要旨和细节,可作为广大临床护理工作者、护理管理人员等的参考用书。

　　我们本着简明实用、深入浅出、理论联系实际的原则,力求更多介绍新知识和新技术,但由于编者的知识水平有限,书中难免存在不足和疏漏,诚恳希望专家和读者批评指正。

《新编临床常见疾病护理》编委会

目　录

第一章　呼吸内科疾病护理

一、急性上呼吸道感染

（一）概述

急性上呼吸道感染简称上感，又称普通感冒，是包括鼻腔、咽或喉部急性炎症的总称。广义的上感不是一个疾病诊断，而是一组疾病，包括普通感冒、病毒性咽炎、喉炎、疱疹性咽峡炎、咽结膜热、细菌性咽—扁桃体炎。狭义的上感又称普通感冒，是常见的急性呼吸道感染性疾病，多呈自限性，但发生率较高。

（二）病因与发病机制

急性上呼吸道感染有 70％～80％ 由病毒引起，包括鼻病毒、冠状病毒、腺病毒、流感和副流感病毒、呼吸道合胞病毒、埃可病毒、柯萨奇病毒等。细菌感染可直接感染或继发于病毒感染之后，以溶血性链球菌最常见，其次为流感嗜血杆菌、肺炎链球菌、葡萄球菌等，偶为革兰阴性细菌。

各种导致全身或呼吸道局部防御功能降低的原因，如受凉、淋雨、气候突变、过度疲劳等可使原已存在于上呼吸道或从外界侵入的病毒或细菌迅速繁殖，从而诱发本病。老幼体弱、免疫功能低下或患有慢性呼吸道疾病的患者易感。

（三）临床表现

1.普通感冒

普通感冒俗称"伤风"，临床表现轻重不一，患者一般无发热及全身症状，严重者有发热、轻度畏寒和头痛等。如无并发症者一般病程 5～7 d 后可痊愈。

（1）呼吸道局部表现：鼻塞、流涕、打喷嚏、咽痛、干咳等，体检咽部充血，扁桃体红肿，颌下淋巴结增大、有压痛。

（2）全身表现：突然起病，高热，可伴呕吐、腹泻、烦躁，甚至出现高热惊厥。

2.特殊类型上感

（1）疱疹性咽峡炎：由柯萨奇 A 群病毒引起，好发于夏秋季，起病急。主要表现为高热，咽部及其周围充血，可见疱疹，周围有红晕，疱疹破溃后形成小溃疡。病程约 1 周。

（2）咽—结合膜热：由腺病毒引起，春夏季多发。主要表现为发热、咽痛，一侧或双侧结合膜炎，颈部或耳后淋巴结肿大。病程为 1～2 周。

3.并发症

急性上感如未经或不及时恰当的治疗，少数部分患者可并发急性鼻窦炎、中耳炎、气管-支气管炎。以咽炎为主要表现的上感中，部分患者可继发溶血性链球菌感染引起的风湿热、肾小球肾炎，少数患者可并发病毒性心肌炎等，应予以警惕。

（四）辅助检查

1.血常规

病毒性感染时，白细胞计数多正常或偏低，淋巴细胞比例升高；细菌感染时，白细胞计数常增多,有中性粒细胞增多或核左移现象。

2.病原学检查

病原学检查主要采用咽拭子进行微生物检测。细菌培养可判断细菌类型并做药物敏感试验以指导临床用药。因病毒类型繁多,且明确类型对治疗无明显帮助。

(五)治疗要点

目前尚无特效的抗病毒药物,以对症和中医治疗为主。

1.对症治疗

病情较重或年老体弱者应卧床休息,忌烟,多饮水,室内保持空气流通。如有发热、头痛、肌肉酸痛等症状者,可选用解热镇痛药。咽痛可用各种喉片如健民咽喉片或中药六神丸等口服。频繁打喷嚏、流鼻涕者可选用抗过敏药。对于咳嗽症状较明显者,可给予右美沙芬、喷托维林等镇咳药。

2.病因治疗

普通感冒和单纯的病毒感染无需使用抗菌药物,如并发细菌感染,可尝试经验用药。广谱抗病毒药物利巴韦林和奥司他韦对流感病毒、副流感病毒和呼吸道合胞病毒等有较强的抑制作用,可缩短病程。

3.中医治疗

可选用具有清热解毒和抗病毒作用的中药,有助于改善症状,缩短病程。小柴胡冲剂、板蓝根冲剂应用较为广泛。

(六)护理评估

询问患者有无急性上感患者密切接触史,有无受凉、淋雨及过度疲劳等诱因。评估患者的身体状况,观察有无以下表现:①呼吸道局部表现,如鼻塞、流涕、打喷嚏、咽部不适、咽痛、干咳等,体检可见咽部充血、扁桃体红肿、颌下淋巴结增大。②全身表现,突然起病,高热,可伴呕吐、腹泻、烦躁,或表现为畏寒、头痛、食欲差、乏力、关节疼痛等。

(七)常用护理诊断/合作性问题

1.体温升高

体温升高与病毒或细菌感染有关。

2.疼痛

头痛、咽痛与鼻、咽、喉部感染有关。

3.潜在并发症

鼻窦炎、气管—支气管炎、风湿热、肾小球肾炎、病毒性心肌炎。

(八)护理目标

1.保持患者的呼吸道通畅。

2.保持患者的舒适状态。

3.维持水、电解质平衡。

4.解除患者的焦虑和心理不适。

(九)护理措施

1.病情观察

注意体温的变化,如症状加重,应警惕并发症。

2. 休息

上感患者应适当休息,病情较重或年老者应卧床休息。注意呼吸道隔离,防止交叉感染。

3. 饮食

多饮水,视患者体温、出汗及气候等情况而异。饮食应清淡、易消化,含丰富的维生素。

4. 症状护理

患者寒战时应保暖,高热时按医嘱使用解热镇痛药,同时做好高热护理。出汗多的患者要做好皮肤的清洁护理。

5. 药物护理

嘱患者按医嘱用药。

(十)护理评价

患者的呼吸道通畅,且患者保持舒适状态;患者的水、电解质平衡;患者能够保持良好心态,无严重的焦虑和心理不适。

二、急性气管支气管炎

(一)概述

急性气管-支气管炎(简称支气管炎)是由病毒或细菌等病原体感染、理化刺激或过敏原因所致的气管-支气管黏膜炎症。主要症状包括咳嗽和咳痰,常见于寒冷季节或气候突变时,也可以由于上感迁延不愈导致。

(二)病因与发病机制

1. 感染

引起本病的病毒有腺病毒、流感病毒、呼吸道合胞病毒、副流感病毒;细菌有流感嗜血杆菌、肺炎链球菌、链球菌、葡萄球菌等。病毒和细菌可以直接感染气管-支气管,也可先侵犯上呼吸道,继而引起本病。近年来由支原体和衣原体引起者逐渐增多。

2. 物理、化学刺激

吸入冷空气、粉尘、刺激性气体或烟雾(如二氧化硫、二氧化氮、氨气、氯气、臭氧等)等可以引起气管-支气管黏膜的急性炎症。

3. 变态反应

引起气管和支气管变态反应的常见变应原有花粉、有机粉尘、细菌蛋白质、真菌孢子,以及在肺内移行的钩虫、蛔虫的幼虫。

(三)临床表现

1. 症状

起病较急,以鼻塞、流涕、咽喉痛等急性上呼吸道感染症状为主,全身症状轻,可有发热。剧烈咳嗽的出现通常是支气管炎出现的信号。开始时干咳无痰,或少量黏痰,2～3 d后转为黏液脓性痰,痰量增多,偶有痰中带血。

明显的脓痰提示多重细菌感染。持续发热提示合并肺炎,可发生继发于气道阻塞的呼吸困难。

2. 体征

肺部可闻及散在干、湿啰音,咳嗽后可消失或减少。持续存在的肺部局部体征提示支气管肺炎的发生。

(四)辅助检查

1. 胸部 X 线检查

肺纹理增粗或正常,偶有肺门阴影。

2. 血液生化检查

病毒感染时血常规的白细胞计数多正常;由细菌引起或合并细菌感染时白细胞总数升高,中性粒细胞增多。

(五)治疗要点

使用解热镇痛药可缓解不适和降低体温。痰液不易咳出者,可给予雾化吸入治疗或使用盐酸氨溴索(沐舒坦)等祛痰药。确实有细菌感染证据时,患者持续咳嗽在 10 d 以上,可首选大环内酯类或青霉素类药物,也可以应用头孢菌素类或喹诺酮类药物。美国疾病控制中心(CDC)推荐服用阿奇霉素、克拉霉素或红霉素。较少患者需通过病原体培养选用抗生素。

(六)常见的护理诊断/ 合作性问题

1. 清理呼吸道无效

清理呼吸道无效与呼吸道感染、痰液黏稠有关。

2. 气体交换受损

气体交换受损与过敏炎症引起的支气管痉挛有关。

3. 疼痛(胸痛)

疼痛与咳嗽、支气管炎有关。

(七)护理目标

(1)保持患者的呼吸道通畅。

(2)保持患者的舒适状态。

(3)维持水、电解质平衡。

(4)解除患者的焦虑和心理不适。

(八)护理措施

1. 病情观察

注意体温的变化。如症状加重,应警惕并发症。

2. 休息和活动

病情较轻者可适当活动,病情较重有发热者应卧床休息。可边吸氧边坚持在床上进行肢体活动。保证充足的睡眠。

3. 饮食

多饮水,饮食应清淡、易消化。适量限奶类制品,可吃鸡蛋、瘦肉、鱼、豆制品等营养价值高的食物。戒烟禁酒,少吃辛辣刺激性食物。

4. 症状护理

患者寒战时应保暖,高热时按医嘱使用解热镇痛药,同时做好高热护理。出汗多的患者要做好皮肤的清洁护理。

5. 药物护理

嘱患者按医嘱用药,勿滥用抗生素。进行输液治疗时,输液速度应由医护人员控制,嘱患者及家属不要随意调高滴速,以免输液速度过快而加重肺的负荷,引起肺水肿。密切观察患者有无出现食欲减退、恶心等胃肠道不适症状及口腔黏膜是否破溃等不良反应。

6.健康教育

对患者多鼓励和沟通,把生理和心理卫生疾病发生诱因及预防知识主动介绍给患者,减少其不必要的顾虑;告诉患者精神紧张、焦虑心理可引支气管痉挛加重气促。

(九)护理评价

患者的呼吸道通畅;患者保持舒适状态;患者的水、电解质平衡;患者能够保持良好心态,无严重的焦虑和心理不适。

(潘丝娜)

第二章 消化内科疾病护理

第一节 急性上消化道出血的护理

急性上消化道出血(acute hemorrhage of upper alimentary tract)是指屈氏(Treiz)韧带以上的消化道,包括食管、胃、十二指肠的病变或其邻近脏器(胰腺、胆道等)病变引起的急性出血,胃空肠吻合术后的空肠病变出血亦属于此范围。为临床常见的急症,以呕血、黑便为主要症状。病情严重者如果不及时抢救,可危及生命。

一、病因

上消化道出血的病因很多,上消化道各种疾病和某些全身性疾病均可引起上消化道出血。临床上最常见的病因是消化性溃疡、食管胃底静脉曲张破裂、急性胃黏膜病变和胃癌。食管疾病如食管炎、食管癌、食管溃疡、食管静脉曲张、食管物理性损伤、器械检查、化学损伤、异物或放射性损伤。胃部疾病如胃溃疡、糜烂性胃炎、胃底静脉曲张、胃黏膜脱垂、胃癌、急性胃扩张、胃血管异常、胃肠吻合口炎症。十二指肠疾病如十二指肠炎、憩室炎、胃十二指肠克罗恩病。肝胆胰疾病如各种病因引起的肝硬化、门静脉阻塞、门静脉炎、门静脉血栓形成,胆道结石、胆道蛔虫症、胆囊和胆管癌、肝癌、肝脓肿或肝动脉瘤破入胆道、胰腺癌、肝或脾动脉瘤破裂、纵隔肿瘤或脓肿破入食管。全身性疾病如白血病、血小板减少性紫癜、血友病、弥散性血管内凝血及其他凝血机制障碍、烧伤或大手术后休克、脑血管意外、或其他颅脑病变、肺气肿、肺源性心脏病、急性呼吸窘迫综合征、重症心力衰竭引起的应激状态、急性感染性疾病、尿毒症。

二、发病机制

常见病因所致的消化道出血机制概述如下。

1.溃疡出血

胃酸分泌过多、胃蛋白酶的作用、Hp 感染和胃黏膜保护作用减弱引起溃疡。溃疡侵蚀基底血管并致破裂的结果。此外,胃泌素分泌增加、胃排空延缓、胆汁反流,以及遗传、环境和精神因素等与消化性溃疡的发生有关。

2.食管胃底静脉曲张

门静脉压力增高,其次由于肝脏病变,合成的凝血因子减少;脾功能亢进,血小板破坏增加,导致凝血机制发生障碍;再者,由于门静脉高压性胃炎,常出现胃肠黏膜糜烂。

3.应激性溃疡出血

在应激状态下交感神经兴奋,血中儿茶酚胺水平升高,引起胃、十二指肠黏膜缺血,导致细胞死亡和解体,最后发生损伤和溃疡;同时当黏膜细胞由于血流灌注减少而受损时,胃酸和胃蛋白酶分泌增高,从而使胃黏膜自身消化。

三、病情判断

1.病史

询问病史、症状与体征可为病因诊断提供重要线索。消化性溃疡出血病例可有典型的慢性、周期性、节律性上腹疼痛史，出血前数日疼痛加剧，出血后疼痛减轻或缓解。食管胃底静脉曲张破裂多有慢性肝病史或长期酗酒史。急性胃黏膜病变出血者在出血前有服非甾体类抗感染药史，或患者处于严重创伤、感染性休克、脑出血等应激状态。

2.排除消化道以外的出血因素

口腔、鼻腔、咽喉等部位的出血及咯血，血液也从口腔吐出或吞咽后经过胃酸的作用也可出现黑便。食用多量动物血也可使粪便呈黑色。服用铁剂、铋剂及中药也可使粪便呈黑色。注意鉴别呕血与咯血。

3.出血部位与方式的评估

出血部位与方式的评估是消化道出血的主要表现，幽门以上出血常为呕血，幽门以下出血常表现为黑便，但如果出血量大而迅速，也可出现呕血。有黑便者可无呕血，但有呕血者均有黑便。若出血后立即呕出，血液呈鲜红色；若血液在胃内停留一段时间，经胃酸作用后再呕出，则呈咖啡样颜色。血液从肠道排除时由于血红蛋白经肠内硫化物作用形成黑色的硫化铁，所以排出的血液一般都是柏油样，但如果出血量大，血液在肠道内通过很快时，排出的血液呈暗红色，偶呈鲜红色。

4.出血量的判定

粪便隐血实验阳性反应，提示消化道出血 24 h 至少在 5 mL 以上。出现黑便，提示出血量在 50～70 mL/24 h。出现呕血，提示胃内出血一般在 250～300 mL 或以上。在大量出血，血容量明显下降的情况下，必须首先判断出血量的多少。因为呕血和便血的量与消化道内的消化液及血液潴留的多少密切相关，所以以此为基准对出血量进行判断有时出现偏差。

5.有效循环量的评估

当出血量在 500 mL 以内，通常症状轻微或不出现症状。当出血量超过 500 mL 以上，则可出现血容量不足的表现，表现为头昏、心悸、乏力、口渴、肢体冷感。当短时间内出血量大于 1 000 mL 或占全身血量的 20% 时，则出现周围循环衰竭症状，表现为烦躁、昏厥、面色苍白、四肢湿冷、血压下降、心率加快、脉搏细数、口唇发绀、呼吸急促、尿少（<20 mL/h）、休克等。

6.实验室检查

血常规、大便或呕吐物的隐血试验、肝功能及血肌酐、尿素氮等。可有红细胞计数和血红蛋白下降，大便隐血实验强阳性，尿素氮升高。急诊内镜检查是急性上消化道出血诊断的重要手段。检查应在出血后 12～48 h 内进行，内镜检查发现病变后可以判断是否有活动性出血，并根据病灶情况做相应的止血治疗。胃肠道出血速度在每分钟 0.5 mL 以上可经血管造影发现出血部位，阳性率 50%～70%。若出血速度大于每分 2 mL，则发现病变的可能性就在 80% 左右。

四、急救护理措施

救护原则：迅速建立静脉通道，补充血容量，抗休克。

1.现场处理

采取措施使患者安静、保暖，在患者大量呕血时，为预防血液误吸，应首先使患者保持侧卧位,不可能的情况下应使其头部侧向,保持呼吸道通畅。条件允许下应尽快用大号静脉输液针建立静脉输液通路或经锁骨下静脉插管,快速补充血容量。

2.院内急救护理

(1)一般处理:卧床休息,避免下床活动。做好心理护理。采血进行血型、交叉配血、血常规和其他血液生化学检查,采血同时建立静脉通道进行输液。给予吸氧。消化性溃疡者出血量不大时可以进食温流质,频繁呕吐或疑食管胃底静脉曲张破裂出血者应禁食。密切监测患者的一般情况及生命体征的变化。

(2)积极补充血容量:及时补充血容量是抢救消化道大出血的首要措施。因此迅速建立2～3条有效静脉通道配合医生积极补充血容量是护理关键。一般输入生理盐水、林格液、右旋糖酐或血浆代用品。当有以下情况时应紧急输血:当收缩压在 50 mmHg① 以下;血红蛋白浓度低于 70 g/L 时。此时输液、输血速度要加快,甚至需要加压输血,以尽快把收缩压升高至 80～90 mmHg 水平,血压平稳后可减慢输液速度,输入库存血较多时,每 600 mL 血应静脉补充葡萄糖酸钙 10 mL。对于肝硬化或急性胃黏膜损害的患者,尽可能采用新鲜血。对于有心、肺、肾疾患及老年患者,要防治因输液、输血量过多、过快引起的急性肺水肿。尿量是反映内脏血液灌流状态的一个重要指标,尿量＞30 mL/h,说明内脏血流量已经恢复。

(3)止血措施的护理:应针对不同的病因,遵医嘱采取相应的止血措施。静脉曲张出血侧重于使用血管加压素、生长抑素,非静脉曲张出血侧重于使用抑酸治疗。

(4)血管加压素使用的护理:血管加压素为常用药物,作用机制是通过对内脏血管的收缩作用,减少门脉血流量,降低门脉及其侧支循环的压力,从而控制食管、胃底静脉曲张出血。目前国内所用垂体后叶素含等量加压素和缩宫素。不良反应有腹痛、血压升高、心律失常、心绞痛,严重者可发生心肌梗死。目前多同时使用硝酸甘油以减少血管加压素引起的不良反应,同时硝酸甘油有协同降低门静脉压的作用。有冠状动脉粥样硬化性心脏病者禁忌使用血管加压素。

(5)生长抑素及其类似物:生长抑素的主要作用机制为选择性收缩内脏血管,减少门脉血流量;增加食管下括约肌压力,减少曲张静脉的血流;抑制胃酸、胃蛋白酶原的分泌,保护胃黏膜细胞;抑制胃酸分泌,防止反流胃酸对血凝块的溶解作用,促进创伤的愈合。目前临床常用的生长抑素有天然型 14 肽(施他宁)和合成的生长抑素衍生物(八肽,奥曲肽)。由于生长抑素的血浆半衰期很短,护理时要注意补液的连续性,如果中断了补液 3 min 以上要重复一次追加量。

(6)抑酸药物使用的护理:血小板集聚及血浆凝血功能所诱导的止血作用需在 pH＞6.0 时才能有效发挥,而且新形成的血凝块在 pH＜5.0 的胃液中会迅速被消化。因此,抑制胃酸分泌常规予 H_2 受体拮抗药或质子泵抑制药。H_2 受体拮抗药有西咪替丁、雷尼替丁、法莫替丁等,质子泵抑制药如奥美拉唑、泮托拉唑等,急性出血期予静脉途径用药,出血停止患者能进食后可改口服巩固疗效。

(7)局部药物止血:常用药有去甲肾上腺素和凝血酶。去甲肾上腺素 8 mg,加入冷生理盐水 100～200 mL,经胃管灌注或口服,每 30～60 min 1 次,重复 3～4 次无效则停用。此药可致内脏血流量减少,故老年人应慎用。凝血酶 200～400 U 加 37 ℃温开水 30 mL 口服,作用于

———————————

① 临床上仍习惯用毫米汞柱,1 kPa=7.5mmHg。全书同。

凝血的第 3 阶段,使纤维蛋白原变为纤维蛋白而起到局部止血的作用。

(8)气囊压迫止血的护理:适用于明确的食管胃底静脉曲张破裂出血者。一般多采用三腔二囊管,主要利用气囊机械压迫胃底及食管中、下段止血,是静脉曲张大量出血的紧急治疗有效措施。气囊压迫止血效果肯定,但缺点是患者痛苦大,并发症多(如吸入性肺炎、窒息、食管炎、食管黏膜坏死、心律失常等),由于不能长期压迫,停用后早期再出血发生率高。鉴于近年药物治疗和内镜治疗的进步,目前已不推荐气囊压迫作为首选止血措施。其应用宜限于药物不能控制止血时作为暂时止血用,以赢得时间去准备其他更有效的治疗措施。置三腔二囊管的操作与护理如下:检查三腔二囊管胃囊与食管囊是否漏气,用注射器将囊内气体抽净,醒目标记每个管腔的管口;将三腔二囊管的胃端与气囊充分润滑石蜡油,由鼻腔插入三腔二囊管,插入长度超过 65 cm 时检查管腔是否在胃内;向胃囊注入气体 200～300 mL,压力 30～40 mmHg,用止血钳夹闭管口以防漏气;将三腔二囊管外端结一绷带,以 0.5 kg 重物作滑轮式牵引;仍有出血时再向食道囊注气 100～200 mL,压力为 30～40 mmHg;初压 12 h 后首次放气,以后每4～6 h 放气 1 次,每次放气 5～30 min。每 2～3 h 测压 1 次,压力不足时要及时补注气补压;出血停止 24 h 后,放下牵引,放出气囊气体,继续观察 24 h 未出血者可拔管。拔管前口服30 mL 石蜡油,润滑胃与管道,避免气囊与胃黏膜粘连引发再出血。

(9)内镜下止血:是目前治疗消化道出血的重要手段。①药物喷洒法:内镜下直接喷洒止血药,主要用于局部渗血的治疗。对动脉性出血效果差。常用药有去甲肾上腺素、孟氏液和凝血酶。②局部注射法:可在内镜直视下注硬化剂至距出血点 1～2 mm,引起组织收缩和组织坏死,促进血栓形成;或局部注射盐水对出血点压迫达到止血作用。③机械止血法:主要有皮圈结扎术和金属止血夹。可在内镜直视下用钛夹或皮圈套扎曲张静脉,不但能达到止血目的,而且可有效防止早期再出血,是目前治疗食管胃底静脉曲张破裂出血的重要手段。④高频电凝法:该法以高频热效应使组织蛋白变性,血液凝固而止血。主要用于消化性溃疡小动脉出血者。⑤微波凝固法:原理是将一定频率的电磁波在组织内转变成热能,使组织凝固、坏死。⑥激光照射法:激光照射于出血灶,光能转化为热能,局部高温使组织蛋白凝固、血管闭塞而止血。⑦热凝探头法:利用热探头的高温接触出血灶,使组织蛋白凝固而止血。

(10)手术探查:上述任何检查或措施即使是综合利用,止血成功率也可能不是百分之百,如果出血不断,危及生命,就不应消极等待而应在充分准备后及时手术探查,以免错失挽救生命的良机。

3.观察要点

(1)生命体征:严密监测患者的心率、血压、呼吸和神志变化,必要时进行心电监护。准确记录出入量。大部分患者在 24 h 内出现低热,一般不超过 38.5 ℃,持续 3～5 d,引起的原因不明确,考虑与循环血量减少、周围循环衰竭,导致体温调节中枢功能障碍及肠道血液吸收有关。

(2)症状体征的观察:如患者烦躁不安、面色苍白、皮肤湿冷,提示微循环血液灌注不足;而皮肤逐渐转暖、出汗停止提示血液灌注好转。呕吐物及粪便观察:观察并记录呕吐物及粪便的次数、性质、颜色及量,如色泽有变化,应保留呕吐物和(或)粪便送检。

(3)出血是否停止的判断:由于肠道内积血需经数日(一般约 3 d)才能排净,所以不能以黑便作为继续出血的指标。临床上出现下列情况应考虑继续出血或再出血。①反复呕血,或黑便次数增多,粪质稀薄,伴有肠鸣音亢进;②周围循环衰竭的表现经充分补液输血后而未见明显改善,或虽暂时好转而又恶化;③血红蛋白浓度、红细胞计数与红细胞压积继续下降,网织红细胞计数持续升高;④补液与尿量足够的情况下,血尿素氮持续或再次升高。

五、预防

注意饮食卫生和饮食的规律,进营养丰富、易消化的食物,避免过饥或暴饮暴食,避免粗糙、刺激性食物,或过冷、过热、产气多的食物、饮料等。食管胃底静脉曲张者还要注意不能进食坚硬的食物如花生米等。合理饮食是避免诱发上消化道出血的重要环节。生活起居要规律,劳逸结合,保持乐观情绪,保证身心休息。应戒烟、戒酒,在医生指导下用药,避免长期精神紧张,过度劳累。食管胃底静脉曲张者要避免用力咳嗽或增加腹部压力的运动如提重物。患者及家属应学会早期识别出血前驱症状。出血前,患者多有腹痛表现,其程度因人、因病而异。原有消化性溃疡病史者,疼痛节律消失,且服用抗酸药物疼痛不缓解。此外,患者还可有头晕、目眩、心悸和恶心症状。当出现头晕、心悸等不适,或呕血、黑便时,应立即卧床休息,保持安静,减少身体活动,呕吐时应取侧卧位以免误吸,立即送医院治疗。慢性病者应定期门诊随访。

(王晓云)

第二节 急性肝衰竭的护理

急性肝衰竭(acute hepatic failure,AFH)是短期内发生肝细胞大量坏死或变性所致的肝功能严重障碍,临床上以急性肝功能障碍的表现相对显著,其中短期内(4 周内)出现以肝性脑病为主要表现称为暴发型;5~24 周出现以腹腔积液为主要表现,有或无肝性脑病称为亚急性型。急性肝衰竭的临床特点是起病急,病情危重,黄疸迅速加深,神志进行性改变直到昏迷,并有出血倾向、肾衰竭、血清转氨酶升高、凝血酶原时间显著延长。

一、病因

本病病因复杂,不同地区病因不尽相同,查明病因有助于去除病因和判断预后。引起急性肝衰竭的常见原因以下几种。

1.病毒感染

病毒感染是我国引起 AHF 的主要原因。常由肝炎病毒引起,尤以乙型或丙型肝炎病毒所致者多见。其他病毒(如巨细胞病毒、单纯疱疹病毒等)感染也可引起急性肝衰竭。

2.药物及毒物

四环素治疗量静脉滴注即可引起严重脂肪肝,现已禁止使用。其他可引起急性肝衰竭的药物有大剂量对乙酰氨基酚、异烟肼、利福平等;氟烷、乙醇麻醉等也可引起本病。瓢蕈、白毒伞蕈、栗茸蕈等含 α、β 和 γ 瓢蕈毒,主要损害肝、脑、心、肾等脏器,以肝损害最明显。肝组织病理学为肝小叶中央出血坏死和脂肪变性,临床呈急性肝功能坏死现象。

3.代谢异常

妊娠急性脂肪肝,病因和发病机制尚待阐明。其临床表现极似急性重型肝炎,但病理检查无肝实质炎症和坏死,主要为急性重度肝脂肪变性。患者多为第一胎妊娠者,在妊娠30~40 周发病,发生死胎后病情加重。

4.化学物质

四氯化氮、磷、二氯乙烯、氯仿、硝基苯、三硝基甲苯等所谓的"向肝性毒物"均可引起严重的肝损害。

5.严重创伤、休克和细菌感染

严重外伤、休克和感染合并微循环障碍、低血流灌注状态时,随着时间的延长常导致肝损害。

6.其他

如急性酒精中毒、中暑、缺血和缺氧、淋巴肉瘤、大面积肝切除、肝移植等。

急性肝衰竭发病机制目前还不明确,它是多种因素、多个环节相互作用、相互影响的结果。既往认为急性肝衰竭的发病主要是原发性免疫损伤,并继发肝微循环障碍。目前认为肝损伤导致急性肝衰竭发生的原因大致可分为化学性损伤和免疫损伤两大类。化学性损伤与诸多需要在肝脏解毒的物质有关,毒性代谢产物可以影响细胞膜、线粒体、胞内离子的稳定和各种降解酶类。免疫性损伤是由细胞因子、一氧化氮、补体等介导。细胞因子是一组具有生物活性的蛋白介质,是继淋巴因子研究而衍生出来的,如肿瘤坏死因子、白介素-1及淋巴毒素等,其中肿瘤坏死因子是内毒素刺激单核巨噬细胞的产物,并能作用于血管内皮细胞及肝细胞,因而认为是急性肝衰竭的主要发病机制之一。另外,病理性凋亡的发生可能是急性肝衰竭的常见原因。

二、病情判断

1.病史

患者有无病毒性肝炎史,使用引起肝损害的药物,有无接触毒蕈、工业毒物或有无严重创伤、休克和细菌感染。

2.临床表现

除肝衰竭自身的临床表现外,更多的是并发肝外器官衰竭的临床特征。

(1)肝衰竭自身的临床表现:体质极度虚弱、全身情况极差且进行性加重。卧床不起,高度乏力,生活不能自理;厌食、恶心、呕吐、腹胀明显、顽固性呃逆、肠麻痹;黄疸进行性加重,血清胆红素升高。肝臭与肝缩小,由于含硫氨基酸在肠道经细菌分解生成硫醇,当肝衰竭时不能经肝脏代谢而从呼气中呼出产生的气味。肝功能异常,肝进行性缩小、ALT明显增高、胆-酶分离。

(2)肝衰竭的肝外临床表现。

1)肝性脑病:是指肝病进行性发展,肝功能严重减退,毒性代谢产物在血循环内堆积所引起意识障碍、智能损害、神经肌肉功能障碍等神经精神症状,是急性肝衰竭最突出的症状之一。表现为激动、烦躁不安、性格改变、语言障碍、扑翼样震颤、昏迷等。

2)脑水肿:是急性肝衰竭最常见和最严重的并发症。临床表现为高血压、瞳孔异常变化、抽搐或癫痫。

3)凝血机制异常:几乎见于所有的病例,出血发生在口腔、鼻、消化道、颅内,往往发展至弥散性血管内凝血(DIC)。

4)感染:原发性腹膜炎、胆系感染、肠道、呼吸道及泌尿系感染。

5)电解质紊乱及酸碱平衡失调:低钾常见,后期有低钠、低氯血症、低镁血症、低钙血症、低磷血症。常见低钾低氯碱中毒,肝性脑病时已出现呼吸性碱中毒,低血压及肾功能不全时可出现代谢性酸中毒。

6)肝肾综合征:尿量减少,低尿钠、高渗尿;急性肾小管坏死,高尿钠、等渗尿;尿化验可见尿蛋白、白细胞、红细胞、管型。血中肌苷及尿素氮、CO_2-CP 升高。

7)心脏及循环系统改变:心脏受损,出现心悸、气短、胸闷、顽固性低血压及休克。

8)呼吸衰竭:可出现肺水肿,呼吸衰竭以Ⅰ型呼吸衰竭为主。

3.实验室检查

①全血细胞计数:血小板减少;病毒性肝衰竭可有白细胞减少,合并感染时白细胞可以升高。血清酶学 ALT、AST 升高,疾病高峰期可见两种酶正常或降低同时伴有胆红素水平升高,ALT>1 000 U/L,疾病后期可见酶学水平降低。②凝血酶时间及凝血酶原活动度:PT 延长超过 3.5 s,凝血酶原活动度<40%,血纤维蛋白原降低,该指标为检测肝脏合成功能的敏感性指标,凝血酶原时间延长受维生素 K 影响、DIC、凝血因子消耗疾病。③血清胆红素:胆红素水平上升迅速和明显升高,早期以直接胆红素为主,随后直接胆红素及间接胆红素双向增高。④血氨和血支链氨基酸/芳香族氨基酸比例失调:血氨升高和血支链氨基酸/芳香族氨基酸比例由 3~5 下降至<1。血肌酐水平升高标志着肝肾综合征的出现及合并肾衰竭。⑤电解质及酸碱平衡:约 50% 有电解质紊乱,主要为低钾、低钠,还可以见到低镁和低钙;可发生碱中毒及酸中毒,但呼酸少见。⑥动脉血气低氧血症:提示肝肺综合征、急性呼吸窘迫综合征(ARDS)、合并肺炎。⑦血培养:阳性时提示合并细菌感染或真菌感染。⑧病毒血清学:提示不同病毒的感染,HCV 有几周可以是阴性。⑨血各种药物水平:AHF 时一些在肝内代谢的药物持续高水平,还可以提示是否和中毒有关。肝超声、CT 及 MRI 检查有无肝缩小及程度、肝血管病变、肝原发肿瘤及转移癌的诊断、腹腔积液的判定;判定脑、心肺及腹腔脏器的情况、有无并发症出现。有条件可以开展肝活检、颅内压监测、脑电图检查。

三、急救护理措施

救护原则:综合治疗,去除病因,实施监护,严格卧床休息,预防交叉感染。

1.一般护理

绝对卧床休息,照顾患者的饮食起居。腹腔积液者取半卧位,病室内保持安静,病房定时通风,集中时间治疗,严格限制探视,保证患者得到充分的休息。做好心理护理,树立战胜疾病的信心。

2.床边隔离

床边设置消毒洗手液,病室定期消毒,医疗废物与生活垃圾用感染性垃圾袋双包装单独处理,防止院内感染的发生。

3.预防感染

患者免疫功能低下,容易合并感染,特别是肺部和腹腔感染,需密切观察病情,定时测量体温,有症状及时向医生汇报,及时处理。必要时合理应用抗生素。意识清楚者督促其早晚刷牙、饭后漱口。昏迷者给予口腔护理,保持皮肤清洁、干燥,及时更换床单及衣裤,保持床单位清洁舒适,避免压疮发生。

昏迷患者定时翻身拍背,防止压疮及肺部感染的发生。黄染较深、瘙痒严重者可给予抗组胺药物,协助患者温水擦身,剪短指甲,避免抓破皮肤,引起感染。

4.安全防护

对肝昏迷患者,护士要加强看护,加用安全防护措施,如加床档,用约束带固定四肢,必要时用床单固定患者胸部,松紧适宜,保证血流畅通,慎用镇静药。

对肝昏迷前期患者要留陪护。

5.饮食

限制蛋白质的摄入,昏迷期间应给无蛋白饮食,病情稳定后逐渐给适量蛋白质,保证足够热量,补充维生素,维持水电解质平衡,要避免诱发因素。

6.降血氨护理

灌肠可清除肠内积血,使肠内保持酸性环境,减少氨的产生和吸收,协助患者取左侧卧位,用温水 100 mL 加食醋 50 mL 灌肠,每天 1～2 次,或乳果糖 500 mL＋温水 500 mL 保留灌肠,乳果糖为一种双糖,可被肠内细菌酵解,使肠内环境酸化,阻止氨的产生和吸收,肝性脑病者禁用肥皂水灌肠。

7.对症护理

(1)用药护理:遵医嘱应用免疫调解药胸腺肽,调整免疫功能。对黄疸急剧加深、肝尚未明显缩小、有脑水肿征象者早期使用泼尼松龙或地塞米松静脉滴注。注意观察药物的不良反应。

(2)腹腔积液及腹腔积液感染的治疗:主要是应限制钠盐的摄入和控制补液量,给高蛋白饮食(有肝性脑病者除外),补充新鲜血浆、清蛋白,早期腹腔积液可应用安体舒通、双氢克尿塞,使腹腔积液慢慢消退,但应注意钾的丢失。腹腔积液感染者,可选用有效抗菌药,如先锋霉素、庆大霉素、灭滴灵,疗程应在 2 周以上,以免复发。

(3)出血:应给新鲜血、血浆和清蛋白,同时防止应激性溃疡,对消化道出血起到预防和治疗作用。同时要注意预防 DIC 的发生。

(4)急性肾衰竭:目前尚无有效的治疗方法。所以要禁用损害肾功能的一切药物,合理使用利尿药,防急性肾衰竭的发生,如中毒或药物引起的急性肾功能不全,可考虑应用人工肾治疗。

(5)电解质紊乱和酸碱平衡失调:病程早期常有呼吸性代谢性碱中毒,故应补充氯化钾和精氨酸;并禁用谷氨酸钠等碱性药物,以免促进肝昏迷的发展。昏迷晚期患者出现脑水肿,应限制液体摄入量,控制在 1 500～2 000 mL。

8.观察要点

①生命体征的观察:每 4 h 测生命体征 1 次,15～30 min 巡视 1 次,密切观察病情,及早发现并发症。护理人员应仔细观察,认真分析,准确判断。如血压升高伴头痛,可提示脑水肿,应尽早做出处理,以降低颅内压。②神志意志的观察:对患者的性格改变和行为异常应重视安全护理并密切观察,协助医生及早处理以控制病情变化。③黄疸进展的观察:观察患者皮肤、巩膜黄染程度和尿色深浅的变化,做好皮肤护理,每日用温水擦洗皮肤,少用刺激性肥皂液。如出现食欲缺乏、乏力、高度腹胀、睡眠颠倒、顽固性呃逆,提示病情加重,应尽早采取治疗措施。④腹腔积液和尿量的观察:每天测腹围,每周测体重,准确记录 24 h 液体出入量,以便动态观察腹腔积液消长情况,定期测血电解质,维持水电解质平衡,如出现少尿、无尿症状,应防止肝肾综合征的发生。⑤出血的观察:患者如有皮肤瘀斑、齿龈出血、鼻出血等提示凝血机制差,如患者有胃部灼热感、恶心、排黑便等症状,则提示有上消化道出血的可能,应尽早做好抢救准备工作。

四、预防

保持生活规律,注意劳逸结合,避免情绪剧烈波动和劳累。按医嘱服药,避免服用损肝药物。避免接触引起肝损害的化学物质。

遵循饮食治疗原则,给予低脂、高热量、低盐、清淡新鲜易消化饮食,戒烟酒,忌辛辣刺激性食物,少量多餐,合理调整食谱,保证食物新鲜可口,刺激食欲,以利于营养成分吸收,促进肝细胞再生和修复,避免进食高蛋白饮食。患者及家属学会自我观察肝衰竭的早期症状并及时就诊。

（王晓云）

第三节　肝性脑病的护理

肝性脑病(hepatic encephalopathy)过去称肝昏迷,是由于肝衰竭或肝硬化失代偿等严重慢性肝病发生一系列代谢紊乱,影响中枢神经系统的正常功能,出现以精神、神经症状为主的一种综合征。目前认为,有肝功能失调或障碍的患者,出现神经、精神症状,在排除其他大脑疾病后,就可诊断为肝性脑病。

一、病因

大部分肝性脑病是由各种肝硬化(病毒性肝炎肝硬化最多见)引起,也可由为改善门静脉高压的门体分流手术引起,包括如经颈静脉肝内门体分流术,如果连轻微肝性脑病也计算在内,则肝硬化发生肝性脑病者可高达 70%。小部分肝性脑病见于重症病毒性肝炎、中毒性肝炎和药物性肝病的急性或暴发性肝衰竭阶段。更少见的病因有原发性肝癌、妊娠期急性脂肪肝、严重胆道感染等。

肝性脑病特别是门体分流性脑病常有明显的诱因,常见的有上消化道出血、大量排钾利尿、放腹腔积液、高蛋白饮食、催眠镇静药、麻醉药、便秘、尿毒症、外科手术、感染等。

二、发病机制

主要有以下几种假说。

1. 氨中毒学说

肝性脑病患者常有动脉血氨升高,其原因是肝对氨的清除减少,肠道产氨和吸收增多。单纯的氨中毒并不直接引起昏迷,它产生中枢神经兴奋反应,表现为过度的运动和抽搐前状态,最后才导致昏迷。

2. 血浆氨基酸代谢异常和假性神经递质形成假说

暴发性肝衰竭时,血浆支链氨基酸(BCAA,包括亮氨酸、异亮氨酸和缬氨酸)浓度正常或降低,其余氨基酸浓度增加。慢性肝病时,血浆 BCAA 浓度下降,而芳香族氨基酸(AAA,包括苯丙氨酸、酪氨酸、色氨酸)的浓度增高。肝为 AAA 代谢的主要部位,肝功能减退时,血内 AAA 升高。而 BCAA 主要在肌肉组织和脂库内代谢,肝功能不全时,其代谢增快,同时血胰岛素浓度升高也促进了 BCAA 的降解故血内 BCAA 浓度下降。AAA 进脑内后起了真性神经递质即去甲肾上腺素、多巴胺、5-羟色胺前体的作用,因而抑制了这些生理性神经递质的合成。苯丙氨酸和酪氨酸作为酪氨酸羟化酶的底物互相竞争,过多的苯丙氨酸抑制了酪氨酸转变成多巴胺和去甲肾上腺素。脑内过量的色氨酸也增加 5-羟色胺的合成,产生神经抑制作用。此外,增多的酪氨酸和苯丙氨酸在肠道内、脑内均可分别变成胺和 β苯乙醇胺,其结构与真性神经递质的结构十分相似,但不能传递神经冲动或作用很弱,因此称为假性神经递质。当假性神经递质被脑细胞摄取并取代了突触中的正常递质,则神经传导发生障碍,出现意识障碍与昏迷。

3.γ-氨基丁酸学说

γ-氨基丁酸(GABA)为脑内主要的抑制性神经递质。正常时,GABA 储藏于突触前神经元细胞内。只有当它释放,并与突触后神经元的 GABA 受体结合时,方起到抑制性神经递质的作用。肝病严重时,肠菌群产生大量 GABA,却不能在肝内得到进一步的代谢,进脑内后,引起意识的改变。HE 时神经抑制的病理生理基础是抑制性氨基酸神经递质介导的神经传导增强,兴奋性氨基酸神经递质介导的神经传导减弱。其中,抑制性氨基酸主要为 GABA,还有甘氨酸等;而兴奋性氨基酸为谷氨酸、天冬氨酸等。

4.内源性的苯二氮䓬类假说

HE 患者中发现内源性的苯二氮䓬类物质浓度增加。苯二氮䓬类受体是 GABA 超分子受体复合物的一部分。因此循环中内源性的苯二氮䓬水平增加能引起 HE,部分是由于增加了中枢系统 GABA 能抑制性神经传递的作用。目前还发现另一类型的苯二氮䓬受体,外周型的苯二氮䓬受体(PTRBs),它与中枢 GABA 相关的苯二氮䓬受体不同,位于星形细胞的线粒体膜上。在肝硬化伴 HE 患者其脑内 PTBRs 增加。实验发现 PTBRs 增加可能是慢性高氨血症的结果。PTRBs 的作用受到安定结合抑制药(DBI)的调节,后者是星形胶质细胞中的一种内源性神经肽。DBI 作用于 PTRBs 后刺激神经激素产生,这些神经激素能扩大 GABA 的作用。

5.其他机制

生化检查和 MRI 检查发现肝硬化患者苍白球有锰沉积。脑内 α-内啡肽水平的升高,血浆中阿片类物质的升高均与 HE 的发病机制有关。

三、病情评估

1.诱因

常见诱因有:①蛋白质饮食:慢性肝病伴明显门-体静脉分流的患者,对食用蛋白质尤其是动物蛋白耐受性差,如进食大量动物蛋白,则有可能诱发肝性脑病。②药物:使用镇静药物可加重肝性脑病。③消化道出血:每 100 mL 血相当于 15～20 g 蛋白质,可使肠道产氨及其他有害物质的数量增加;加之出血后引起低血压、低血氧,可增强脑细胞对这些有害物质的敏感性。故消化道出血后常诱发肝性脑病。④其他:感染、便秘、大量利尿和放腹腔积液、外科手术麻醉等。

2.临床表现

肝性脑病最早出现的症状是性格改变,一般原神经类型属外向型者由活泼开朗,转为抑郁;原内向型者由孤僻、少言转为欣快多语;其次是行为改变,出现不拘小节的行为,如乱扔纸屑,随地便溺,寻衣摸床等毫无意义的动作。此外,还有睡眠习惯改变,常白天昏昏欲睡,夜晚难于入眠,呈现睡眠倒错,预示肝性脑病即将来临。肝性脑病常伴脑水肿,其临床表现主要有恶心、呕吐、头昏、头痛、呼吸不规则、呼吸暂停、血压升高,其中收缩压升高可为阵发性,也可为持续性;心动过缓、肌张力增高呈去大脑姿势,甚或呈角弓反张状;瞳孔对光反射迟钝或消失,瞳孔散大或两侧大小不一;跟膝腱反射亢进。这些征兆可能到肝性脑病晚期出现,也可能不明显。除重症肝病的深度黄疸、出血倾向、肝浊音区缩小、腹腔积液等外。重要的是扑翼样震颤,该体征出现意味着肝性脑病进入Ⅱ期。另外即是思维和智能测验,如数字连接试验,签名测验,做图试验及计算力测定等,肝性脑病者能力均下降。

3.实验室检查

慢性肝性脑病患者多半有血氨升高。但急性肝性脑病患者血氨可以正常。

(1)脑电图(EEG)和脑电诱发电位检测:EEG不是HE的特异检查,HE患者昏迷加深,脑电图中α波节律变慢,θ波逐渐增多,出现δ波,呈现较特异的三相波。脑电诱发电位检测包括脑干听觉诱发电位、视觉诱发电位及体表诱发电位,对轻微HE诊断、疗效观察等方面的应用明显优于常规EEG检查,其中又以P300听觉诱发电位的敏感性最高。

(2)心理智能测验:心理智能测验有多种方法,其中木块图试验(block design)常与数字连接试验(number connection test,NCT A和B)及数字符号试验(degit symbol test,DST)联合,用于诊断轻微肝性脑病。

(3)CT:在评估急性神经症状上具有重要作用,而在无HE的肝硬化患者结果尚不一致。有报道提出脑萎缩及水肿与神经精神学试验结果相一致,但脑萎缩与其症状的关系尚不清楚。

(4)磁共振(MRI):肝硬化患者即使无临床证据,以T_1强化影像亦可见苍白球对称性高信号异常。还发现白质边缘及锥体束外结构下信号普遍增强。

四、急救护理措施

救护原则:消除诱因,综合治疗,加强安全护理,预防感染。

1.积极寻找诱因,及时进行对症治疗

消化道出血,如出血量>500 mL,有休克症状时,立即补充血容量及应用止血药物,如凝血酶加生理盐水30 mL口服,垂体后叶素加酚妥拉明加10%葡萄糖静脉点滴,以降低门脉的压力,利于止血和减少出血,冰盐水洗胃,每次注入量<300 mL,注入液体要立即抽出,以免引起腹胀;腹腔积液腹腔感染时,合理应用抗生素及利尿药物,必要时腹腔注射;定期检测电解质特别是应用利尿药的患者,及时补充电解质,维持酸碱平衡。

2.按医嘱及时应用抗肝性脑病药物

纠正氨基酸代谢紊乱,常用支链氨基酸为主的六合氨基酸250 mL,每日1~2次,静脉点滴,阻止芳香族氨基酸进入脑组织。精氨酸20 g加入10%葡萄糖溶液静脉点滴,对患者起到催醒作用,神经递质药物的应用左旋多巴口服或静脉点滴。

3.酸化肠道,阻止氨的再吸收

用生理盐水160 mL加白醋40 mL,每日2次保留灌肠,使肠道内pH保持在5~6偏酸环境。乳果糖10 mL每日3次口服或胃管内注入。乳果糖为人工合成酸性双糖,口服后在肠内被细菌分解为乳酸和醋酸,使肠内呈酸性,并有轻泻作用而达到酸透析目的。新霉素每日3次口服或胃管内注入以抑制肠道细菌生长,有利于乳酸菌的繁殖,减少氨的形成并能预防肠道感染。

4.加强饮食管理,控制蛋白质摄入

肝性脑病患者的饮食在护理中占有重要地位,开始数日内禁食蛋白质,给予清淡、易消化流质或半流无渣饮食如藕粉、面粉、稀饭、酸性果汁等,因植物蛋白质含蛋氨酸,芳香族氨基酸和产氨氨基酸少,神志清醒后逐渐增加植物蛋白质,每日保持热量在1 500~2 000 J,以利于肝细胞的恢复。

5.加强安全防护

安全护理在肝性脑病的前驱期非常重要。要给患者带上手镯防走失。向患者家属说明病情,让家属有心理准备,并请家属24 h陪护,消除病房内一切不安全因素,将患者转移到安全的病床,以免发生意外,出现狂躁时,应耐心劝说,当劝说无效时,为避免伤人可用约束带。当出现烦躁不安时,切忌滥用镇静药,以免加重肝昏迷。

6.观察要点

早期发现肝性昏迷是治疗的关键。由于其早期症状常不明显,时隐时现,不易判断,所以临床中需密切观察患者性格、情绪及行为改变,如突然少言,昼睡夜醒,答话准确但吐词不清等,以便早期发现,早期治疗。据临床观察,此时如及时给予抗昏迷治疗,恢复率可达98%。注意观察各种反射是否存在,以判断昏迷程度。观察原发肝脏疾病的症状、体征有无加重,如出血倾向、黄疸,有无消化道出血感染等并发症,并给予严格记录。密切观察生命体征变化,深昏迷患者,有时常出现喉中有痰,不易咳出,应保持呼吸道通畅,必要时吸痰、吸氧;对心率增快、血压下降患者,应谨防伴有消化道出血,应观察其呕吐物、粪便的颜色、量、性状以及尿量,以判断出血程度;对突然出现高热、血白细胞升高,应考虑有感染的可能,应用抗生素同时积极降温,戴冰帽,以降低颅内温度,保护脑细胞功能。

五、预防

积极防治肝病。肝病患者应避免一切诱发肝性脑病的因素。避免暴饮暴食及一次性进食大量蛋白。严密观察肝病患者,及时发现肝性脑病的前驱期和昏迷期的表现,并进行适当治疗。

（王晓云）

第四节　急性胃肠炎的护理

急性胃肠炎是由各种有害因素引起的胃黏膜或胃腔并伴随肠道的炎症者。是夏、秋季的常见病、多发病。由于食进含有病原菌及其毒素的食物,或饮食不当,如过量的有刺激性的不易消化的食物而引起的胃肠道黏膜的急性炎症性改变。主要表现为上消化道病状及程度不等的腹泻和腹部不适,随后出现电解质和体液的丢失。沙门氏菌属是引起急性胃肠炎的主要病原菌。

一、病因

细菌性胃肠炎:有很多细菌均能引起急性胃肠炎。常见的病原菌有沙门氏菌属、副溶血性弧菌、金黄色葡萄球菌、大肠埃希菌、蜡样芽胞杆菌等。药物性胃肠炎:如非甾体抗感染药阿司匹林。酒精性胃肠炎:如过量喝酒引起。应急性胃肠炎:机体处于应急状态,如大面积烧伤、严重创伤、脑血管意外、大手术后、心、肺、肾、肝衰竭等。主要是被上述致病菌感染的动物和人,通过进食被细菌污染或其毒素污染的食物而传播,人普遍易感,病后无明显的免疫力,可重复感染。多发生于夏、秋季,发病比较集中,多以暴发和集体发作的形式出现。

细菌随受污染的食物进入人体,是否发病和病情轻重与食物受污染的程度、进食量(即进食的活菌数和毒素量)、机体抵抗力等因素有关。因此,发生食物中毒的基本致病因素是细菌在被污染的食物中大量繁殖,并产生毒素。肠毒素可激活肠上皮细胞膜上的腺苷酸环化酶,从而引起一系列酶反应,抑制肠上皮细胞对钠和水的吸收,促进肠液和氯离子的分泌,导致腹泻。细菌内毒素可引起发热并使消化道蠕动增快,产生呕吐、腹泻等症状。主要病理改变为胃、小肠黏膜充血、水肿。重症病例可有胃肠黏膜糜烂、出血,肺、肝、肾等器官中毒性病变。

二、病情判断

1.病史

重点询问有无进食可疑被污染食物史,如已变质的食品、海产品、腌制品,未加热处理的卤菜和病畜等。共食者在短期内集体发病有重要的诊断参考价值。

2.临床表现

发病潜伏期短,金黄色葡萄球菌为 1～5 h,副溶血性弧菌为 6～12 h,大肠埃希菌为 2～20 h,沙门菌为 4～24 h,也可长达 2～3 d。①腹痛:一般起病急,先有腹部不适,继而出现上腹部、脐周疼痛,呈持续性或阵发性绞痛,伴恶心、呕吐。②腹泻:每日腹泻 3～5 次甚至数十次不等,大便多呈黄色稀水便或黏液便。腹泻量大伴泔水样便而腹痛不明显者,见于霍乱与副霍乱;腹泻腥臭血样便伴有剧烈腹痛,应注意急性坏死性肠炎。③呕吐:呕吐物多为进食的食物,也可呕出胆汁和胃酸,部分含血液黏液。呕吐剧烈可造成食道撕裂。以金黄色葡萄球菌性食物中毒呕吐最剧烈。④发热:少数患者出现畏寒、发热、乏力、头痛等全身中毒症状,病程短,多在 1～3 d 内恢复。⑤电解质紊乱:病情严重者可致脱水、电解质紊乱、休克等。

3.实验室检查

血常规、粪便常规检查可提示感染性病因,对可疑食物、患者呕吐物及粪便作细菌培养,可获得相同病原菌。胃镜检查可见胃黏膜充血水肿、糜烂,有出血点或脓性分泌物。

三、急救护理措施

救护原则:立即终止进食可疑食物,对症处理,维持水电解质平衡。

1.对症护理

呕吐后应帮助患者及时清除呕吐物、清水漱口,保持口腔清洁和床单位整洁。呕吐严重者应暂时禁食,待呕吐停止后予易消化、清淡流质和半流质食物。年老体弱或婴幼儿呕吐者应注意保证呼吸道通畅。一般呕吐者不予止吐处理,因呕吐有助于清除胃肠道内残留的毒素。呕吐严重时可按医嘱予止吐药,避免剧烈呕吐引起食道、贲门撕裂。腹痛者应注意观察腹部情况,有无压痛与反跳痛或腹痛突然加剧等肠穿孔的情况。腹部保暖,禁用冷饮。剧烈腹痛者遵医嘱使用解痉药。腹泻者记录粪便颜色、量、性质,注意及时清洁肛周,可用温水清洗。腹泻有助于清楚胃肠道内毒素,故早期不用止泻药。维持水电解质平衡,鼓励患者多饮水或淡盐水,以补充丢失的水分、电解质。

脱水者应及时使用口服补盐液(ORS液)或遵医嘱静脉滴注生理盐水和葡萄糖盐水,休克者迅速协助抗休克处理。

2.一般护理

卧床休息,监测血压、呼吸、脉搏、体温,根据不同病原菌选用敏感抗生素,观察药物疗效和不良反应。

3.观察要点

严密观察呕吐物和腹泻大便性质、量、次数,及时协助将呕吐物和大便送检。注意观察伴随症状,如畏寒、发热、恶心、呕吐,腹痛的部位及性质。重症患者定时监测生命体征,尤其注意观察患者的血压、神志、面色、皮肤弹性及温湿度。严格记录出入量和监测血液生化检查结果,及时发现脱水、酸中毒、周围循环衰竭等征象以配合处理。

四、预防

普及卫生知识,结合不同人群,不同季节做好饮食卫生,尤其在夏秋季节,应注意不要暴饮暴食,不吃不洁和腐败变质食物。加强食品卫生的管理。

（王晓云）

第三章　心血管内科疾病护理

第一节　休克的护理

休克(shock)是指由各种不同原因引起的有效循环血量急剧下降,导致组织灌注不足,细胞代谢紊乱、受损,微循环障碍为特征的病理过程。休克可分为低血容量性休克、感染性休克、心源性休克、神经源性休克和过敏性休克等。

一、病因

1.低血容量性休克((hypovolemic shock)

低血容量性是大量出血(如内出血或外出血)、失水(如呕吐、腹泻、肠梗阻、胃肠道瘘管、糖尿病酸中毒等)、失血浆(如大面积烧伤、腹膜炎、创伤及炎症)等原因,引起血容量突然减少,静脉回心血量减少,心排出量减少,导致有效血循环量绝对不足。

2.感染性休克(septic shock)

感染性休克也称中毒性休克。由于严重感染引起,通常以革兰阴性杆菌产生的毒素所致的休克最为多见。由于毒素作用引起外周血管阻力增加,血流瘀滞于微循环,心排出量减少以及组织缺氧。

3.心源性休克(cardiogenic shock)

心源性休克是指发生于急性心肌梗死的严重阶段,引起心室功能减退,心排出量减少,导致有效循环血量不足。

4.神经源性休克(neurogenic shock)

神经源性休克因外伤、剧痛、脑脊髓麻醉或损伤引起。由于交感神经的收缩血管功能受抑制,降低血管紧张性,使外周血管扩张、血管容量增加、循环血量相对不足。

5.过敏性休克(anaphylactic shock)

过敏性休克是人体对某些生物制品、药物或动物性和植物性致敏原发生过敏反应。致敏原和抗体作用于致敏细胞,后者释放出 5-羟色胺、组胺、缓激肽等物质引起周围血管扩张,毛细血管床扩大,血浆渗出,血容量相对不足。

二、病情判断

1.症状

休克早期表现为神志清楚,但烦躁不安、焦虑或激动、面色苍白,四肢发凉、出汗多、口唇和甲床略带青紫,心率加快、脉搏细速,收缩压偏低或接近正常,也可因儿茶酚胺分泌增多而偏高,但不稳定,舒张压升高,脉压降低。休克中期神志虽清但表情淡漠,反应迟钝,呼吸浅速,血压进行性下降,收缩压降至 10.6 kPa(80 mmHg)以下或测不出,表浅静脉萎陷,皮肤发绀,口渴,尿量减少至每小时 20 mL 以下。休克晚期表现为呼吸急促,可陷入昏迷状态,收缩压低于8 kPa(60 mmHg)以下,甚至测不出,无尿。可发生 DIC,表现为广泛出血、严重酸中毒以及心、肺、肾、脑等重要脏器功能衰竭,甚至死亡。

2.辅助检查

中心静脉压<5 cmH$_2$O[①] 时,表示血容量不足;中心静脉压>15 cmH$_2$O 时,提示心功能不全、静脉血管过度收缩或肺循环阻力增高;若中心静脉压>20 cmH$_2$O 时,表示充血性心力衰竭。红细胞计数、血红蛋白值可提示失血情况。血细胞比容增高反映血浆丢失,白细胞计数和中性粒细胞比例增加常提示有感染存在。动脉血乳酸盐测定,反映细胞缺氧程度,正常值为1～2 mmol/L,持续升高表示病情严重。血浆电解质的测定可了解电解质紊乱情况。动脉血气分析有助了解肺功能及酸碱失调的变化。动脉血氧分压(PaO$_2$)正常值为 85～100 mmHg;动脉二氧化碳分压(PaCO$_2$)平均值为 40 mmHg。肺毛细血管楔压反映肺静脉、左心房和右心房压力。

三、急救护理措施

救治原则:尽早去除病因,迅速恢复有效循环血量。

1.一般紧急措施

采取平卧位,抬高下肢,以利于静脉血回流,如有呼吸困难可将头部和躯干抬高30°。保持呼吸道通畅,休克伴昏迷者颈部垫高,下颌抬起,使头部最大限度地后仰,同时头偏向一侧,以防呕吐物和分泌物误吸入呼吸道。注意保暖,适当加盖棉被、毛毯,如高热的感染休克应以物理降温为主。氧气吸入,鼻导管法给氧,氧流量 2～4 L/min,直至休克好转。尽快建立静脉通道,保证输液通路通畅。

2.用药护理

遵医嘱全身应用有效的抗生素静脉输液,根据病因选择合适的补液,补充血容量等药物,观察效果及不良反应。密切观察神志和表情,皮肤色泽及温度。定时测量血压、脉搏、体温、尿量及尿比重,准确记录出入量。注意使用血管活性药物的滴速,根据血压调节滴速,防止血压波动过大。应用阿托品类药物时密切观察反应:如高热、意识模糊、躁动、谵妄、抽搐等。还要注意其他收缩血管类药物,如去甲肾上腺素防止渗出血管外,以免造成局部组织坏死。

四、预防

积极消除病因,提高机体的调节能力。对有可能发生休克的应针对病因采取相应的措施。

(王宏宇)

第二节　心脏性猝死的护理

心脏性猝死(sudden cardiac death,SCD)是指由于各种心脏原因所致的突发性死亡。发病常无任何危及生命的前期症状,主要表现为突然意识丧失,在急性症状出现后 1 h 内死亡,具有"不可预测、骤然发生、快速"的特点,可发生于原来有或无心脏病的患者中。心脏性猝死

---

① 　临床上仍习惯用厘米水柱,1 kPa＝10.20 cmH$_2$O。全书同。

有家族史,男女比例为 4：1,年发病率为 1/1 000,60～69 岁有心脏病史男性发病率 8/1 000。

一、病因

心脏性猝死病因,主要是冠状动脉粥样硬化病(约占 80％),严重冠心病,如急性心肌梗死发生恶性心律失常时极易导致心搏骤停、心脏性猝死。其他心脏性猝死病因包括扩张型或肥厚性心肌病、致心律失常性右心室发育不良、急性心脏压塞、先天性窦房及房室传导系统病变、房室旁路(预激综合征)伴快速性心律失常、先天性长 Q-T 间期综合征、Brugada 综合征等。自主神经系统功能紊乱、血流动力学不稳定、电解质紊乱、过度劳累、机械性撞击、致室性心律失常药物的使用等,均可触发 SCD。

二、病情判断

1.症状

心脏性猝死过程的 4 个时期。①前驱期:患者多无前驱症状,或仅在猝死前数月或数天,出现乏力、胸闷、心悸等非特异性症状,容易被人们所忽略。②发病期:急性心血管改变时期,通常不超过 1 h,心电图可见阵发性室性心动过速或频发、多源、多型室性期前收缩,典型表现包括长时间心绞痛或严重胸痛、急性呼吸困难、突发心悸或眩晕等。③心搏骤停:脑血流量急剧减少,意识突然丧失伴局部或全身抽搐,颈动脉或股动脉搏动消失,呼吸断续或消失,皮肤苍白或明显发绀,听诊心音消失。④生物学死亡期:无治疗干预,心搏骤停,心室颤动持续 4～6 min发生不可逆脑损害,随后经数分钟过渡到生物学死亡。

2.辅助检查

主要是心电图检查。导致 SCD 最常见的心电图类型为心室颤动和各种类型室速、预激综合征合并快速心房颤动等快速型心律失常。常见的高危异常心电图还包括三度房室传导阻滞、病态窦房结综合征(长间歇大于 3 s)等缓慢心律失常,易发生阿-斯综合征而猝死;频发成对的多源性、多形性室性期前收缩,RonT,若发生在心室结构异常伴心功能不全或急性心肌梗死患者中,易诱发室性心动过速或心室颤动;急性心肌梗死伴新发的右束支传导阻滞,为大面积心肌梗死的表现,常伴发心力衰竭和心室颤动。

三、急救护理措施

救治原则:①及早启动 EMS 系统,现场心肺复苏,早期电除颤,全面高级生命支持。②迅速判断,患者无反应且没有呼吸或不能正常呼吸(即仅仅是喘息)应怀疑心搏骤停,立即启动急救系统并开始进行心肺复苏。

1.现场心肺复苏

心搏骤停时脑和其他器官血流中断,出现意识丧失,呼吸停止,如能得到及时有效的复苏,恢复循环呼吸功能,避免脑、心、肺等重要器官发生不可逆的损伤,则有可能免于死亡。判断为心搏骤停者,应就地立即实行心肺脑复苏,分秒必争。强调黄金 4 min:即心搏停止 4 min 内进行心肺复苏,有 32％能救活,4 min 以后再进行心肺复苏,只有 17％能救活。

关于心肺复苏,2010 年国际心肺复苏指南突出胸外按压的重要性,重新安排了 CPR 三个步骤的次序,则成人和儿童患者 CPR 从原来的 A(保持气道通畅)-B(人工呼吸)-C(胸外按压)改为 C-A-B,目的是减少开始首次胸外按压的时间;人工呼吸与胸外按压比例为 2：30;单纯进行胸外按压时,频率至少每分钟 100 次;按压幅度为成人胸骨下陷至少 5 cm,儿童和婴儿至少为胸部前后径的 1/3，即儿童为 2.5～3.5 cm，婴儿 1.5～2.5 cm；保证按压的连续性，按压间断时间不超过 5 s。

早期电除颤：约 80% 猝死为心脏性猝死，90% 以上心脏性猝死原因为心室颤动或室性心动过速，每延迟 1 min 除颤，抢救成功率下降 10%，因此，及时有效的电除颤对恢复自主心脏搏动，挽救心脏性猝死患者生命至关重要。首次除颤单相波 200 J 成功率为 66%，360 J 为 73%；双相波除颤首次 150 J 成功率 92%，200 J 为 98%；有研究表明，≤200 J 双相波除颤是安全和有效的，推荐首次和系列电击除颤均选择 ≤200 J 的双向波。

心肺复苏指南指出，发生心搏骤停时先进行 CPR，并在 3 min 内完成首次除颤；在有 AED 在场的情况下，任何人目击成人突然意识丧失，应立即除颤；当急救人员到达未目击的院外猝死现场时，在检查心电图和除颤前应给予 5 个周期（2 min）CPR；研究表明，只有 25%～40% 的患者在除颤后 60 s 产生规则的心律，更少能有效泵出，因此在首次除颤后不应花时间去检查脉搏和心律，而是继续进行胸外按压，直至产生再灌注。

2. 全面高级生命支持

全面高级生命支持包括急救药物使用、机械通气及管理、血流动力学监测、低温疗法等，目的是：恢复自主循环后优化心肺功能和重要器官灌注；转移/运送至心搏骤停后拥有综合治疗系统的合适医院或重症监护病房；识别并治疗急性冠状动脉综合征（ACS）和其他可逆病因；控制体温以促进神经功能恢复；预测、治疗和防止多器官功能障碍，包括避免过度通气和氧过多。

四、预防

预防心脏性猝死的发生，要做好以下几点。

1. 定期体检

无论心脏病患者还是身体健康的人，都应定期进行体检，因心血管疾病以及心脏性猝死，经常会找上"健康"的人。

2. 戒烟

吸烟与其他危险因素如高血压、高胆固醇有协同作用，可以使冠心病的发病危险性成倍增加。

3. 合理膳食

选择高蛋白质、易消化的食物，吃植物食用油，多食富含食物纤维的粗粮，用餐不宜过饱。

4. 防止肥胖

体重超重 5 kg，心脏的负担即增加 10%。

5. 积极治疗原有疾病

如高血压、冠心病等。

6. 避免精神过度紧张

精神过度紧张会诱发心律失常，情绪激动易诱发冠心病及心肌梗死等。因此要做好在紧张中松弛情绪，自我调整。

7. 生活要有规律

按时起床、按时睡眠、定时进餐、适量锻炼、适当休息、劳逸结合、保持良好卫生习惯。

8. 适量运动

适量的体育锻炼可以改善心血管功能。

9.其他

防寒保暖、谨防感冒,保持大便通畅。

(王宏宇)

第三节　急性冠脉综合征的护理

急性冠状动脉综合征(acute coronary syndrome,ACS)是因急性心肌缺血引起的一组临床综合征,是冠心病的严重类型。根据心电图和心肌损伤标志物的检测结果分为不稳定型心绞痛(UA)、非ST段抬高型心肌梗死(NSTEMI)、ST段抬高型心肌梗死(STEMI),UA和NSTEMI统称非ST段抬高型ACS。

一、病因

急性冠脉综合征主要病因是冠心病,其病理基础是冠状动脉粥样硬化,当硬化斑块由稳定转为不稳定时,导致斑块破裂或糜烂,继发血小板激活聚集,血栓形成,冠状动脉不完全或完全堵塞;同时由于凝血系统的激活、炎症介质的释放,促使血栓加重、血管管腔痉挛狭窄,进一步引起冠脉血流量减少,心肌供血不足或缺血性坏死。冠状动脉的梗死程度决定了所产生的急性冠状动脉综合征的类型。

非冠状动脉粥样硬化病因包括先天性异常、严重创伤或某些药物引起心脏耗氧量急剧增加、梗阻性肥厚型心肌病等。

二、病情判断

1.症状

胸痛是ACS主要和最重要的症状,典型表现为胸骨后压榨样疼痛,可放射至颈部或左上肢,持续时间大于20 min,休息或含服硝酸甘油不缓解。不稳定型心绞痛区别于稳定型心绞痛的特征有:一般在静息或轻度活动时发病;1个月内有新出现的、自发性的、程度更严重的心绞痛;有心绞痛病史者,近1个月内心绞痛恶化加重,发作频繁、时间延长。ACS病情进展阶段,部分患者可自觉心悸、头晕、恶心、呕吐、呼吸困难等。大面积心肌梗死或ST段抬高型心肌梗死患者,由于心脏相关血管完全堵塞,心肌持续广泛缺血,易诱发严重并发症,如心律失常、心力衰竭、心源性休克,甚至出现心脏性猝死。

2.辅助检查

(1)心电图:STEMI一般表现为持续ST段抬高,2个或2个以上相邻导联ST段抬高>0.1 mV,可出现异常Q波和新发的左束支传导阻滞;下壁导联ST段抬高,排除右心室STEMI;前壁导联ST段压低,排除后壁STEMI。NSTEMI/UA的心电图特征:静息状态下心绞痛发作时,可出现暂时性缺血性ST段下移,下移>0.1 mV,T波低平、双向、倒置或呈冠状T波,R波振幅突然降低;可出现一过性心律失常,如期前收缩、阵发性心动过速、心房颤动、房室或束支传导阻滞等;发作后心电图大多恢复原来状态,无异常Q波。静息心电图检查中,ST-T动态变化是诊断NSTEMI/UA最重要的依据之一。

(2)实验室检查:心脏肌钙蛋白是诊断心肌梗死的首选生物标志物。ST段抬高型心肌梗死、非 ST 段抬高型心肌梗死,肌酸激酶同工酶(CK-MB)和(或)肌钙蛋白(TnT)升高;不稳定型心绞痛心肌酶无异常。

三、急救护理措施

救治原则:识别急性冠脉综合征类型及危险程度,及时采取针对性处理措施。

1. 熟悉急性冠脉综合征危险分层

(1)低危患者:以前无心绞痛发作,入院后心绞痛自动消失,未用过或很少用抗缺血治疗,心电图正常,心肌酶正常,小于 40 岁的年轻人。

(2)中危患者:新出现并进行性加重的心绞痛,静息状态下出现的心绞痛或持续超过 20 min 的心绞痛,心电图无 ST 段改变,无心肌酶的改变。

(3)高危患者:静息性、持续超过 20 min 的心绞痛,心肌梗死后出现的心绞痛,以往应用过积极的抗缺血治疗,高龄患者,缺血性 ST 段改变 CK-MB 和(或)肌钙蛋白(TnT)升高,血流动力学不稳定。

2. 判断急性冠脉综合征的类型

(1)胸痛资料收集:了解胸痛的位置、性质、放射部位、伴随症状及既往史、药物使用情况等。

(2)心电图检查:对所有胸部不适(或类似心绞痛患者)或有其他 ACS 症状的患者,在患者到达急诊 10 min 内完成一个十二导联心电图检查,如怀疑下壁心肌梗死需做十八导联的心电图;明确是否 ST 段抬高型心肌梗死和心肌梗死的位置;如初次心电图不能确定 ST 段抬高型心肌梗死,但患者仍有症状时,每隔 5～10 min 做 1 次心电图。

(3)心肌标志物检测:肌钙蛋白是诊断心肌坏死最特异和最敏感首选标志物,急性心肌梗死症状发生后 2～4 h 开始升高,10～24 h 达到峰值,肌钙蛋白超过正常上限结合临床症状即可诊断心肌梗死。

建议患者就诊后即刻、2～4 h、6～9 h、12～24 h 测定心肌标志物。如条件允许,应该对所有胸部不适符合 ACS 的患者进行测定。症状符合 ACS 者,即使发病 6 h 内心肌标志物阴性,也应该在发病后 8～12 h 重复测定心肌标志物。

3. 胸痛急救常规

患者安置抢救室,吸氧、心电监护、开通有效静脉通道,定时检测心电图,正确采集实验室标本,及时追查结果,注意患者胸痛发展情况、心电图 ST-T 的动态变化和心电监护心率、心律变化。

根据 ACS 危险分层和类型,配合医生做好相关的镇痛、扩张冠脉、抗凝、静脉溶栓等急救处理;病情稳定后,转送住院进一步治疗,包括经皮冠状动脉成形术＋支架术(PCI)等。

四、预防

主要是控制危险因素。

1. 戒烟。

2. 控制体重至理想体重。

3. 坚持每天锻炼。

4. 进食低脂饮食。

5. 控制血压,使之低于 130/85 mmHg。

6. 糖尿病患者严格控制三酰甘油水平。

7. 控制胆固醇,使 LDL<2.60 mmol/L(100 mg/dL),HDL>1.04 mmol/L(40 mg/dL)。

(王宏宇)

第四节 急性心功能不全的护理

急性心功能不全在急性心力衰竭中最为常见,主要表现为急性肺水肿,严重者可出现心源性昏厥、心源性休克及心搏骤停。

一、病因

病因包括:①急性弥散性心肌损害:为最常见原因,见于急性广泛性心肌梗死、急性重症心肌炎等。②急性机械性阻塞:见于二尖瓣或主动脉瓣狭窄、左心室流出道梗阻、左心房内球瓣样血栓或左心房黏液瘤嵌顿二尖瓣口、急进型或严重型高血压等。③急性容量负荷过重:见于急性腱索或乳头肌断裂、瓣膜撕裂穿孔、瓣膜重度连枷脱垂、人工瓣损坏、主动脉瓣关闭不全、老年和慢性病患者输液速度过快或输液量过多等。④急性心室舒张受限:见于急性心包积液或积血所致的心脏压塞。

常见诱因包括:感染、快速性心律失常、显著的心动过缓、劳累、情绪激动、过快或过量静脉输液等。

二、病情判断

1. 症状

突然发生严重的呼吸困难(每分钟呼吸可达 40 次)、端坐呼吸、窒息感、咳嗽、咳大量粉红色泡沫痰、大汗淋漓、烦躁不安。

2. 体征

两肺对称性满布湿啰音和(或)哮鸣音、心率增快、心尖部可闻及奔马律(但常被肺部啰音所掩盖)、面色青灰、口唇发绀、皮肤湿冷。血压在开始时可升高,舒张压>90 mmHg,以后可降至正常或出现心源性休克,严重心力衰竭可出现心源性昏厥和心搏骤停。

3. 辅助检查

急性左心衰竭无须做特殊检查,如动脉血气分析可显示 PaO_2 明显下降,$PaCO_2$ 正常或下降,pH 大于 7.0。

三、急救护理措施

救治原则:减轻心脏负荷、增强心肌收缩力、治疗原发病、防治诱因、改善心肌营养。

1. 体位

采取坐位或半卧位,两腿下垂,以减少静脉回流。

2. 迅速而有效地纠正低氧血症

鼻导管或面罩高浓度吸氧,有泡沫痰时,可将乙醇倒入湿化瓶内湿化吸氧,以降低肺内泡沫的表面张力,使泡沫破裂,改善通气功能。也可用 1%硅酮溶液代替乙醇或二甲硅油去泡气雾剂进行喷雾疗法,其去泡沫作用较乙醇更强。氧流量以 4～6 L/min 为宜。氧浓度一般为40%～60%。湿化用乙醇浓度,鼻导管吸氧者 70%～80%;面罩吸氧者 30%～40%;不能耐受的患者可选用 20%～30%的乙醇,以后逐渐增加。

3. 用药护理

急性左心衰竭一旦发生,后果严重,情况紧急,护理上应立即选择相对粗直血管,建立静脉通畅,准备以下常用急救药品,遵医嘱及时正确给药。

(1)快速利尿药:呋塞米 20～40 mg 静脉注射,作用机制为减少循环血容量。

(2)血管扩张药:舌下含服硝酸甘油 0.6 mg,每分钟 1 次,最多可用至 8 次。效果不明显时可用硝普钠经注射泵静脉匀速推注,起始剂量为 10 μg/min,5～10 min 增量一次,最大剂量300 μg/min,可均衡扩张动脉和静脉,降低心脏前后负荷,尤其适用于血压升高的左心衰竭。

使用期间注意避光,同时,因硝普钠较昂贵,故每次配制量不宜过大,以免浪费。血压<90 mmHg时,宜同时应用多巴胺以维持血压。

(3)氨茶碱:氨茶碱0.25 g可溶于5%GS 20 mL 中静脉推注,但宜缓慢,或取氨茶碱0.25 g溶于 5%GS 中静脉滴注,以减轻支气管痉挛。

(4)快速洋地黄制剂:二尖瓣狭窄快速心房颤动或室上性心动过速者,如出现肺水肿则首选毛花苷 C 0.2～0.4 mg 加 5% GS 20～40 mL 缓慢静脉注射(不少于 5 min),以提高心肌收缩力。但对严重二尖瓣狭窄患者应慎用,以免因右心输出量增加而加重肺充血。

(5)镇静药:可用吗啡 2～5 mg 静脉推注或 5～10 mg 皮下注射,必要时可重复,以解除患者焦虑、减轻呼吸用力、降低中枢交感神经对小动脉的收缩反应而使之扩张。

如出现呼吸抑制的不良反应,可用纳洛酮拮抗。

4. 病情观察

除严密观察患者呼吸、血压、心率、心律、双肺呼吸音、咳嗽、咳痰、末梢循环、神志、尿量等的变化外,还应注意观察药物疗效及不良反应,如利尿药引起的水电解质失衡;血管扩张药引起的头晕、头痛或渗出血管外导致局部组织缺血、坏死;洋地黄制剂引起的黄绿视、恶心、呕吐及镇静药引起的中毒反应。

5. 心理护理

急性左心衰竭发作时的窒息感、濒死感使患者感到恐惧、焦虑,此时除抢救患者外,还应安慰患者,取得家属的配合,增强患者战胜疾病的信心。

6. 饮食护理

原则上宜采用低盐饮食。

四、预防

及时有效治疗原发病:如广泛急性心肌梗死、急性心肌炎、严重二尖瓣狭窄或主动脉瓣狭窄、左心房黏液瘤、严重心律失常、急进性或严重型高血压、急性心包积液或积血引起的心脏压塞及各种原因引起的急性容量负荷过度。

防治诱因:增强免疫力,预防感染;避免劳累及情绪激动;及时治疗显著的心动过缓。

(王宏宇)

第五节　心律失常的护理

心律失常(arhythmia cordis)是指心脏从冲动的频率、节律、起搏部位、传导速度与激动顺序的异常。

按其发生原理分为冲动形成异常和冲动传导异常。

一、病因

1.生理性因素

如运动、情绪激动、进食、体位变化、睡眠、吸烟、饮酒或咖啡、冷热刺激等。

2.病理性因素

(1)心血管疾病:包括各种功能性或器质性心血管疾病。

(2)内分泌疾病:如甲状腺功能亢进症或减退症、垂体功能减退症、嗜铬细胞瘤等。

(3)代谢异常:如发热、低血糖、恶病质等。

(4)药物影响:如洋地黄类、拟交感或副交感神经药物、交感或副交感神经阻滞药、抗心律失常药物、扩张血管药物、抗精神病药物等。

(5)毒物或药物中毒:如重金属(铅、汞)中毒、食物中毒、乌头碱中毒等。

(6)电解质紊乱:如低血钾、高血钾、低血镁等。

(7)麻醉、手术或心导管检查。

(8)物理因素:如电击、淹溺、冷冻、中暑等。

二、病情判断

1.临床表现

心律失常的血流动力学改变的临床表现主要取决于心律失常的性质、类型、心功能及对血流动力学影响的程度,如轻度的窦性心动过缓、窦性心律失常、偶发的房性期前收缩、一度房室传导阻滞等对血流动力学影响甚小,故无明显的临床表现。较严重的心律失常,如病窦综合征、快速心房颤动、阵发性室上性心动过速、持续性室性心动过速等,可引起心悸、胸闷、头晕、低血压、出汗,严重者可出现昏厥、阿-斯综合征,甚至猝死。由于心律失常的类型不同,临床表现各异。

2.辅助检查

(1)心电图:体表心电图、食管心电图、心电图监测。①床边有线心电图监测;②无线心电图监测;③动态心电图:也称 Holter 心电图、体表 His 电图、体表心电图标测、信号平均心电图。

(2)心脏电生理。

(3)运动试验可能在心律失常发作间歇时诱发心律失常,因而有助于间歇发作心律失常的诊断。

(4)其他检查:心室晚电位、心电图频谱分析、心室率变异分析、运动心电图和倾斜试验都有助于复杂或某些特殊心律失常的诊断。此外,超声心动图、心脏 X 线、ECT、CT 和 MRI 等对于器质性和非器质性心律失常的诊断有着不可低估的价值。

三、急救护理措施

1. 心电监护,卧床休息,舒适体位,保持环境安静,限制探视,保证充分休息。

2. 心理护理,说明紧张、恐惧不仅加重心负荷,更易诱发心律失常。

3. 持续给氧,以每分钟 4～6 L(中流量)为宜。

4. 高蛋白、高维生素饮食,少量多餐,避免刺激性食物、戒烟、酒、浓茶和咖啡,服排钾利尿药,应鼓励多进富含钾食物,如橘子、香蕉等。

5. 保持大便通畅,必要时给缓泻药。

6. 维持静脉通道,备好纠正心律失常的药物及其他抢救药品,除颤器,临时起搏器等。

7. 正确给抗心律失常药物,同时做好心电图监护,注意用药过程中及用药后的心律、心率、血压、脉搏、呼吸的变化。

8. 心电监护:一旦发生潜在引起猝死危险的心律失常,要立即通知医师,并做好抢救配合。

9. 观察生命体征:皮肤颜色、温度、尿量、意识等有无改变。

10. 血气分析,电解质及酸碱平衡情况,尤其注意有无低钾、低镁。

11. 一旦发生心室颤动、心脏停搏、阿一斯综合征等,应立即进行心肺脑复苏术。

12. 患者心律失常发作可以引起心悸、胸闷、头晕等症状,应保证患者充足的休息和睡眠,饮食给予富含纤维素的食物,避免饱餐及摄入刺激性食物如咖啡、浓茶等。应用抗心律失常药物时,密切观察药物的效果及不良反应,防止不良反应的发生。

13. 教会患者及家属测量脉搏的方法,心律失常发作时的应对措施及心肺复苏术,以便于自我监测病情和自救。对安置心脏起搏器患者,讲解自我监测与家庭护理方法。定期复查心电图和随访,发现异常及时就诊。

四、预防

1. 完全预防心律失常发生有时非常困难,但可以采取适当措施,减少发生率。

2. 心律失常常见诱因包括:吸烟、酗酒、过劳、紧张、激动,暴饮暴食,消化不良,感冒、发热,摄入盐过多,血钾、血镁低等。很多心律失常患者往往精神高度紧张、焦虑、忧郁,严重关注,频频求医,迫切要求用药控制心律失常,而完全忽略病因、诱因的防治。应当让患者保持平和稳定的情绪,精神放松,不过度紧张。

3. 养成按时作息的习惯,保证睡眠。不勉强运动或运动过量,不做剧烈及竞赛性活动。养成按时排便习惯,保持大便通畅。饮食要定时定量。节制性生活,不饮浓茶,不吸烟。避免着凉,预防感冒。不从事紧张工作。

4. 采取合理用药。按医生要求服药,并注意观察用药后的反应。有些抗心律失常药有时能导致心律失常,所以,应尽量少用药,做到合理配伍。因抗心律失常药可影响电解质及脏器功能,用药后应定期复诊及观察用药效果、观察药物不良反应和调整用药剂量。

(王宏宇)

第六节　急性心包填塞综合征的护理

急性心脏压塞是当炎性分泌物、脓液、血液或气体短时间内急剧增加,由于心包缺乏弹性,使心包内压力突然增加,压迫心脏而影响舒张期心脏的充填,使心脏输出量减少,轻者引起心低排,重者造成心搏骤停。

一、病因

最常见原因是凝血机制障碍导致术野出血或心脏血管缝合口出血而引流不畅。纵隔、心包腔或已无心包者虽无积血,但心脏表面有凝血块。出血、水肿的胸腺有时可以压塞心脏流出道。流出道处心包缝合太紧,一旦心脏扩大可引起起搏导线或左心房测压管拔除后出血。

二、病情判断

1.临床表现

纵隔心包引流量多,经补充血容量,心低排症状非但不改善,反而加重;纵隔心包引流量多,但突然减少,心低排症状非但不改善,甚至加重;呼吸困难(短促或端坐呼吸);胸痛(刀割般痛);心搏过速;动脉压下降、舒张压升高、脉压变窄、尿少或无尿;心音遥远;焦虑不安、精神混乱、嗜睡;颈静脉怒张、肝大、中心静脉压升高;出现心包摩擦音、奇脉(吸气时脉搏消失,呼气时出现强脉);不明原因的心搏骤停。

2.实验室及其他检查

血液检查取决于原发病,感染性者常有白细胞计数增加及红细胞沉降率增快等炎症反应。当心包内积液量超过 300 mL 时,X 线检查可见心脏阴影普遍性向两侧增大,呈烧瓶样,心脏搏动减弱或消失;尤其是肺部无明显充血现象而心影显著增大是心包积液的有力证据。心电图常规导联(除 aVR 外)都呈弓背向下型 ST 段抬高。超声心电图对诊断心包积液简单易行,迅速可靠。通过心包穿刺液常规检查、寻找肿瘤细胞、细菌培养等,可鉴别积液性质和协助病因诊断。心包活检也有助于明确病因。

三、急救护理措施

救治原则:尽快手术解除心脏受压是抢救成功的关键。

(1)协助患者采取坐姿且向前倾的姿势,绝对休息。

(2)建立静脉通道。迅速补充血容量,维持有效循环。增加有效血容量是抢救创伤性休克的重要措施,根据休克程度建立 2～3 条静脉通道,静脉穿刺应在 2 min 内完成。血管难穿刺时,应迅速做锁骨下静脉穿刺,一管快速输入平衡液体,另一管输血,若血压难以纠正,再开一管酌情使用升压药物,并根据血压、中心静脉测压、尿量随时调节滴速。如收缩压在 60～90 mmHg 者,争取在 1 h 内输入平衡液 1 500 mL,收缩压小于 60 mmHg 者,在 1 h 内输入平衡液 2 000 mL,晶体与胶体比例为 3∶1,使其既恢复血容量,补充功能性细胞外液,又能达到合理血液稀释,改善血流动力学状态,有利于氧的输送。密切观察生命体征变化。

(3)及时吸净呼吸道分泌物,保持呼吸道通畅。

(4)及时充分吸氧,予鼻导管或面罩吸氧,氧流量 4～6 L/min,必要时行气管插管,给予呼吸机辅助呼吸。

（5）严密观察病情变化。连接心电监护仪,严密监测心电图、心率、心律、心音、血压、中心静脉压、肺动脉压、肺毛细血管楔压、尿量、神志、末梢循环、血氧饱和度等的变化,并做好记录。

（6）做好术前准备。对有紧急手术指征者,立即做好采血、配血、备皮、药物试验等术前准备,通知手术室、麻醉科做好相应的准备。在送入手术室途中应有医生、护士护送,确保氧气的供给和输液、输血的通畅,并与手术室护士详细交班,确保安全。

四、预防

1.密切观察及时发现心脏压塞先兆症状尤为重要

一旦患者出现逐渐加重的胸闷、胸痛、呼吸困难伴血压下降等症状,考虑可能发生心脏压塞。

2.有条件者可进行早期血流动力学观察

急性心脏压塞患者单个血流动力学指标改变为非特异性改变,通过监测连续血流动力学和 Swan-Ganz 导管指标的变化,及时发现潜在的危险因素,观察指标主要包括桡动脉血压、中心静脉压、脉压、心率和心电图,如出现低心排、低血压、脉压变窄,心率代偿加快,心律失常或出现机电分离,心电图低电压时要警惕心脏压塞发生。

一旦出现以上情况应立即通知医生,立即行床边超声心动图检查,心包腔内有液性暗区,可明确诊断,争分夺秒进行抢救。

（王宏宇）

第七节　主动脉夹层的护理

主动脉夹层(aortic dissection,AD)指主动脉腔内血液从主动脉内膜撕裂处进入主动脉中膜并使中膜分离,沿主动脉长轴方向扩展形成主动脉壁的二层分离状态,又称主动脉壁间动脉瘤或主动脉夹层动脉瘤。

本病少见,发病率每年每百万人口 5～10 例,高峰年龄 50～70 岁,男女比例为(2～3)∶1。其发病多急剧,65％～70％在急性期死于心脏压塞、心律失常等,故早期诊断和治疗非常必要。

一、常见病因及发病机制、分型

1.易患因素

（1）高血压,主动脉粥样硬化。

（2）主动脉中层病变。

（3）内膜撕裂:二叶主动脉瓣、主动脉狭窄。

（4）妊娠、主动脉炎、创伤。

2.发病机制

（1）主动脉内膜的退行性变,内膜、中膜层撕裂后高压血流进入中膜层与外膜层之间,将血管中外膜层剥离,形成瘤样血管假腔。

（2）中层囊性坏死,中层滋养动脉破裂产生血肿后压力增高导致中膜层撕裂。

（3）撕裂口好发于主动脉应力最强部位。

3.分型

（1）De Bakey 等根据病变部位和扩展范围将本病分为三型。

Ⅰ型：内膜破口位于升主动脉，扩展范围超越主动脉弓，直至腹主动脉，此型最为常见。

Ⅱ型：内膜破口位于升主动脉，扩展范围局限于升主动脉或主动脉弓。

Ⅲ型：内膜破口位于降主动脉峡部，扩展范围累及降主动脉或腹主动脉。

（2）Stanford 分型

A 型：凡升主动脉受累者为 A 型（包括Ⅰ型和Ⅱ型）又称近端型。

B 型：未累及升主动脉者为 B 型（相当于 De BakeyⅢ型）又称远端型。

二、临床表现

1.疼痛

患者首发症状为突发性剧烈疼痛，可呈"撕裂样"或"刀割样"胸痛、腹部剧痛。疼痛的位置反映了主动脉的受累部位，疼痛有迁移的特征，提示夹层进展的途径。

2.休克与血压异常

患者多有在短时间内血压突然、异常增高史。不少患者原有高血压，起病后剧痛使血压更加增高。

剧烈疼痛、瘤体破裂、血管内膜撕裂累及主动脉瓣膜撕裂导致心脏压塞，均可导致低血压，甚至休克。患者可有焦虑不安、大汗淋漓、面色苍白、心率加速等表现。

3.心血管系统

（1）主动脉瓣关闭不全：夹层血肿涉及主动脉瓣环或影响心瓣-叶的支撑时发生，故可突然在主动脉瓣区出现舒张期吹风样杂音，脉压增宽，急性主动脉瓣反流可以引起心力衰竭。

（2）脉搏改变：一般见于颈、肱或股动脉，一侧脉搏减弱或消失，反映主动脉的分支受压迫或内膜裂片堵塞其起源。

（3）胸锁关节处出现搏动或在胸骨上窝可触到搏动性肿块。

4.神经症状

当主动脉夹层沿无名动脉或颈总动脉向上扩展时或因发生休克，均可引起脑或脊髓急性供血不足，可出现头晕、意识模糊、定向力障碍、失语、嗜睡、昏厥、昏迷或对侧偏瘫、腱反射减弱或消失、病理反射（＋）、同侧失明、眼底检查呈现视网膜苍白等。

5.压迫症状

主动脉夹层压迫腹腔动脉、肠系膜动脉时可引起恶心、呕吐、腹胀、腹泻、黑便等症状；压迫颈交感神经节引起霍纳（Horner）综合征。

三、辅助检查

1.主动脉造影术。

2.食管超声心动图。

3.CT、MRI、血管内超声。

四、治疗原则

1.内科非手术治疗

减慢心率、镇静镇痛、控制血压。

2.外科手术治疗

根部替换、人工血管移植。

3.介入治疗

覆膜支架植入术。

五、护理

1.护理评估

（1）评估疼痛部位、性质、时间、程度。

（2）评估血压水平及降压治疗效果。

（3）评估患者心理状态。

（4）评估患者有无压迫症状，如头晕恶心、呕吐、声音嘶哑、脉搏改变等。

（5）知识缺乏：与缺乏有关疾病的信息来源有关。

2.护理要点及措施

（1）病情观察

1）严密观察疼痛的部位、性质、时间、程度。疼痛不缓解或进行性加重提示夹层进行性扩展。部分度过急性期的 Stanford 分型 B 型患者，夹层进行性扩展也可能无疼痛症状，此时仍要警惕夹层破裂。随着夹层瘤的进行性增大，破裂的风险愈发加剧，猝死风险增大。如遵医嘱使用镇痛药，则需根据临床表现判断夹层有否扩展，以免掩盖病情。

2）严密监测心电、血压、心率、呼吸等生命体征变化。立即进行持续心电监护、血压监测。测量四肢血压。

3）观察意识状态、判断定向力，观察面部、口角、肢体活动、运动状况。如发现异常，应观察瞳孔变化。

4）观察有无头晕、恶心、呕吐、声音嘶哑、脉搏、上肢麻木等症状。准确记录出入量。新发的或进行性加重的头晕、肢体麻木、尿少等临床表现，提示夹层瘤有进行性撕裂可能。

（2）症状护理

1）疼痛护理：疼痛刺激导致交感神经张力增加，血压升高，加速夹层瘤体破裂。需认真倾听患者对疼痛的主诉，及时协助减少疼痛刺激。协助患者对舒适的需求。帮助选取舒适的姿势，保持病床单位整洁。必要时遵医嘱使用镇静镇痛药物。用药后观察疼痛是否改善。

2）高血压护理：遵医嘱使用起效快的降压药物，血压应维持在 90～120/60～90 mmHg。尽可能在最短时间内将血压降至目标值。血压忽升、忽降会增加血流对破裂口的撕裂，应尽可能避免。应严格控制药物的输入速度，严谨调整药物输入浓度，严密观察血压变化。

3）低血压的护理：患者出现低血压是急救的指征。如低血压伴休克表现，应立即呼叫医生，根据低血压发生的原因进行急救。如药物升压、心包穿刺等。如低血压不伴休克表现，需排除锁骨下动脉受累，应测量对侧肢体血压，进行确认。

4）应严密观察有无呼吸困难、咳嗽、咯血，如发作呼吸困难，应立即给予吸氧，遵医嘱使用药物终止咳嗽。如有头痛、头晕、昏厥、偏瘫、失语、视物模糊、肢体麻木无力、大小便失禁、意识丧失等征象应按脑血管意外常规护理。定时观察双侧颈动脉、桡动脉压、股动脉、足背动脉搏动情况。新发的异常，应通知患者制动，并立即报告医生，进行判断。

（3）一般护理

1)绝对卧床休息,严密监测心电、血压、心率、呼吸等生命体征变化。

2)心理护理:因剧烈的疼痛,患者易产生烦躁不安、精神紧张、焦虑心理,应加强心理护理,及时与患者沟通。消除紧张情绪。

3)避免剧烈咳嗽,饮食以清淡、易消化、富含维生素的流质或半流质食物为宜;做好口腔护理,鼓励患者多饮水,进食新鲜水果、蔬菜和低盐低脂的食物。

4)协助患者采取舒适体位。定时协助患者床上翻身,翻身时动作应轻柔,尽量减少用力,以免加重病情。同时用软垫保护受压部位,预防压疮;适当增加粗纤维素的摄入,保持排便通畅,减少便秘,必要时给予通便药物,以减少因排便用力致血压骤升,导致夹层瘤体的破裂。

(4)用药护理:遵医嘱使用 α、β 受体拮抗药。使用 α 受体拮抗药,如血压较低,应测量中心静脉压,定期观察下肢有无水肿;患者使用 β 受体拮抗药时应观察心率、心律的变化,及时发现传导阻滞等心律变化。目前国内尚多使用硝普钠控制血压,硝普钠遇光易分解变质,应注意避光使用,现用现配,超过 6 h 应重新配制;大剂量或使用时间长时应注意观察患者面色,有无恶心、呕吐、头痛、精神错乱、震颤、嗜睡、昏迷等不良反应。

3.健康教育

(1)按时休息,活动量要循序渐进,注意劳逸结合。

(2)嘱患者低盐低脂饮食,戒烟、酒,多食新鲜水果、蔬菜及富含粗纤维的食物,以保持排便通畅。

(3)按医嘱坚持服药,控制血压,不擅自调整药量,教会患者自测心率、脉搏、血压。

(4)指导患者学会自我调整心理状态,调控不良情绪,保持心情舒畅,避免情绪激动。

(5)定期门诊复查,若出现胸、腹、腰痛症状及时就诊。

(李巨华)

第八节 动脉粥样硬化性周围血管病的护理

外周动脉疾病(peripheral arterial disease,PAD)是指冠状动脉以外的动脉血管发生了病变,其主要原因是动脉发生了粥样硬化。粥样硬化累及脑动脉、肾动脉和肢体动脉等时,可使患者发生残疾,生活质量下降或日常生活不能自理,重者可导致死亡。本节重点介绍动脉粥样硬化累及主动脉及其分支导致的周围血管病。

一、病因和发病机制

动脉粥样硬化引起动脉管腔不同程度的狭窄和堵塞,使受阻动脉远端缺血、组织坏死,引起组织器官一系列的临床表现。如:脑动脉的病变可导致脑组织供血不足而发生萎缩,严重者有智力减退甚至发生痴呆;肾动脉病灶导致的肾动脉供血不足可致肾血管性高血压,下肢动脉缺血时,患者会出现跛行等;锁骨下动脉缺血,会导致上肢无脉和(或)脑部供血不足。

动脉管腔狭窄或闭塞继发血栓形成时,血栓脱落会造成栓塞,如脑动脉粥样硬化斑块继发血栓形成可导致脑梗死(软化),肾动脉血栓形成造成肾组织梗死。

严重的粥样斑块部位血管萎缩,局部形成动脉瘤,如主动脉病灶可形成主动脉瘤。脑动病灶可形成小动脉瘤,在血压突然升高时并发脑出血。

导致动脉粥样硬化的临床因素主要有:血脂异常、吸烟、高血压、糖尿病、早发冠心病史和年龄。代谢因素包括高三酰甘油血症、凝血和纤溶功能异常、炎症反应、氧化应激、同型半胱氨酸和代谢综合征等。生活因素包括导致动脉粥样硬化性饮食、超重和肥胖、缺乏运动、心理-社会因素、遗传影响、性别等。

二、临床表现

1.肢体动脉缺血

下肢动脉发生动脉粥样硬化斑块的概率高于上肢动脉。

(1)下肢动脉缺血的早期表现为患肢麻木,运动后易疲劳。局部皮肤温度较对侧偏凉。随着动脉管腔狭窄的加重,患者可出现间歇性跛行,是一种特征性的运动障碍。表现为运动(行走)时局部疼痛,停止运动(行走)即可缓解,再次运动(行走)疼痛可反复出现。为狭窄的血管腔内血流不能满足运动肌群的灌注需求所致。随着动脉管腔狭窄的进一步加重,患者会在静息状态下感到下肢局部疼痛、麻木、感觉异常,部分患者会出现夜间加重的静息痛。下肢动脉管腔完全堵塞而无法代偿时,可引起坏疽。

(2)上肢缺血多以上肢乏力、桡动脉搏动消失、双上肢血压明显不等为就诊原因。可伴有上肢皮肤温凉、上肢麻木、活动后上肢易疲劳等症状。如合并锁骨下动脉窃血,可有头晕、耳鸣、视力下降等症状。

2.肾动脉缺血

肾动脉狭窄可引起肾性高血压,患者可有头痛、头晕、视力减退等表现。患者血压升高进程较急骤,药物难以控制。肾区可闻及血管杂音。

3.腹主动脉瘤

动脉粥样硬化侵袭使动脉形成动脉瘤,腹主动脉瘤较常见。

腹主动脉瘤多为查体发现的腹部搏动性肿物,部分患者会有脐周及中上腹部的胀痛不适。由于动脉瘤瘤体的压迫或破裂会引起相关部位的疼痛、出血。粥样硬化斑块继发血栓形成,血栓脱落会引起斑块远端栓塞。如肠系膜动脉栓塞,患者会出现剧烈腹痛、腹胀。如肠壁组织缺血梗死引起便血和麻痹性肠梗阻。腹主动脉瘤的急性破裂可导致失血性休克。

三、辅助检查

1.多普勒血管超声

通过描记动脉搏动血流的波形协助诊断。肢体动脉缺血时可通过描记动脉波形、测定肢体各部位的节段收缩压及计算踝/臂指数,判断下肢缺血程度。

2.血管彩色超声

通过探查动脉管径、管壁和粥样斑块大小帮助诊断。

3.血管造影

通过动脉插管注入造影剂,确认病变的部位、范围,为进一步的治疗方案提供依据。因腹主动脉瘤内常有血栓形成,故在一定条件下选择使用。

4.磁共振血流成像(MRA)

特异性和敏感性优于其他无创检查,精确性高。尤其适用于慢性肾功能不全,不能耐受造影剂的患者。

5.CT 血管成像(CTA)

特异性和敏感性接近动脉造影,在血管疾病的诊断上应用较广泛。

6.肾图、超声波和肾显像、排泄性尿路造影、血浆肾素活性测定、肉丙素药物试验

可协助肾动脉狭窄的诊断。

7.腹部 X 线片

肿块较大、钙化明显时可辅助腹主动脉瘤的诊断。

四、治疗原则

1.二级预防和药物治疗

(1)控制动脉硬化的危险因素:戒烟、饮食结构调整、降低血压、控制血糖、增加运动、控制体重。

(2)肢体动脉闭塞患者应使用抗凝血、扩血管药物,根据疼痛程度使用镇痛药物。常用药物有:阿司匹林、硫酸氢氯吡格雷、华法林、低分子肝素、前列地尔等。

(3)腹主动脉瘤患者避免瘤体破裂。主要应注意:①控制血压,避免血压值的剧烈波动;②限制活动,避免腹部受到外力挤压;③控制情绪;④防止便秘;⑤减少导致腹压骤然增高的因素,如剧烈咳嗽等。

2.介入治疗

介入治疗是局限性动脉狭窄的首选方法。锁骨下动脉狭窄、肾动脉狭窄等介入治疗技术已广泛应用于临床。方法为将造影导管送入狭窄部位,通过造影了解狭窄有关的信息后,沿指引导丝送入球囊导管,通过高压球囊的挤压作用在狭窄部位进行球囊扩张。扩张后如残余狭窄高于预期,则放置血管内支架。腹主动脉瘤则需行腔内隔绝术。

3.手术治疗

下肢动脉闭塞有严重的间歇跛行、静息痛、缺血性坏疽及长期不愈合的缺血性溃疡,应考虑血管重建,以挽救肢体。常见手术方式:动脉内膜剥脱术、人工血管旁路移植术或自体静脉旁路移植术、静脉动脉化。

肾动脉病变常见手术包括:肾动脉病变内膜剥脱术、肾动脉狭窄段切除吻合术、血管壁成形术、冠状动脉旁路移植术、脾肾动脉吻合术、自体肾移植。

腹主动脉瘤手术方法是切除肾动脉瘤的同时,进行人工血管重建腹主动脉。

五、护理

1.评估

(1)健康史及相关因素

1)一般情况:患者的年龄、性别、职业、婚姻状况、营养。

2)疼痛与运动:疼痛的部位、性质、程度、发作的诱因和持续时间,有无麻木、肢冷、针刺感,有无运动后肢体疲乏,有无间歇跛行及静息痛。了解跛行距离和跛行时间。静息痛有无夜间加重。

3)既往史:a.吸烟史,应详细询问烟龄,每日吸烟量;b.生活史:应是否长期在湿冷的环境中工作或生活;c.感染和外伤史。

(2)查体:①观察患者四肢皮肤颜色、温度、弹性,有无肌肉萎缩、坏疽、溃疡和感染并详细记录;②触摸双侧肱动脉、桡动脉、双侧胫后动脉、足背动脉搏动;③测量四肢血压并记录;④测

量跛行距离和跛行时间;⑤肾动脉粥样狭窄患者听诊肾区有无血管杂音;⑥了解患者心理,家庭成员是否能给予足够支持。

(3)辅助检查:影像学提示动脉闭塞的部位、范围、性质、程度和侧支循环。

2.护理要点及措施

(1)饮食护理:控制饮食,给予清淡、易消化、低脂饮食。禁止酗酒,绝对禁烟。

(2)皮肤护理:①注意观察患肢的肤色及温差、远端动脉搏动情况,保持足部清洁干燥,避免足部受伤,注意肢体保温,禁止局部热敷或冷敷。未明确患肢局部无血栓形成时,不建议局部按摩,避免挤压患肢的按摩动作。②有坏疽或溃疡时,应制动。抬高患肢 $30°\sim50°$,密切观察溃疡伤口有无异味、创伤有无出血及分泌物。保持伤口清洁干燥,及时清除坏死组织及分泌物,局部换药,每天 1 次。也可用过氧化氢溶液、生理盐水依次清洗,应用祛腐药及生肌药,必要时切开引流。注意伤口包扎不能过紧,避免软组织损伤。如发生干性坏疽,应每日换药时评估伤口,仔细修剪干痂,减少创伤棱角,减少坏死物质吸收。

(3)活动与休息:及时消除患肢疼痛,因疼痛不能入睡或不思饮食,应选择药物镇痛。加强肢体活动,促进侧支循环。根据患者运动能力,以运动后无疼痛感觉为标准,指导合理运动。避免因疼痛引起的畏惧运动情绪。如怀疑合并局部血栓形成,则不宜增加患肢运动。

(4)一般护理:①合并糖尿病者,严格控制血糖,维持在 $5\sim8$ mmol/L。需要行截肢手术的患者,术前空腹血糖应控制在 <6.7 mmol/L,术后血糖应控制在 <10 mmol/L。②积极控制血压,避免血压波动。③消除患者紧张情绪,促进患者积极配合治疗。④老年患者,合并有高血压、冠心病等疾病者,应警惕伴发的心脑血管意外。做好相应的观察护理。

(5)预防感染:控制局部及全身感染,预防并发全身感染。

(6)行介入术治疗或人工血管旁路移植术者,按相关术后护理常规护理。重点是严密观察生命体征,预防再灌注损伤。及时发现患肢疼痛、非凹陷性水肿、关节僵硬等。严密观察术口渗血情况。注意观察远端动脉搏动恢复及肢体温度的变化,同时应注意观察患肢疼痛、肤色、感觉平面、足趾、距小腿关节活动等情况。

及时发现下肢动脉旁路移植术后早期血栓形成等并发症的发生。

3.健康教育

(1)指导患者坚持遵医嘱服药,不能随意停用或漏服。嘱患者如服用华法林,定期复查凝血功能,以调整华法林的剂量。

(2)嘱患者坚持进低脂、清淡饮食,禁烟,减轻血液黏滞度。

(3)加强身体锻炼,加速周围循环的血液流动,减少血栓的形成。

(4)防止坏疽肢体再损伤。教会患者选择正确体位,避免局部感染,避免双膝交叠动作,加强患肢保暖,避免受凉,选择平底软布鞋、软布棉袜、勤换鞋袜,预防真菌感染。

(5)指导患者增强自我防护意识,如服用抗凝血药物则更应防止跌碰伤、摔伤,刷牙时用软毛刷,动作轻柔。不要抠鼻,减少黏膜受损。若有牙龈出血、鼻出血、便血、女患者月经量过多等情况,应及时到医院复诊。

(李巨华)

第九节 冠心病的护理

冠状动脉粥样硬化性心脏病(coronary atherosclerotic heart disease)是指冠状动脉粥样硬化使血管狭窄或阻塞,或(和)因冠状动脉功能性改变(痉挛)导致心肌缺血缺氧或坏死而引起的心脏病,简称冠心病。冠状动脉粥样硬化性心脏病是动脉粥样硬化导致器官病变的最常见类型,也是严重危害人类健康的常见病。

据世界卫生组织 2011 年资料显示,我国冠心病死亡人数已列世界第三位。冠心病康复是指综合采用主动积极的身体、心理、行为和社会活动的训练与再训练,帮助患者缓解症状,改善心血管功能,在生理、心理、社会、职业和娱乐等方面达到理想状态,提高生活质量。同时强调积极干预冠心病危险因素,阻止或延缓疾病的发展过程,减轻和减少疾病再次发作的危险。冠心病康复治疗会影响患者周围人群对冠心病风险因素的认识,从而有利于冠心病患者改变不良生活方式,达到预防疾病的目的。所以从实质上,冠心病康复可扩展到尚未发病的人群。

一、护理评估

1.病因评估

本病病因尚未完全明确,目前认为是多种因素作用于不同环节所致的冠状动脉粥样硬化,这些因素亦称为危险因素。

主要的危险因素包括:如患者的性别、年龄、职业;了解患者有无血脂异常、高血压、糖尿病等危险因素;有无摄入高脂饮食、吸烟等不良生活习惯,是否有充足的睡眠,排便情况;了解工作与生活压力情况及性格特征等。

次要的危险因素包括:①肥胖;②缺少体力活动;③进食过多的动物脂肪、胆固醇、糖和钠盐;④遗传因素;⑤A 型性格等。近年来发现的危险因素还有:①血中同型半胱氨酸增高;②胰岛素抵抗增强;③血中纤维蛋白原及一些凝血因子增高;④病毒、衣原体感染等。

2.症状评估

以发作性胸痛为主要临床表现,典型疼痛特点如下。

(1)部位:主要在胸骨体中、上段之后或心前区,界限不很清楚,常放射至左肩、左臂尺侧达无名指和小指;偶有或至颈、咽或下颌部。

(2)性质:胸痛常为压迫样、憋闷感或紧缩样感,也可有灼烧感,偶伴濒死感。发作时,患者往往不自觉地停止原来的活动,直至症状缓解。

(3)诱因:体力劳动、情绪激动、饱餐、寒冷、吸烟、心动过速、休克等。

(4)持续时间:疼痛出现后常逐渐加重,持续 3~5 min,休息或含服硝酸甘油可迅速缓解,可数天或数周发作 1 次,亦可 1 天内发作多次。

3.体征

主要观察生命体征、心率、心律、心音变化、有无奔马律、心脏杂音及肺部湿啰音等。

4.辅助检查

(1)心电图:是发现心肌缺血,诊断心绞痛最常用的检查方法。

(2)患者在急性期住院康复期间,通过血常规、血沉、心肌酶谱检查、血压监测、安静心电图、24 h 动态心电图、超声心电图、心向量图等观察患者的病情变化,了解患者的心功能状况。

(3)X线检查:心脏 X 线检查可无异常发现,若伴发缺血性心肌病可见心影增大、肺充血等。

(4)冠状动脉造影:选择性冠状动脉造影可使左、右冠状动脉及主要分支得到清楚的显影,具有确诊价值。

(5)其他检查:二维超声心动图可探测到缺血区心室壁的活动异常;多排螺旋 CT 对诊断具有重要价值。

5.心理社会评估

详细了解患者及家庭对疾病的态度,了解疾病对患者的影响,如心情、性格、生活方式的改变,当患者胸痛剧烈时,可伴有濒死感,由此产生恐惧心理;自理能力和活动耐力大大下降,患者已产生焦虑。

二、治疗原则

1.发作时治疗

(1)休息:发作时应立即休息。

(2)药物治疗:宜选用作用快、疗效高的硝酸酯制剂。这类药物可扩张冠状动脉,增加冠状循环的血流量;还可扩张周围血管,减少静脉回心血量,减轻心脏前、后负荷,从而缓解心绞痛。常见药物有硝酸甘油片和硝酸异山梨酯。在应用上述药物的同时,可考虑使用镇静药。

2.缓解期治疗

(1)一般治疗:尽量避免各种诱发因素如过度劳累、情绪激动等,积极治疗及预防诱发或加重冠心病的危险因素,如高血压、高脂血症、糖尿病等。

(2)药物治疗:①阿司匹林;②氯吡格雷;③β受体阻滞药;④调血脂药物;⑤血管紧张素转换酶抑制药(ACEI);⑥硝酸酯制剂;⑦钙通道阻滞药;⑧代谢性药物;⑨中医中药治疗:目前以"活血化瘀"、"芳香温通"和"祛痰通络"法为常用。此外,针灸或穴位按摩治疗也可能有一定的疗效。

(3)非药物治疗:①运动锻炼疗法;②血管重建治疗。

三、常见护理问题

①疼痛;②活动无耐力;③恐惧;④有便秘的危险;⑤潜在并发症:心律失常、心力衰竭、心肌梗死;⑥知识缺乏。

四、护理措施

1.一般护理

(1)改变生活方式:生活方式的改变是冠心病治疗的基础,应指导患者:①控制体重:在饮食治疗的基础上,结合运动和行为治疗等综合治疗。②适当运动:运动方式应以有氧运动为主,注意运动的时间和强度因病情和个体差异而不同,必要时需要在监测下进行。③戒烟、戒酒。④减轻精神压力:逐渐改变急躁易怒的性格,保持平和的心态,可采取放松技术或与他人交流的方式缓解压力。要养成良好的生活习惯,起居要有规律,科学安排时间,保证充足睡眠,注意劳逸结合,量力而行,不要过于劳累,以免加重病情。

(2)避免诱发因素:告知患者及家属过劳、情绪激动、饱餐、寒冷刺激等都是心绞痛发作的诱因,应注意尽量避免。

(3)病情自我监测:指导教会患者及家属心绞痛发作时的缓解方法,胸痛发作时应立即停止活动或舌下含服硝酸甘油。如服用硝酸甘油不缓解,或心绞痛发作比以往频繁,程度加重,疼痛时间延长,应立即到医院就诊,警惕心肌梗死的发生。不典型心绞痛发作时可能表现为牙痛、上腹痛等,为防止误诊,可先按心绞痛发作处理并及时就医。

(4)用药指导:指导患者出院后遵医嘱服药,不要擅自增减药量,自我监测药物的不良反应。外出时随身携带硝酸甘油以备急需。硝酸甘油见光易分解,应放在棕色瓶内存放于干燥处,以免潮解失效。药瓶开封后每 6 个月更换 1 次,以确保疗效。

2.饮食护理

合理膳食:宜摄入低热量、低脂、低胆固醇、低盐饮食,多食蔬菜、水果和粗纤维食物,如芹菜、糙米等,避免暴饮暴食,注意少量多餐。

3.康复护理

(1)给氧:间断或持续吸氧,以增加心肌氧的供应。

(2)休息:包括精神和体力休息。疼痛时应绝对卧床休息,保持环境安静,减少不必要的干扰。告诉患者这样做的目的是减少心肌氧耗量,有利于缓解疼痛。

(3)止痛治疗的护理:遵医嘱给予吗啡或哌替啶止痛,给予硝酸甘油或硝酸异山梨酯,并及时询问患者疼痛及其伴随症状的变化情况,注意有无呼吸抑制、脉搏加快等不良反应,随时监测血压的变化。

4.心理护理

当患者胸痛剧烈时应尽量保持有一名护士陪伴在患者身旁,避免只忙于抢救而忽略患者的感受,允许患者表达出内心的感受。向患者介绍住院的环境、治疗的方法、医护人员等,帮助患者树立战胜疾病的信心。解释不良情绪会增加心脏负荷和心肌氧耗量,不利于病情的控制。

5.健康教育

(1)康复训练以循序渐进地增加活动量为原则,生命体征一旦平稳,无并发症时即可开始。要根据患者的自身感受,尽量进行可以耐受的日常活动。

①床上活动:从床上的肢体活动开始,包括呼吸训练,肢体活动一般从远端肢体活动开始,从不抗地心引力的活动开始,强调活动时呼吸自然、平稳,没有任何憋气和用力的现象,然后逐步开始抗阻运动,例如捏气球、皮球或拉橡皮筋等,一般不需要专用器械,吃饭、洗脸、刷牙、穿衣等日常生活活动可以早期进行。②呼吸训练:主要指腹式呼吸,要点是吸气时腹部浮起,膈肌尽量下降,呼气时腹部收缩,把肺内气体尽量排出。呼气和吸气之间要均匀、连贯、缓慢,但不要憋气。③坐位训练:坐位是重要的康复起始点。开始坐时可以有靠背或将床头抬高。有依托坐的能量消耗与卧位相同,但是上身直立使回心血量减少,同时射血阻力降低,心脏负荷实际低于卧位。在有依托坐位适应以后,患者可以逐步过度到无所依托独立位。

(2)根据患者个体情况指定的运动处方,督促、监护完成训练项目。运动方法宜选用有氧运动,如散步、骑自行车、太极拳等运动方式,要循序渐进。运动时心率增加小于 10 次/分可加大运动量,心率增加 10~20 次/分为正常反应,运动强度逐渐增加到中等强度(运动时脉率=170一年龄),每次持续时间 20~30 min,频率 3~5 次/周。运动以不引起胸痛、心悸、呼吸困难、出冷汗和疲劳为度。康复运动前指导进行 5~10 min 的热身运动,然后进行 30 min 的运动锻炼,最后做 5~10 min 的恢复运动。为了保证活动的安全性,在心电监护下开始所有的新活动。选择适当的运动,避免竞技性运动;患者要充分了解个人能力,定期检查和修改运动处方,避免过度训练;训练过程中警惕症状,如有心绞痛立即停止运动;训练必须持之以恒。

(3)指导患者了解药物治疗的知识,有心绞痛发作时立即停止活动或工作,含服硝酸甘油或复方硝酸甘油片,每次1片舌下含服。用药时要控制剂量,量过大时易引起血压下降,冠状动脉灌注压过低,增加心肌耗氧,从而加重心绞痛。

(许亭亭)

第十节　慢性充血性心力衰竭的护理

慢性充血性心力衰竭(chronic congestive heart failure,CHF)是以循环功能衰竭为特征的临床综合征。可以由多种心脏疾病引起,如缺血性心脏病、心肌梗死、高血压性心脏病、瓣膜性心脏病、心肌病及先天性心脏病,是各种进行性心脏病变的晚期表现。其生理病理改变主要为心排血量减少,导致肌肉灌注不足,不能满足做功肌的需要,并造成乳酸堆积和肌肉疲劳,从而限制体力活动能力。同时由于肾素一血管紧张素一醛固酮系统被激活,造成水钠潴留,促使血容量增加和发生水肿,又进一步增加了心脏负担,于是形成恶性循环。

近年来的研究表明,肺部因素是限制 CHF 患者运动能力的另一重要因素,主要表现为体力活动能力不同程度的减退,如活动时气短、气促、胸闷等。严重时,在安静状态下也可发生上述症状。

一、护理评估

1.病因评估

(1)基本病因:①原发性心肌损害:包括缺血性心肌损害,如冠心病心肌缺血或心肌坏死;心肌炎和心肌病;心肌代谢障碍性疾病以糖尿病心肌病最常见,其他如继发于甲状腺功能减退的心肌病、心肌淀粉样变性等。②心脏负荷增加压力负荷(后负荷)增加:左室压力负荷增加常见于高血压病、主动脉狭窄;右室压力增加常见于肺动脉高压、肺动脉狭窄、肺栓塞等。容量负荷(前负荷)增加:如二尖瓣关闭不全,主动脉瓣关闭不全等引起的血液反流;先天性心脏病如间隔缺损、动脉导管未闭等引起的血液分流。此外,慢性贫血、甲状腺功能亢进等,由于持续血流加速,回心血量增加,也可导致心脏容量负荷的增加。

(2)诱因:有基础心脏病的患者,其心力衰竭症状常由某些加重原发疾病或增加心脏负荷的因素所诱发。①感染:呼吸道感染是最常见、最重要的诱因。感染性心内膜炎作为心力衰竭的诱因也不少见。②心律失常:心房颤动是诱发心力衰竭的重要因素。其他各种类型的快速性心律失常以及严重的缓慢性心律失常亦可诱发心力衰竭。③生理或心理压力过大:如过度劳累、剧烈运动、情绪激动、精神过于紧张等。④妊娠和分娩:妊娠和分娩可加重心脏负荷,诱发心力衰竭。⑤血管容量增加:如钠盐摄入过度,输液或输血过快、过多。⑥其他:治疗不当(如不恰当停用利尿药物);风湿性心脏瓣膜病出现风湿活动等。

2.症状评估

病程发展过程有无劳力性呼吸困难,患者出现呼吸困难的体力活动类型,如上楼、步行或洗漱等。有无夜间阵发性呼吸困难或端坐呼吸;有无咳嗽、咳痰或痰中带血;有无疲乏、头昏、失眠等。以上症状常是左心衰患者的主诉。还应了解患者是否有恶心、呕吐、腹胀、体重增加及身体低垂部位水肿等右心衰表现。

3.体征评估

脉搏加快,出现交替脉;脉压减小,甚至血压降低、呼吸浅促;并发感染者可体温升高。皮肤黏膜苍白或发绀等,患者被迫采取半卧位或端坐位。心脏扩大,心尖搏动左下移,心率加快,舒张期奔马律、病理性杂音等。两肺有湿啰音甚至哮鸣音。呈对称性、下垂性、凹陷性水肿,重者可延及全身。颈静脉充盈、怒张、肝颈静脉反流征阳性,肝脏淤血肿大伴压痛,有胸腔积液征、腹腔积液征。

4.辅助检查

(1)血液检查:血浆 β 型利钠肽(BNP)和氨基末端 β 型利钠肽前体(NT-proBNP)测定成为心力衰竭患者的重要检查之一,有助于心力衰竭的诊断与鉴别诊断,判断心力衰竭严重程度、疗效及预后。

(2)X 线检查:心影大小及外形可为病因诊断提供重要依据,心脏扩大的程度和动态改变也可间接反映心功能状态。

(3)超声心动图:比 X 线检查更准确地提供各心腔大小变化及心瓣膜结构及功能情况。以收缩末及舒张末的容量差计算左室射血分数(LEVF 值),可反映心脏收缩功能,正常 LEVF 值>50%,LEVF 值≤40%提示收缩功能障碍;超声多普勒可显示心动周期中舒张早期与舒张晚期(心房收缩)心室充盈速度最大值之比(E/A),是临床上最实用的判断舒张功能的方法,正常人 E/A 值不应<1.2,舒张功能不全时 E/A 值降低。

5.心理社会评估

心力衰竭往往是心血管病发展至晚期的表现。长期疾病折磨,体力活动受限,生活需要他人照顾,使患者陷于焦虑不安、内疚、绝望,甚至对死亡的恐惧中。家属和亲人可因长期照顾患者而忽略其内心感受。

二、治疗原则

慢性心力衰竭的治疗不能仅限于缓解症状,必须采取综合治疗措施,达到提高运动耐量,改善生活质量,阻止或延缓心室重塑,防止心肌损害进一步加重;降低病死率。

1.病因治疗

控制高血压,用药物、介入或手术治疗改善冠心病心肌缺血,心瓣膜病的换瓣手术以及先天畸形的纠治手术等。

2.消除诱因

如积极选用抗生素控制感染;对于心室率很快的心房颤动,如不能及时复律应尽可能控制心室率。甲状腺功能亢进也是心力衰竭加重的原因,应注意检查并予以纠正。

3.药物治疗

绝大部分慢性心力衰竭患者应常规合用 3 种药物治疗:利尿剂、血管紧张素转换酶抑制剂或血管紧张素受体拮抗剂、β 受体阻滞剂。

4.运动锻炼

近年来研究表明,运动锻炼可以减少神经激素系统的激活和减慢心室重塑的进程,对减缓心力衰竭患者自然病程有利,是一种能改善患者临床状态的辅助治疗手段。

5.心脏再同步化治疗

通过植入双心腔起搏装置,用同步化方式刺激右室和左室,从而治疗心脏的非同步收缩,不仅可以缓解症状,提高生活质量,而且可显著减少患者所有原因的死亡率和因心力衰竭的再入院率。

6.室性心律失常与猝死的预防

采用减缓疾病进程的有效治疗,β受体阻滞剂、醛固酮拮抗剂、胺碘酮可降低猝死和总死亡率,在致命性快速心律失常患者应用植入式心脏复律除颤器可进一步降低猝死。

三、常见护理问题

①气体交换受损。②体液过多。③活动无耐力。④潜在并发症:洋地黄中毒。

四、护理措施

1.一般护理

(1)为患者提供安静、舒适的环境,保持空气新鲜,定时通风换气,减少探视。

(2)协助患者取有利于呼吸的卧位,如高枕卧位、半卧位、坐位,减少回心血量,减少肺淤血,还可增加膈肌活动幅度,增加肺活量。

(3)根据患者缺氧程度给予合适的氧气吸入,一般患者 1～2 L/min,中度缺氧 3～4 L/min,严重缺氧及肺水肿 4～6 L/min,肺水肿用 20%～30%乙醇湿化氧气吸入。

(4)注意观察病情变化,评估患者的神志、生命体征、各类心律失常,如室性期前收缩、房性期前收缩、心房颤动、房室传导阻滞等,密切观察患者呼吸困难有无改善,发绀是否减轻,听诊肺部湿啰音是否减少,观察胃肠道反应,如腹胀、恶心、呕吐和神经系统症状如头痛、倦怠、视力模糊、黄绿视等。

(5)按医嘱严格控制输液量,速度不超过 30 滴/分,并限水钠摄入;准确记录 24 h 出入量,维持水、电解质平衡;观察药物疗效与不良反应,如应用洋地黄类制剂时,要注意患者有无食欲减退、恶心、呕吐、腹泻、黄视、心律失常等;使用利尿药期间,监测水、电解质水平,及时补钾;对呼吸困难或精神紧张者,应及时通知医师,予适当镇静、安眠药。指导常用药物的名称、剂量、用法、作用、不良反应。

2.饮食护理

饮食为低热量、高维生素、清淡、易消化食物,少食多餐,避免过饱,禁食刺激性食物。按病情限盐限水,钠盐一般每天 5 g 以下,重度水肿每天 1 g,中度水肿每天 3 g,轻度水肿每天 5 g,每周称体重 2 次。不食咸肉、咸鱼、酱菜等含钠高的食物,如长期用利尿药或出汗多时,适当放宽限盐,监测体重。

3.康复护理

(1)休息:有明显呼吸困难时应卧床休息,取半卧位或端坐位,以减轻心脏负担。

(2)治疗:提高对治疗的依从性,准确及时按医嘱用药;用利尿药,记录尿量及低血钾表现。

(3)活动:病情许可时,鼓励患者尽早下床活动,增加肺活量,改善心肺功能,运动时有家属陪伴,出现不适应及时终止。

(4)宣教:向患者及家属解释预防肺部感染的方法,如禁烟酒、避免受凉等。

4.心理护理

不合理的行为因素是心血管病的重要原因,其评定和矫正是心力衰竭康复的重要组成部分。慢性充血性心力衰竭患者抑郁、焦虑症状的发生率很高，而且抑郁是慢性充血性心力衰竭患者独立的预后指标。针对病情及心理特征应及时给予精神安慰和疏导，做好家人及亲友工作，鼓励他们在任何情况下都要给予患者积极的支持，帮助树立战胜疾病的信心，保持情绪稳定，积极配合治疗。

5.健康教育

（1）疾病的预防与指导：对心力衰竭高危阶段患者应强调积极干预各种高危因素，包括控制血压、血糖、血脂异常，积极治疗原发病。避免可增加心力衰竭危险的行为，如吸烟、饮酒。避免各种诱发因素，如感染、过度劳累、情绪激动、输液过多等。保持良好心态，劳逸结合，建立规律、健康的生活方式。

（2）呼吸康复护理：①缩唇呼吸：缩唇呼吸的技巧是通过缩唇形成的微弱阻力来延长呼气时间，增加气道压力，延缓气道塌陷。患者闭嘴经鼻吸气，然后通过缩唇（吹口哨样）缓慢呼气，同时收缩腹部。吸气与呼气时间比为1：2或1：3。缩唇的程度与呼气流量：以能使距口唇15～20 cm处、与口唇等高水平的蜡烛火焰随气流倾斜又不至于熄灭为宜。②膈式或腹式呼吸：患者可取立位、平卧位或半卧位，两手分别放于前胸部和上腹部。用鼻缓慢吸气时，膈肌最大限度下降，腹肌松弛，腹部凸出，手感到腹部向上抬起。呼气时经口呼出，腹肌收缩，膈肌松弛，膈肌随腹腔内压增加而上抬，推动肺部气体排出，手感到腹部下降。

（3）制订活动计划：①告诉患者运动训练的治疗作用，鼓励患者体力活动，督促其坚持动静结合，循序渐进增加活动量。可根据心功能分级安排活动量。心功能Ⅰ级：不限制体力活动，适当参加体育锻炼，但应避免剧烈运动；心功能Ⅱ级：适当限制体力活动，增加午睡时间，不影响轻体力劳动或家务劳动；心功能Ⅲ级：严格限制一般的体力活动，以卧床休息为主，但应鼓励患者日常生活自理或在协助下自理；心功能Ⅳ级：绝对卧床休息，日常生活由他人照顾。②对于长期卧床患者要定时更换体位，协助肢体被动运动或主动运动，如四肢的屈伸运动、翻身，每天温水泡足及局部按摩，以促进血液循环，预防静脉血栓和肺部感染。③根据心功能、检查测定左室射血分数值及患者年龄制订个体化的运动方案，活动时注意监测患者心率、心律、呼吸、面色，避免使心脏负荷突然增加的因素，活动以不出现心悸、气促为度，发现异常立即停止活动，并报告医师。运动治疗需进行心电监护的指征包括：LVEF＜30%；安静或运动时出现室性心律失常；运动时收缩压降低；心脏性猝死、心肌梗死、心源性休克的幸存者等。

（4）定期随访：根据心功能指导运动方式及量。指导常用药物的名称、剂量、用法、作用、不良反应。教会自我监测病情及自测脉搏；外出随身携带急救药，出现不适及时就医。

（许亭亭）

第十一节　原发性高血压的护理

原发性高血压（primary hypertension）是以血压升高为主要临床表现的综合征，通常简称为高血压。高血压是多种心、脑血管疾病的重要病因和危险因素，影响重要脏器如心、脑、肾的结构与功能，最终导致这些器官的功能衰竭，迄今仍是心血管疾病死亡的主要原因之一。

高血压是一种常见病、多发病，是多种心脑血管疾病的重要因素和危险因素。近年来随着康复医学的发展,康复治疗可以有效地辅助降低血压,减少药物使用量及对靶器官的损害、干预高血压危险因素,能最大限度地降低心血管发病率和病死率,提高患者体力活动能力和生活质量,是高血压治疗的必要组成部分。

一、护理评估

1.病因评估

原发性高血压的病因目前一般认为与下列因素有一定的关系。

(1)遗传因素:原发性高血压有群集于某些家族的倾向,提示其有遗传学基础或伴有遗传生化异常。双亲均有高血压的正常血压子女,以后发生高血压的比例增高。高血压的遗传可能存在主要是基因显性遗传和多种基因关联遗传两种方式。在遗传表型上,不仅血压升高发生率体现遗传性,而且在血压高度、并发症发生以及其他有关因素(如肥胖)方面也有遗传。

(2)环境因素:①饮食:不同地区人群血压水平和高血压患病率与钠盐平均摄入量显著有关,摄盐越多,血压水平和患病率越高,但是同一地区人群中个体间血压水平与摄盐量并不相关,摄盐过多导致血压升高主要见于对盐敏感的人群中。饮食中饱和脂肪酸或饱和脂肪酸/不饱和脂肪酸比值较高也属于升压因素。饮酒量与血压水平线相关,尤其与收缩压,每天饮酒量超过 50 g 者高血压发病率明显增高。②精神因素:城市脑力劳动者高血压患病率超过体力劳动者,从事精神紧张度高的职业者发生高血压的可能性较大,长期生活在噪声环境中听力敏感性减退者患高血压也较多。高血压患者经休息后往往症状和血压可获得一定改善。

(3)其他因素:肥胖是血压升高的重要危险因素。一般采用体重指数(BMI)来衡量肥胖程度,即体重(kg)/身高^2(m)(以 20～24 为正常范围)。血压与 BMI 呈显著正相关。此外,服用避孕药、阻塞性睡眠呼吸暂停综合征也可能与高血压的发生有关。

2.症状评估

常见症状有头痛、头晕、疲劳、心悸、耳鸣等,但不一定与血压水平成正比。可因过度疲劳、激动或紧张、失眠等加剧,休息后多可缓解。

3.体征

高血压时体征一般较少,除血压升高外,心脏听诊可闻及主动脉瓣区第二心音亢进及收缩期杂音。皮肤黏膜、四肢血压、周围血管搏动及血管杂音检查等,有助于继发性高血压的原因判断。随病程进展,血压持久升高可导致心、脑、肾、血管等靶器官受损的表现。

4.辅助检查

(1)心电图检查:可见左心室肥大、劳损。

(2)X 线检查:可见主动脉弓迂曲延长、左室增大。

(3)眼底检查:有助于对高血压严重程度的了解。

(4)超声心动图:了解心室壁厚度、心腔大小、心脏收缩与舒张功能、瓣膜情况等。

(5)动态血压监测:用小型便携式血压记录仪自动定时测量血压,连续 24 h 或更长时间。判断高血压重程度,诊断发作性高血压或低血压。

(6)实验室检查:血常规、尿常规、肾功能、血糖、血脂分析、血尿酸等变化,可发现高血压对靶器官损害情况。

5.心理社会评估

早期高血压患者因无明显症状与体征,故常被忽视。当重要脏器受累或严重时,患者及其家属易产生恐惧和焦虑的情绪,加之头痛、头晕给患者生活和工作带来不便,心理上会有沉重的压力,不利于有效地治疗和控制血压。高血压患者多易激动,行为常有冲动性、求全责备等特点。愤怒、恐惧、焦虑、压抑、过度紧张与激动等不良心态都会造成血压剧烈波动,以致意外发生。

二、治疗原则

总体目标:使血压下降到或接近正常范围;防止和减少心血管及肾脏并发症,降低病死率和致残率。一般需长期甚至终身治疗,包括改善生活行为,降压药物治疗。

1.非药物治疗

①合理膳食、减轻体重。②适当运动、练气功及其他生物行为疗法。③心态健康、戒除不良生活习惯。

2.降压药物治疗

合理有效运用适宜长期治疗并有效控制血压的降压药物,包括:①利尿药;②血管紧张素转换酶抑制药;③β受体阻滞药;④钙通道阻滞药;⑤血管紧张素Ⅱ受体阻滞药;⑥α_1受体阻滞药。

三、常见护理问题

包括:①疼痛;②有受伤的危险;③潜在并发症:高血压危重症;④知识缺乏;⑤焦虑。

四、护理措施

1.一般护理

保证合理的休息及睡眠,避免劳累,提倡适当的体育活动,尤其对心率偏快的轻度高血压患者,进行有氧运动效果较好,如骑自行车、跑步、做体操及打太极拳等,但需注意劳逸结合,避免时间过长的剧烈活动,对自主神经功能紊乱者可适当使用镇静药。严重的高血压患者应卧床休息,高血压危象者则应绝对卧床,并需在医院内进行观察。

2.饮食护理

应选用低盐、低热量、低脂、低胆固醇的清淡易消化饮食。鼓励患者多食水果、蔬菜,戒烟,控制饮酒、咖啡、浓茶等刺激性饮料。对服用排钾利尿药的患者应注意补充含钾高的食物,如蘑菇、香蕉、橘子等。肥胖者应限制热能摄入,控制体重在理想范围之内。

3.康复护理

包括:①定期监测血压:对血压持续增高的患者,应每天测量血压2~3次,并做好记录,必要时测立、坐、卧位血压,掌握血压变化规律。如血压波动过大,要警惕脑出血的发生。②吸氧:保持呼吸道通畅,减轻肺循环功能障碍。③用药指导:服用降压药应从小剂量开始,逐渐加量。同时,密切观察疗效,如血压下降过快,应调整药物剂量。在血压长期控制稳定后,可按医嘱逐渐减量,不得随意停药。某些降压药物可引起直立性低血压,在服药后应卧床2~3 h,必要时协助患者起床,待其坐起片刻无异常后,方可下床活动。

4.心理护理

患者多表现有易激动、焦虑及抑郁等心理特点,而精神紧张、情绪激动、不良刺激等因素均与本病密切相关。因此,对待患者应耐心、亲切、和蔼、周到。根据患者特点,有针对性地进行心理疏导。

5.健康教育

（1）疾病知识指导：让患者了解自己的病情，包括高血压危险因素及同时存在的临床情况，了解控制血压的重要性和终身治疗的必要性。教会患者和家属正确的测量血压的方法，每次就诊携带记录，作为医师调整剂量或选择用药的依据。指导患者调整心态，学会自我心理调节，保持心情舒畅。高血压患者一般心里紧张，即使是通过治疗病情得以控制，也常常心有余悸。因此，在为高血压患者治疗时，自始至终不能放松心理治疗，让患者学会正确宣泄不良情绪，减轻精神压力，增强战胜疾病的信心。家属应对患者充分理解、宽容和安慰。

（2）改变不良生活习惯：低盐饮食，限制钠盐摄入，每天应低于 6 g，避免食用鱼肉罐头及腌制、熏烤的肉和鱼产品；低热量、低脂饮食，补充适量蛋白质，如蛋类、鱼类等；多吃含钾、钙丰富的食物，如绿色蔬菜、水果、豆类食物、油菜、芹菜、蘑菇、木耳、虾皮、紫菜等食物含钙量较高；增加粗纤维的摄入，预防便秘，因用力排便可使收缩压升高，甚至造成血管破裂；肥胖者将体重控制在标准体重的 10% 上下范围；戒烟限制饮酒，有利于维持血管内皮细胞的正常功能。

（3）坚持按时服药：根据血压及病情变化，调整用药。①强调长期服用药物的重要性，用降压药物使血压降至理想水平后，应继续服用维持量，以保持血压相对稳定，对无症状者更应加强。②告知有关降压药物的名称、剂量、用法、作用及不良反应，必要时提供书面材料。嘱患者必须遵医嘱按时按量服药，如果根据自觉症状来增减药物、忘记服药或在下次服药时补服上次忘记的药量，均可导致血压波动。③不能擅自突然停药，经治疗血压得到满意控制后，可以逐渐减少剂量。但如果突然停药，可导致血压突然升高，冠心病患者突然停用 β 受体阻滞药可诱发心绞痛、心肌梗死等。④注意心、脑、肾功能状况，定期到医院复查。危险分层属低危或中危者，可安排患者每 1～3 个月随诊 1 次；若为高危者，则应至少每个月随诊 1 次。

（许亭亭）

第十二节　心脏瓣膜病的护理

心脏瓣膜病是指由于各种原因引起的单个或多个瓣膜结构或功能异常，导致瓣膜口狭窄和（或）关闭不全，使心脏血流动力学显著改变的一组心脏病。最常累及二尖瓣，其次是主动脉瓣，三尖瓣和肺动脉瓣受累较少。临床上最常见的心脏瓣膜病为风湿性心瓣膜病，简称风心病，是风湿热引起的风湿性心脏炎症过程所致的心脏瓣膜病变。临床表现早期以心脏杂音、房室增大为主，后期可出现心力衰竭。多发生于 40 岁以下的人群，女性略多于男性。

近年来，我国风心病发病率已有所下降，而瓣膜黏液样变性和老年人的瓣膜钙化所致的心脏瓣膜病日渐增多，但风心病仍然是最常见的心脏瓣膜病。

一、心脏瓣膜病患者的治疗

1.防治风湿活动

预防风湿性心脏瓣膜病的关键在于积极防治链球菌感染和风湿活动。对由链球菌感染引起的咽炎、扁桃体炎等需及时应用有效抗生素；为预防风湿热，患者一般应坚持至 40 岁甚至终身应用苄星青霉素 120×10^4 万 U，每月肌内注射一次。如有风湿热发生或风湿活动，应实施抗风湿治疗。

2.并发症治疗

心力衰竭者给予强心、利尿和血管扩张药;并发呼吸道感染或感染性心内膜炎者,给足够疗程的抗生素;心房颤动者应控制心室率并给予抗凝治疗,以防诱发心力衰竭或栓塞等。

3.手术及介入治疗

手术及介入治疗是治疗心脏瓣膜病变的根本办法,包括瓣膜分离术、瓣膜修复术、瓣膜置换术、经皮球囊二尖瓣成形术等。

二、护理诊断/问题

1.活动无耐力

活动无耐力与心排血量减少有关。

2.有感染的危险

有感染的危险与肺淤血、机体抵抗力降低有关。

3.疼痛

疼痛与心肌缺血、缺氧有关。

4.焦虑

焦虑与担心疾病的预后、影响工作和生活有关。

5.知识缺乏

缺乏疾病预防和治疗的相关知识。

6.潜在并发症

心力衰竭、心律失常、栓塞、亚急性感染性心内膜炎等。

三、护理措施

(一)一般护理

1.休息与活动

根据病情和心功能状况安排休息和活动。心功能代偿期,适当活动;有风湿活动及心力衰竭等严重并发症时应卧床休息;左心房内有巨大附壁血栓者应绝对卧床休息,协助患者日常生活。

2.饮食

给予高热量、高蛋白、高维生素、低胆固醇易消化饮食,以增强机体抵抗力。多吃蔬菜、水果,保持大便通畅。并发心力衰竭时应限制钠盐摄入。

(二)病情观察

1.密切观察体温、脉搏、呼吸、血压、意识的变化。

2.观察有无皮下环形红斑、皮下结节、关节红肿疼痛等风湿活动的表现;有无反复发生咽炎、扁桃体炎等。

3.注意有无心律失常,有无呼吸困难、水肿等心力衰竭症状,检查肺部啰音变化及肝脾情况等。

4.观察有无栓塞等并发症出现。①脑栓塞时可出现偏身瘫痪、失语、失明等;②四肢动脉栓塞可有肢体剧痛、局部皮肤苍白、发绀、发凉,甚至坏死;③肾栓塞时可出现腰痛、蛋白尿、血尿;④肠系膜动脉栓塞时可有剧烈腹痛、血便;⑤脾栓塞时可有左上腹剧痛、脾大;⑥肺栓塞时为突然出现的剧烈胸痛、气急、发绀、咯血和休克等。

一旦发生,立即报告医师并协助处理。

(三)用药护理

遵医嘱给予抗生素、抗风湿药物,以及强心、利尿、血管扩张药,抗心律失常、抗凝等药物,注意观察疗效和不良反应。如阿司匹林引起的胃肠道症状和出血、洋地黄类药物中毒、利尿药引起的电解质紊乱等。

(四)心理护理

加强与患者的沟通,了解患者的心理状况,耐心向患者及家属解释病情,介绍治疗方法和目的,消除其紧张焦虑情绪,积极配合治疗和护理。

四、健康指导

1. 疾病知识指导

手术治疗可显著提高患者的存活率,改善生活质量,故对有手术适应证的,应劝说患者及家属尽早手术治疗。

2. 自我护理指导

保持室内温暖、干燥、空气流通;加强体育锻炼,增强抗病能力;积极有效地防治链球菌感染,如根治扁桃体炎、龋齿和副鼻窦炎等慢性病灶,可预防和减少本病发生。在拔牙、内镜检查、导尿术、分娩、人工流产等手术操作前应告诉医生自己有风心病史,便于预防性使用抗生素。

(许亭亭)

第十三节　扩张型心肌病的护理

扩张型心肌病指多种原因导致以左心室或双心室扩大、室壁变薄,心肌收缩功能障碍为主要病理特征,可产生充血性心力衰竭、心律失常的心脏病。我国发病率为 13/10 万~84/10 万,男性多于女性。

一、护理常规

1. 休息与运动

注意休息,限制体力活动,降低心肌耗氧量。并发心力衰竭和严重心律失常者应卧床休息。

2. 饮食护理

给予低盐、低脂肪、清淡、易消化的饮食,少食多餐,多吃蔬菜水果,保持排便通畅,忌暴饮暴食,忌烟酒,禁浓茶、咖啡及其他刺激性食物。

3. 用药护理

遵医嘱给药,注意药物的作用与不良反应。慎用洋地黄,以免中毒。

4. 心理护理

耐心解释病情,安慰鼓励患者,加强心理支持。

5. 病情观察与护理

根据病情进行心电监护,密切观察患者有无气促、呼吸困难、水肿、肝大等充血性心力衰竭症状,以及严重心律失常并发症,严防猝死的发生。

6. 基础护理

给予氧气吸入,根据缺氧的程度调节流量。长期卧床患者定时翻身,防止压疮,协助生活护理。保持排便通畅,必要时给予缓泻药。

7. 去除和避免诱发因素护理

注意保暖,预防呼吸道感染。

二、健康教育

1. 休息与运动

生活规律,避免紧张劳累,充分休息能减轻心脏负担,促进心肌恢复。症状轻时可参加轻体力工作。

2. 饮食指导

给予低钠、富含优质蛋白质、丰富维生素的清淡饮食,以增强机体抵抗力。戒烟酒。

3. 用药指导

严格按照医嘱服用药物,不擅自停药、更改剂量。了解药物的不良反应。

4. 心理指导

指导患者保持良好心态,维持情绪稳定,避免不良刺激。

5. 康复指导

日常生活中要保持室内空气流通、阳光充足,防寒保暖,预防呼吸道感染。

6. 复诊须知

定期复查,如有不适,及时就医。

(许亭亭)

第十四节　心肌炎的护理

心肌炎是指心肌本身的炎症病变,可分为感染性和非感染性两类。感染性可由细菌、病毒、螺旋体、立克次体、真菌等引起;非感染性包括过敏、变态反应、理化因素或药物等。近年来,病毒性心肌炎的发病率显著升高。

病毒性心肌炎是指嗜心肌性病毒感染引起的,以心肌非特异性间质性炎症为主要病变的心肌炎,包括无症状的心肌局灶性炎症和心肌弥散性炎症所致的重症心肌炎。多见于儿童和青少年。

其典型病变是心肌间质增生、水肿及充血,内有多量炎性细胞浸润。

一、护理评估

（一）致病因素

病毒性心肌炎主要是以多种病毒感染引起，其中以柯萨奇 A、B 组病毒，艾柯病毒，脊髓灰质炎病毒等较常见。此外，流感、风疹、单纯疱疹及肝炎病毒等也能引起心肌炎。病毒的直接作用和机体的免疫反应是病毒性心肌炎的主要发病机制。

重点提示：评估时注意询问患者发病前有无病毒感染史，有无细菌感染、寒冷、过度劳累等诱因。

（二）身体状况

临床表现常取决于病变的广泛程度和严重性，轻者无症状，重者可致猝死。其病程各阶段较难划分，一般急性期定为 3 个月，3 个月至 1 年为恢复期，1 年以上为慢性期。

1. 症状

约 50% 患者于发病前 1～3 周有病毒感染的前驱症状，如发热、全身倦怠感，即"感冒"症状或呕吐、腹泻等消化道症状。心脏受累时患者常出现心悸、气促、心前区不适、呼吸困难、乏力等，严重者甚至出现阿-斯（Adams-Stokes）综合征、心力衰竭、心源性休克、猝死等。

2. 体征

心率多增快，且与体温不相称；或心率异常缓慢。心尖部第一心音减弱或心音分裂，可出现胎心律、钟摆律、舒张期奔马律。心前区可闻及收缩期吹风样杂音，为发热、贫血、心腔扩大所致；或舒张期杂音，为左心室扩大二尖瓣相对狭窄所致，病情好转后消失。可出现各种心律失常，是导致猝死的原因之一。

以房性与室性期前收缩最常见，其次是房室传导阻滞。严重者出现心力衰竭体征，如肺部啰音、交替脉、颈静脉怒张、肝大、心脏扩大及下肢水肿等。

（三）心理社会状况

患者因发热、倦怠及心脏受累等影响日常生活出现烦躁、焦虑不安等；症状较重的患者因担心预后差而产生抑郁、悲观等心理。

（四）实验室及其他检查

1. 血液生化检查

血沉增快、C 反应蛋白增加；急性期或心肌炎活动期肌钙蛋白和肌酸激酶增高。

2. 病原学检查

血清柯萨奇病毒 IgM 抗体滴度明显增高、外周血肠道病毒核酸阳性或肝炎病毒血清学检查阳性，心内膜心肌活检有助于病原学诊断。

3. 影像学检查

心影扩大或正常。

4. 心电图

常见 ST-T 改变，严重心肌损害时可出现病理性 Q 波；各型心律失常，特别是室性心律失常及房室传导阻滞等。

二、治疗要点

病毒性心肌炎目前无特异性治疗，主要是采取对症及支持疗法。

1.一般治疗

急性期应卧床休息,加强营养,给予易消化、富含维生素和高蛋白质的食物。

2.抗病毒治疗

近年采用黄芪、牛磺酸、干扰素、辅酶 Q_{10} 等中西医结合治疗,有抗病毒、调节免疫和改善心脏功能等作用。

3.糖皮质激素

不主张早期使用糖皮质激素,但可用于严重的心律失常、心力衰竭和心源性休克的患者,疗程最长不超过 2 周。

4.促进心肌细胞代谢

促进心肌细胞代谢可选用极化液或三磷酸腺苷、辅酶 A、肌苷等加入 5%～10%葡萄糖液中静脉滴注,10～15 d 为 1 个疗程。

5.对症治疗

如控制心力衰竭、心律失常,纠正心源性休克等。

三、护理诊断/问题

1.活动无耐力

活动无耐力与心肌受损、心律失常或心力衰竭有关。

2.焦虑

焦虑与起病急、心理负担过重有关。

3.潜在并发症

心律失常、心力衰竭。

四、护理措施

(一)一般护理

1.休息与活动

向患者解释急性期应尽早卧床休息,可减轻心脏负荷,减少心肌耗氧量,有利于心功能的恢复,防止病情加重或转为慢性病程。无心脏形态功能改变者,休息半个月,3 个月内不参加重体力活动;有严重心律失常和心力衰竭的患者,应卧床休息 1 个月,半年内不参加体力活动。同时保持环境安静,限制探视,减少不必要的干扰,保证患者充分的休息与睡眠。

2.饮食

给予高蛋白、高维生素、易消化饮食,多吃蔬菜和水果,禁烟酒、浓茶及咖啡等;患者长期卧床易发生便秘,多摄入富含纤维素的食物,适量饮水;心力衰竭患者应限制钠盐的摄入。

(二)病情观察

急性期应进行心电监护,注意心率、心律和心电图变化,密切观察生命体征、尿量、神志及皮肤黏膜颜色,注意有无呼吸困难、咳嗽、颈静脉怒张、水肿及奔马律等情况。发生心力衰竭、心律失常等并发症时,立即配合医师进行急救处理。

(三)用药护理

遵医嘱合理使用各种治疗药物,注意观察药物疗效及不良反应。应用洋地黄药物的患者,应特别注意其毒性反应,因心肌炎时心肌细胞对洋地黄的耐受性较差。

（四）心理护理

向患者耐心解释卧床休息的必要性，使患者安心休养。告知患者经过治疗大多可以痊愈，解除患者焦虑、恐惧心理，以减轻心理压力，使其主动配合治疗和护理。

五、健康指导

1. 疾病知识指导

根据预后情况适当锻炼身体，增强机体抵抗力，预防病毒性感染。教会患者及家属测脉率及节律，发现异常或胸闷、心悸等不适，应及时就诊。

2. 生活指导

指导患者合理安排休息与活动，强调急性心肌炎患者出院后需继续休息 3～6 个月，无并发症者可考虑恢复学习或轻体力工作，6 个月至 1 年内避免剧烈运动、重体力劳动及妊娠等。指导患者进食高蛋白、高维生素及易消化饮食，尤其是补充富含维生素 C 的新鲜蔬菜和水果，以促进心肌修复与代谢，提高机体抵抗力。

（沈兆媛）

第四章 神经内科疾病护理

第一节 周围神经疾病的护理

周围神经系统由除嗅神经与视神经以外的 10 对脑神经和 31 对脊神经及周围自主神经系统所组成。原发于周围神经系统的功能障碍或结构改变称周围神经病,临床上较常见,占神经系统疾病的 15.3%。

周围神经疾病的病因很多,包括炎症、压迫、外伤、代谢、遗传、变性、免疫、中毒、肿瘤等。周围神经再生能力很强,不管何种原因引起的周围神经损害,只要保持神经元完好,均有可能经再生而修复,但再生的速度极为缓慢,为 1~5 mm/d。

周围神经疾病的病理改变有四种主要类型:①沃勒变性,任何外伤使轴索断裂后,由于无轴浆运输为胞体提供轴索合成的必要成分,断端远侧轴索和髓鞘迅速发生变性、解体。②轴索变性:由代谢、中毒性病因引起,胞体蛋白质合成障碍或轴浆运输阻滞使远端轴索得不到营养,由轴索远端向近端出现变性和脱髓鞘。③节段性脱髓鞘:由感染、中毒等原因引起的节段性髓鞘破坏而轴索保持相对完整。④神经元变性:是神经元胞体变性坏死继发轴索变性和髓鞘破坏,病变与轴索变性类似,但神经元损害坏死后,其轴索全长在短期内变性、解体。

一、三叉神经痛患者的护理

三叉神经痛(trigeminal neuralgia)是一种原因未明的三叉神经分布区内闪电样反复发作、难以忍耐的阵发性剧痛,历时短暂,数秒钟至 2 min,而不伴三叉神经功能破坏的症状,又称为原发性三叉神经痛。

(一)病因与发病机制

原发性三叉神经痛的病因仍不清楚,多数学者认为系脑干三叉神经感觉主核或半月神经节细胞发作性放电,也有学者认为是半月神经节附近的动脉硬化的小血管压迫三叉神经根等原因引起。继发性三叉神经痛多为脑桥小脑角占位病变压迫三叉神经以及多发性硬化等所致。

(二)临床表现

约 3/4 的病例发生在 40 岁以上,女性稍多于男性,多为一侧发病。以面部三叉神经分布区内突发的剧痛为特点,似触电、刀割、火烫样疼痛,每次发作从数秒至 2 min 不等。其发作来去突然,间歇期完全正常。可固定累及某一分支,尤以第二、三支多见,也可同时累及两支,同时三支受累者少见。以面颊部、上下颌或舌疼痛最明显;口角、鼻翼、颊部和舌等处最敏感,轻触、轻叩即可诱发,故有"触发点"或"扳机点"之称。严重者洗脸、刷牙、谈话、咀嚼都可诱发,以致不敢做这些动作。发作时患者常双手紧握拳或握物,或用力按压痛处,或用手擦痛处,以减轻疼痛。因此,患者多出现面部皮肤粗糙、色素沉着、眉毛脱落等现象。神经系统检查无阳性体征。

原发性三叉神经痛者常为开始时发作次数较少,间歇期长,随着病程进展使发作逐渐频繁,间隙期缩短,甚至整日疼痛不止。本病可缓解,但极少自愈。继发性三叉神经痛,多伴有其他脑神经及脑干受损的症状和体征。

(三)治疗要点

迅速有效止痛是治疗本病的关键。

1.药物治疗

首选药物为卡马西平,开始为 0.1 g,每天 3 次,以后每天增加 0.1 g,直到疼痛消失,然后再逐渐减量,最小有效维持剂量常为 0.6～0.8 g/d。其次可选用苯妥英钠、氯硝西泮、氯丙嗪、氟哌啶醇。轻者亦可服用解热镇痛药物。另有文献报告哌咪清治疗顽固性三叉神经痛疗效优于卡马西平。

2.经半月神经节射频热凝治疗

采用射频热凝治疗对大多数患者有效,可缓解疼痛数月至数年。但可致面部感觉异常、角膜炎、复视、咀嚼无力等并发症。

3.封闭治疗

药物治疗无效者可行三叉神经纯乙醇封闭治疗。

4.手术治疗

以上治疗长达数年仍无效且又能耐受开颅手术者可考虑三叉神经终末支或半月神经节内感觉支切断术,或行微血管减压术。手术治疗虽然止痛疗效良好,但都有可能失败,或产生严重并发症,术后复发,甚至有生命危险等。因此,只有经过上述几种治疗无效且剧痛难忍者才考虑手术治疗。

(四)常用护理诊断与医护合作性问题

疼痛:面颊、上下颌及舌疼痛,与三叉神经受损有关。

(五)护理措施

1.一般护理

保持室内光线柔和、周围环境安静、安全,避免患者因周围环境刺激产生焦虑而加重疼痛;饮食宜清淡并保证机体营养,避免粗糙、干硬、辛辣食物,严重的患者给予流质。

2.病情观察

观察患者疼痛的部位、性质,注意观察患者发生疼痛的原因和诱因。

3.对症护理

指导患者运用想象、分散注意力、放松、适当按摩疼痛部位等技巧减轻疼痛;生活有规律,保证充分休息,鼓励患者参加一些娱乐活动,如看电视、杂志,听音乐,跳交谊舞,以减轻疼痛和消除紧张情绪;尽可能减少刺激因素,如洗脸、刷牙、刮胡子、咀嚼等。

4.用药护理

指导患者按医嘱正确服用止痛药,注意观察药物的不良反应,如卡马西平可导致头晕、嗜睡、口干、恶心、步态不稳、皮疹和白细胞减少;哌咪清可于治疗后 4～6 周出现手颤、记忆力减退、睡眠中出现肢体不随意抖动等。

5.心理护理

由于咀嚼、哈欠、讲话等可诱发疼痛,以致患者不敢做这些动作,且出现面色憔悴、精神抑郁和情绪低落,护理人员应给予疏导和支持,帮助患者树立与疾病作斗争的信心,积极配合治疗。

(六)健康教育

帮助患者和家属掌握本病有关治疗和训练方法。如刷牙、洗脸时动作要轻柔,宜进软食,禁食较硬的食物,以免诱发疼痛;遵医嘱合理用药,能辨别药物的不良反应,如有不良反应要及时就诊;不要随意停药或更换药物。

二、特发性面神经麻痹患者的护理

特发性面神经麻痹(idiopathic facial palsy)又称面神经炎或 Bell 麻痹(Bell palsy),是茎乳孔内面神经非特异性炎症导致的周围性面瘫,是自发性面神经瘫痪中最常见的疾病。本病任何年龄、任何季节均可发病,男性略多。

(一)病因与发病机制

本病的病因尚未完全阐明。一般认为骨性面神经管刚能容纳面神经,一旦面神经有缺血、水肿,则可导致面神经受压。受冷、病毒感染(如带状疱疹)和自主神经功能失调致神经营养血管收缩而使毛细血管扩张,导致神经缺血水肿。面神经的早期病变为水肿和脱髓鞘,严重者则有轴突变性。

(二)临床表现

常急性起病,于数小时或 1～3 天达高峰。病初可有麻痹侧耳后或下颌骨后疼痛。主要症状为一侧面部表情肌瘫痪:病侧额纹消失,不能皱额蹙眉,眼裂不能闭合或闭合不全,试闭眼时,瘫痪侧眼球向上外方转动,露出白色巩膜,称为 Bell 征(贝耳现象)。病侧鼻唇沟变浅,口角下垂,露齿时口角歪向健侧,鼓腮和吹口哨时口角漏气,喝水时口角露水,因口轮匝肌瘫痪,食物易滞留于病侧齿颊之间。病变在鼓索参与面神经处以上时,可有同侧舌前 2/3 味觉丧失,如在镫骨肌分支以上处受损,可出现同侧舌前 2/3 味觉丧失与听觉过敏。病变累及膝状神经节时,除有上述表现外,尚有瘫痪侧乳突部疼痛,耳廓与外耳道感觉减退。外耳道或鼓膜疱疹,称为 Hunt 综合征。

面瘫不完全者,起病 1～2 周后开始恢复,1～2 个月内明显好转而后痊愈。年轻病例预后较好。

(三)辅助检查

面神经传导检查对早期(起病后 5～7 天)完全面瘫者的预后判断是一项有用的方法。如受累侧诱发的肌电动作电位 M 波波幅为正常(对侧)的 30% 或以上者,则在 2 个月内可望完全恢复;如为 10%～30% 者则需 2～8 个月恢复,且可有一定程度的并发症。如仅为 10% 或以下者,则需 6 个月到 1 年才能恢复,且常伴有并发症(面肌痉挛及连带运动);如病后 10 天中出现失神电位,恢复时间将延长(平均需 3 个月)。

(四)治疗要点

应改善局部血液循环,减轻面神经水肿,缓解神经受压,促进功能恢复。

1.药物治疗

急性期应尽早使用糖皮质激素,可用泼尼松 30 mg 口服,每天 1 次,或地塞米松静脉滴注 10 mg/d,疗程 7 天左右。

并用大剂量维生素 B_1、维生素 B_{12} 肌内注射,改善神经营养。如系带状疱疹病毒感染引起 Hum 综合征,可口服阿昔洛韦。

2.理疗

可用茎乳孔附近红外线照射或超短波透热疗法,也可用碘离子透入疗法、针灸或电针治疗。眼裂不能闭合者,可根据情况使用眼膏、眼罩以保护角膜。

3.康复治疗

患侧面肌活动开始恢复时应尽早进行功能训练,进行面肌的被动主动运动锻炼。

(五)常见护理诊断与医护合作性问题

1.自我形象紊乱

自我形象紊乱与面神经麻痹所致口角歪斜有关。

2.疼痛

下颌角后或麻痹侧耳后疼痛,与面神经炎病变累及膝状神经节有关。

(六)护理措施

1.一般护理

急性期注意休息,避免风寒,特别是患侧茎乳孔周围应加以保护,如出门穿风衣或系围巾等;饮食宜清淡,保证机体营养,严重者予以流质;有味觉障碍者,应注意食物的冷热度,防止烫伤或冻伤口腔黏膜。

2.对症护理

不能闭眼者,可用眼罩、滴眼药水或涂眼膏保护角膜,防止损伤;瘫痪侧如有食物残留时应漱口或行口腔护理,保持口腔清洁,预防口腔感染;加强面肌的主动和被动运动,如对着镜子做皱眉、露齿、闭眼、鼓腮等动作,并辅以面肌按摩、理疗、针灸等治疗。

3.用药护理

使用糖皮质激素治疗的患者,应注意药物的不良反应。

4.心理护理

告诉患者本病预后大多良好,指导他们克服急躁情绪和害羞心理,如外出时可带眼罩、口罩、围巾等对自我形象作适当的修饰。正确对待疾病,积极配合治疗。

(七)健康教育

1.让患者掌握本病的康复治疗知识和自我护理方法,如每天面肌功能训练,保持口腔清洁,防止眼部并发症。

2.积极治疗疾病,树立信心,保持心情愉快,适当修饰,消除自尊紊乱心理。

3.防止受凉、感冒。

三、急性炎症性脱髓鞘性多发性神经病患者的护理

急性炎症性脱髓销性多发性神经病(acate inflammatory demyejinating polyneurooathies,AIDP)为急性或亚急性起病的大多可恢复的多发性脊神经根(可伴脑神经)麻痹和肢体瘫痪的一组疾病。主要病变是周围神经广泛的炎症性节段性脱髓鞘,部分病例伴有远端轴索变性。临床主要表现为四肢对称性弛缓性瘫痪和手套袜套状感觉障碍,可合并颅神经损害,严重者可出现呼吸麻痹。本病一年四季均可发生,可见于任何年龄。

(一)病因与发病机制

本病的病因及发病机制尚未完全阐明。病前可有非特异性病毒感染或疫苗接种史,患者中60%在病前有空肠弯曲菌感染。一般认为属迟发性自身免疫性疾病。病变及其发病机制

类似于 T 细胞介导的实验性变态反应神经病(experimentel allergic neuropartny,EAN),其免疫致病因子可能为存在于患者血液中的抗周围神经髓鞘抗体或对髓鞘有毒性的细胞因子等。

(二)临床表现

本病多见于儿童和青壮年,急性或亚急性起病,半数以上的患者起病前 1~4 周有上呼吸道或消化道感染,少数有免疫接种史。首发症状常为四肢对称性无力,可自远端向近端发展或相反,或可远近端同时受累,并可波及躯干,严重病例可因累及肋间肌与膈而致呼吸麻痹。瘫痪为弛缓性,腱反射减弱或消失,病理反射阴性。因主要病变为节段性脱髓鞘,轴突及运动终板可正常而初期肌肉萎缩不明显,病变严重者因继发性轴突变性而出现肌肉萎缩,一般以肢体远端较明显。感觉障碍远比运动障碍为轻,表现为肢体远端感觉异常和(或)手套、袜子型感觉减退。不少病例可无感觉障碍。脑神经损害以双侧周围性面瘫常见,尤其在成人。其次是延髓麻痹,以儿童多见,表现为声嘶、吞咽困难、呼吸麻痹等。自主神经损伤可表现为多汗、皮肤潮红、手足肿胀及营养障碍;严重病例可有心动过速,直立性低血压,括约肌功能一般不受影响,但因卧床体位和腹肌无力,偶可发生暂时性排尿困难甚至尿潴留。

(三)辅助检查

典型的脑脊液改变是蛋白质含量增高(为神经根的广泛炎症所致),而细胞数正常,称为蛋白-细胞分离现象,起病后第 1 周即有改变,以第 3 周最明显,乃本病重要特征。电生理学检查可发现神经传导速度减慢。

(四)治疗要点

1.病因治疗

其他常用治疗方法有:①血浆置换疗法,可去除血浆中致病因子,如抗体成分等,在发病 2 周内接受此疗法,可缩短患者临床症状的持续时间,缩短需要用呼吸机的时间,降低并发症发生率,并迅速降低抗周围神经髓鞘抗体滴度。但本法只能在具有一定条件和经验的医疗中心进行,且费用昂贵。②应用大剂量免疫球蛋白治疗急性病例,可获得与血浆置换治疗相接近的效果,且安全。但有 14% 患者复发,再治疗仍然有效。③糖皮质激素曾长期广泛地用于本病的治疗,近年来的临床研究发现其效果未优于一般治疗,且可能发生并发症,现多已不主张应用。但慢性格林—巴利综合征(GBS)对激素仍具有良好的反应。④免疫抑制剂,环磷酰胺对部分病例有效。⑤B 族维生素、辅酶 A、ATP、加兰他敏、地巴唑等药物可用于辅助治疗。

2.辅助呼吸

呼吸麻痹是危及生命的要害,对呼吸麻痹的抢救成功是增加本病的治愈率、降低病死率的关键。因此,应严密观察病情,对有呼吸困难者及时行气管切开和插管与使用呼吸机进行人工辅助呼吸。呼吸机的正确使用是对呼吸麻痹抢救成功的保证。

(五)常见护理诊断与医护合作性问题

1.低效性呼吸型态

低效性呼吸型态与呼吸肌麻痹有关。

2.躯体移动障碍

躯体移动障碍与四肢肌肉进行性瘫痪有关。

3.吞咽困难

吞咽困难与脑神经受损致延髓麻痹、咀嚼肌无力等因素有关。

4.恐惧

恐惧与呼吸困难、濒死感或害怕气管切开有关。

（六）护理措施

1.一般护理

（1）休息与活动：急性期应卧床休息，保持床铺干燥、整洁、松软。帮助患者采取舒适卧位，正确摆放体位，保持肢体轻度伸展，下肢瘫痪并足下垂者可用"T"型板固定防止畸形。向患者及家属讲明翻身及肢体运动的重要性，协助患者2～3 h翻身一次，必要时按摩受压的部位，每天2次。帮助患者进行被动运动，防止肌肉萎缩，维持运动功能。提供良好的生活护理，协助进食和洗漱，保持卫生，做好大小便护理。

（2）饮食：给予高蛋白、高维生素、高热量且易消化饮食，如有吞咽困难，应插胃管鼻饲流质，保证机体足够的营养，维持正氮平衡。

2.病情观察

密切观察患者的生命体征，尤其注意观察患者呼吸频率、节律、深度，如出现呼吸无力、吞咽困难、呕吐反射减弱应立即通知医生，并给予吸氧。

3.对症护理

（1）维护呼吸功能

1）抬高床头，保持患者呼吸道通畅，随时清除呼吸道分泌物，鼓励患者咳嗽、深呼吸，必要时吸痰。

2）如有缺氧症状（憋气、烦躁、出汗、发绀），肺活量降低至每千克体重20～25 mL以下，动脉血氧饱和度低于9.3 kPa，应尽早使用呼吸机。通常先用气管插管，如1天以上无好转，则行气管切开，并外接呼吸机。根据患者情况调节呼吸的通气量和压力。有条件者应将患者移送到呼吸监护室进行监护。

（2）防止误吸和窒息

1）协助患者进食，喂食缓慢，不可催促。进食及食后30 min应抬高床头，以免误入气管而引起窒息。

2）延髓麻痹者宜早进行鼻饲，鼻饲每次不超过200 mL，每隔2 h 1次。

3）备好吸引装置，如发生误吸应立即用吸引器进行吸引。

4）患者发生肺部感染时，应遵医嘱使用有效抗生素。

4.用药护理

按医嘱正确给药，注意药物的作用、不良反应。不轻易使用安眠、镇静药，以免掩盖或加重病情。

5.心理护理

本病起病急，病情进展快，恢复期较长，加之长期活动受限，患者易产生孤独、焦虑、恐惧、失望等情绪，不利于疾病的康复。护理人员应及时了解患者的心理状况，积极主动关心患者，认真倾听患者的诉说，告诉患者本病经积极治疗和康复锻炼，绝大多数可以恢复，以增强患者与疾病作斗争的信心，降低患者的焦虑、恐惧和失望感。允许患者家属和朋友参与患者的某些护理和娱乐活动，以减轻患者的孤独感。

强调对患者的积极评价，鼓励患者进行放松运动，转移注意力，使患者在积极气氛中产生乐观的态度。

(七)健康教育

1.帮助患者及家属掌握本病的有关知识及自我护理方法。

2.坚持肢体被动和主动运动,加强肢体功能锻炼和日常生活活动训练。

3.注意营养均衡,增强体质和机体抵抗力,避免淋雨、受凉、疲劳和创伤等诱因。

4.出院后要按时服药,并注意药物的不良反应。

(石伟欣)

第二节　重症肌无力的护理

重症肌无力(myasthenia gravis,MG)是乙酰胆碱受体抗体(AchR-Ab)介导的,细胞免疫依赖和补体参与的神经—肌肉接头处(NMJ)传递障碍的获得性自身免疫性疾病。临床表现为局部或全身骨骼肌常于活动后疲乏无力,休息后减轻。MG 在一般人群中年发病率为(8~20)/10 万,多在 15~35 岁起病,女性为多,男性起病较迟。

一、病因与发病机制

一直以来的一系列研究证明本病是一种自身免疫性疾病。由于体内产生了自身抗体——乙酰胆碱受体(AchR)的抗体之一,破坏了神经肌肉接头处突触后膜上的 AchR,使突触传递发生障碍,不能引起骨骼肌的充分收缩,从而导致肌无力。绝大多数患者的血清中均能测出 AchR 抗体,而在其他肌无力患者中一般不易测出,因此抗体的测出对本病的重点诊断有很大帮助。约 80% 的 MG 患者合并胸腺肥大,其中的 10% 左右合并胸腺瘤。胸腺为免疫中枢器官,这也进一步说明本病的发病与免疫机制有关。

发病诱因多为上呼吸道感染、精神创伤、过度疲劳、月经、分娩、手术等。这些因素也可使病情恶化甚至诱发肌无力危象。

二、临床表现

本病见于任何年龄,约 60% 在 30 岁以前发病,女性多见。发病者常伴有胸腺瘤。

1.起病隐袭,多数患者眼外肌最先受累,表现为眼睑下垂、斜视和复视,双侧常不对称,瞳孔括约肌一般不受累。

2.受累肌肉呈病态疲劳,症状多在下午或傍晚劳累后加重,早晨或经短时休息后可减轻,呈规律的"晨轻暮重"波动性变化。病情缓慢进行性发展逐渐累及其他脑神经支配的肌群,面肌受累时皱纹减少,表情动作无力;延髓肌肉受累时出现吞咽困难、进食时间延长、饮水呛咳、构音不清、咳嗽无力、呼吸困难。颈肌及四肢近端肌群亦常受累,表现为屈颈抬头无力、四肢乏力。整个病程也常有波动,即疾病早期常可自发缓解和复发,晚期的无力比较严重,虽经休息也不能完全缓解。

3.患者如果急骤发生延髓肌和呼吸肌严重无力,以致不能维持正常换气功能时,称为 MG 危象。危象是 MG 主要的致死原因。肺部感染或手术可诱发危象,情绪波动和系统性疾病可使症状加重。

三、常见护理诊断与医护合作性问题

1.活动无耐力

活动无耐力与神经肌肉间传递功能障碍、肌肉萎缩、活动能力下降等有关。

2.废用综合征

废用综合征与神经肌肉障碍导致活动减少有关。

3.生活自理缺陷

生活自理缺陷与眼外肌麻痹、眼睑下垂或运动障碍、语言障碍有关。

4.潜在并发症

重症肌无力危象。

5.知识缺乏

缺乏本病治疗等相关知识。

四、护理措施

1.一般护理

(1)轻症者适当休息,避免劳累、受凉、感染、创伤、激怒。病情进行性加重者须卧床休息。

(2)给予高热量、高蛋白饮食。避免辛辣刺激油炸食品。平时可以多补充维生素 B_1、维生素 C、维生素 B_6,吞咽困难或咀嚼无力者给予流质或半流质,必要时鼻饲。进食宜在口服抗胆碱酯酶药物后 30~60 min,以防呛咳。

2.病情观察

注意观察抗胆碱酯酶药物的疗效和不良反应,严格执行用药时间和剂量,以防因用量不足或过量导致危象的发生。

3.对症护理

(1)一旦出现重症肌无力危象,应迅速通知医生;给氧、吸痰、做好气管插管或切开,以及人工呼吸机的准备工作,备好新斯的明等药物,尽快解除危象。

(2)避免应用一切加重神经肌肉传递障碍的药物,如吗啡、利多卡因、链霉素、卡那霉素、庆大霉素和磺胺类药物。

4.用药护理

长期使用激素的要注意有无股骨头坏死等症状,使用抗胆碱酯酶药的患者,应嘱其不要随意加大剂量或减量,以防发生危象。主张轻症、中症患者采用中西医结合用药,可提高患者的生存质量。避免使用普萘洛尔(心得安)、地西泮(安定)、氨基糖苷类等药物,以免加重病情。

5.心理护理

患者病情重、病程长,对治疗缺乏信心。应鼓励患者保持愉快心情,消除悲观、恐惧、抑郁等不良情绪,建立必胜的信心,坚强的意志,对提高疗效和促进康复至关重要。具体可采取听音乐、做简单游戏、打牌下棋等方法。

五、健康教育

1.饮食指导

指导患者进食高蛋白、高维生素、高热量,富含钾、钙的软食或半流质,避免干硬或粗糙食物;进餐时尽量取座位,进餐前充分休息或在服药后 15~30 min 产生药效时进餐;用餐过程中因咀嚼肌无力,患者往往会感到疲劳,很难连续咀嚼,应指导患者适当休息后再继续进食;给患者创造安静的就餐环境,减少环境中影响患者进食的不利因素,如交谈、电视声响等;鼓励患者少量慢咽,给患者充足的进食时间,不要催促和打扰患者进食。

2.活动与休息

患者生活要有规律,保证充分休息和充足睡眠;根据季节、气候增减衣服,尽量少去公共场所,预防受凉、呼吸道感染。

3.防止并发症

①预防误吸或窒息:指导患者掌握正确的进食方法,当咽喉、软腭和舌部肌群受累出现吞咽困难、饮水呛咳时,不能强行服药和进食,以免导致窒息或吸入性肺炎。②预防营养失调:了解吞咽情况和进食能力,记录每天进食量;发现患者摄入明显减少、体重减轻或消瘦、精神不振、皮肤弹性减退等营养低下表现时,应及时就诊。③预防危象:遵医嘱正确服用抗胆碱酯酶药,避免漏服、自行停服和更改药量,防止因用药不足或过量导致危象发生;避免使用影响神经-肌肉接头传递的药物和肌肉松弛剂,以免使肌无力加剧或加重病情。育龄妇女应避免妊娠、人工流产,防止诱发危象。

4.指导家属

指导家属应理解和关心患者,给予患者精神支持和生活照顾;细心观察和及时发现患者的病情变化,当患者出现肌无力症状加重、呼吸困难、恶心、呕吐、腹痛、大汗、瞳孔缩小时,可能为肌无力危象或胆碱能危象,应立即就诊。

(石伟欣)

第五章 血液内科疾病护理

第一节 贫血的护理

一、缺铁性贫血患者的护理

缺铁性贫血(iron deficiency anemia,IDA)是由于体内储存铁缺乏,导致血红蛋白合成不足,红细胞生成减少而引起的一种小细胞、低色素性贫血。缺铁性贫血是我国最常见的一种贫血,各年龄组均可发生,以生长发育期的婴幼儿及育龄期妇女发病率较高。

(一)病因与发病机制

铁在体内分布广泛,来源包括内源性和外源性两种。①内源性:自身红细胞破坏后,血红蛋白分解释放的铁被重新利用;②外源性:来自含铁食物,正常每日饮食含铁 10～15 mg,其中 5%～10%可被吸收。铁的吸收部位主要在十二指肠和空肠上段,胃内的酸性环境有利于非血红素铁的还原,与黏蛋白结合和保持溶解状态,促进铁的吸收。铁被吸收后与血浆转铁蛋白结合被输送到骨髓的幼红细胞,通过细胞膜的转铁蛋白受体将铁转入幼红细胞内,被线粒体摄取,并与原卟啉结合成血红素,再与珠蛋白结合成血红蛋白。未被利用的铁以小粒形式存在于胞质中,这种幼红细胞称为铁粒幼红细胞。多余的铁以铁蛋白和含铁血黄素形式储存于肝、脾、骨髓等器官的单核—巨噬细胞系统,待铁需要增加时再启用。铁的正常排泄量极少,主要由胆汁和肠道排泄。

正常情况下体内铁含量保持稳定,吸收和排泄处于动态平衡,如果后者大于前者就会出现铁的负平衡,最后引起贫血。引起缺铁的常见原因有以下几种。

1.铁丢失过多

长期慢性失血是成人缺铁性贫血最常见、最重要的原因。失血 1 mL 丢失铁 0.5 mg。慢性失血的原因众多,包括消化道出血、反复鼻出血、月经过多、频繁献血、出血性疾病等。消化道是慢性失血的好发部位,如消化性溃疡、胃肠道恶性肿瘤、胃肠道憩室、痔疮、肠息肉、溃疡性结肠炎及钩虫病等。

2.需铁量增加而摄入不足

维持铁平衡,成年男性每日饮食中应含铁 5～10 mg,女性饮食中应含铁 7～20 mg。婴幼儿、青少年、月经过多妇女、妊娠和哺乳期妇女对铁的需要量增加,如果饮食中缺少铁则易导致缺铁性贫血。人工喂养的婴儿,以含铁量较低的牛乳、谷类为主要饮食,未及时添加含铁量较多的食品(如蛋黄、动物肝脏、肉类等),也可引起贫血。

3.铁吸收障碍

铁的转变及吸收受很多因素影响,如肠道环境、饮食内容和还原性物质等。在胃大部切除及胃空肠吻合术后,胃酸分泌不足及食物在肠内蠕动加快而影响铁的吸收。另外,胃酸缺乏(萎缩性胃炎)、小肠黏膜病变、肠道功能紊乱等也可引起铁的吸收不良。

(二)临床表现

1.症状

(1)一般表现:早期症状不明显,逐渐发展出现头晕、乏力、面色苍白、心悸、活动后气促、眼花、耳鸣等贫血症状。

(2)组织缺铁的表现:儿童表现为生长发育迟缓、体重低于正常标准、体力下降、智商低、烦躁、易怒或淡漠、注意力不集中等,部分患者可有异嗜癖(如喜食盐块、土块、生米)、吞咽困难(Plummer-Vinson 综合征)、末梢神经炎或神经痛等表现。

2.体征

皮肤黏膜苍白、干燥、发皱和萎缩;毛发干枯易脱落;指(趾)甲扁平、粗糙、脆薄易裂甚至反甲。可见口角炎、舌炎、舌乳头萎缩等。

(三)实验室及其他检查

1.血常规检查

属小细胞低色素性贫血。血片中可见成熟红细胞体积较小,中心淡染区扩大。血红蛋白的减少比红细胞的减少更明显。网织红细胞计数正常或轻度增高。白细胞和血小板计数可正常或减低。

2.骨髓检查

骨髓增生活跃,以红细胞系增生为主,中晚幼红细胞比例增高,粒系、巨核系无明显异常;幼红细胞核染色质颗粒致密,胞质少;铁染色细胞外铁消失为诊断缺铁性贫血和指导铁剂治疗的可靠方法;铁粒幼细胞百分率明显降低。

3.铁代谢的生化检查

(1)血清铁(SI)、转铁蛋白饱和度(TS)及总铁结合力(TIBC)测定:SI $<8.95\ \mu mol/L$(50 $\mu g/dL$);TS 降低,$<15\%$;TIBC 增高,$>64.44\ \mu mol/L$(360 $\mu g/dL$)。

(2)血清铁蛋白(SF)测定:血清铁蛋白是体内主要储存铁的指标,可用于早期诊断缺铁。一般认为 SF$<20\ \mu g/L$ 表示储存铁减少,$<12\ \mu g/L$ 表示储存铁耗尽。

(四)治疗要点

1.病因治疗

病因治疗是纠正贫血、防止复发的关键环节。如婴幼儿、青少年和妊娠妇女应改善饮食结构;月经过多者应治妇科疾病;寄生虫感染者应驱虫治疗;恶性肿瘤者应手术或放、化疗;消化性溃疡引起者应抑酸治疗等。

2.铁剂治疗

口服铁剂为治疗缺铁性贫血的主要方法。最常用的铁剂为硫酸亚铁(0.3 克/次,3 次/天),富马酸亚铁(0.2 克/次,3 次/天)等。注射铁剂的指征为:口服铁剂后胃肠道反应严重,无法耐受;消化道吸收障碍,如胃肠道吻合术后、胃切除术后、萎缩性胃炎、慢性腹泻;严重消化道疾病,如消化性溃疡、溃疡性结肠炎等,服用铁剂后病情加重;病情要求迅速纠正贫血,如妊娠晚期的患者等。注射铁剂前,必须计算应补充铁剂的总量,避免过量致铁中毒。计算公式如下。

注射铁总量(mg) = (150-患者 Hb (g/L))×体重(kg)×0.33。常用右旋糖酐铁,首次给药需用 0.5 mL 作为试验剂量,成人首剂 50 mg,肌内注射,如无不适,次日起 100 mg/d,直至完成总的注射铁剂量。

3.输血

血红蛋白<60 g/L 或急需手术治疗其他疾病时考虑输血或红细胞。

(五)护理诊断及医护合作性问题

1.活动无耐力

活动无耐力与组织缺氧有关。

2.营养失调

低于机体需要量与铁需要量增加而摄入不足、铁丢失过多或吸收不良有关。

3.口腔黏膜受损

口腔黏膜受损与贫血导致营养缺乏有关。

4.知识缺乏

缺乏疾病的防护知识。

(六)护理措施

1.生活护理

(1)休息与活动:保持室温在 20 ℃～24 ℃,湿度 55％～60％,经常通风换气,定期进行环境消毒。卧床休息,协助患者采取舒适的体位,以减少机体的消耗,必要时可吸氧。

(2)饮食:提倡均衡饮食。指导患者选择高蛋白、高热量、高维生素、易消化的饮食,纠正偏食习惯,注意饮食调配,多摄取含铁丰富食物,如动物肝脏、血、蛋黄、紫菜、海带、黑木耳等;婴儿生长期饮食中及时添加含铁量及铁吸收率高的辅助食品。适当搭配富含维生素 C 的食物,以促进食物中铁的吸收。避免同时进食或饮用浓茶、咖啡等可减少铁吸收的食物或饮料。消化不良者,应少量多餐。食欲减退者应经常变换口味,提供色、香、味俱佳的饮食。口腔炎或舌炎影响食欲者,避免进食过热、过辣的刺激性食物,进食前后予口腔护理。

2.病情观察

判断病情,观察患者的面色、皮肤黏膜及心悸、气促、头晕自觉症状等有无改善。定期监测血常规、血清铁蛋白等生化指标,判断药物疗效,监测药物的不良反应。

3.对症护理

严重贫血患者应给予氧气吸入,以增加各组织器官的供氧量。伴发口腔炎、舌炎者,应保持口腔清洁,嘱其晨起、饭前、饭后、睡前用呋喃西林液漱口。口腔溃疡可涂碘甘油等。

4.用药护理

(1)口服铁剂的护理:与患者及时沟通,说明服用口服铁剂的目的,并给予必要的指导。口服铁剂应注意:①口服铁剂常引起胃肠道反应,如恶心、呕吐、胃部不适和排黑便等。建议患者避免空腹服药,选择饭后或餐中服用,反应过于强烈者宜减少剂量或从小剂量开始逐渐加至全量。②应避免铁剂与浓茶、咖啡、蛋类、牛奶同服,避免同时服用抗酸药以及 H_2 受体拮抗剂;可服用维生素 C、乳酸或稀盐酸等酸性药物或食物,以利铁的吸收。③口服液体铁剂时,嘱患者使用吸管,以防止牙齿和舌体染黑。④服药期间,由于铁与肠内硫化氢作用生成黑色的硫化铁而使大便变黑,应告知患者属正常现象,以消除其顾虑。⑤强调要按剂量、疗程服药,定期复查相关实验室检查,以保证有效治疗,避免药物过量而引起中毒发生。⑥口服铁剂后,自觉症状可以很快恢复,网织红细胞于用药后 1 周开始上升,10 天左右渐达高峰,血红蛋白于 2 周后开始上升,1～2 个月后可恢复正常,但为补充铁储备,在血红蛋白完全正常后,仍需继续服用小剂量铁剂 3～6 个月,或待血清铁蛋白＞50 μg/L 后方可停药。

（2）注射铁剂的护理：注射用铁剂的不良反应主要有注射局部肿痛、硬结形成、皮肤发黑和超敏反应四类。注射铁剂应注意：①注射部位宜深且经常更换，必要时进行热敷，以促进吸收，避免硬结形成。②应注意不要在皮肤暴露部位注射，避免药液的溢出引起皮肤染色。③抽取药液入空针后，更换一新针头注射，可采用"Z"字形注射法或留空气注射法。④注射铁剂可有面部潮红、恶心、呕吐、荨麻疹、发热等超敏反应，严重者可有呼吸困难、心动过速、大汗淋漓甚至过敏性休克。故首次用药须用 0.5 mL 的试验剂量进行深部肌肉注射，同时备用肾上腺素，以便出现严重反应时紧急抢救。若 1 h 后无超敏反应，即可按医嘱给予常规剂量治疗。部分患者用药后可出现尿频、尿急，应嘱其多饮水。

5. 心理护理

主动与患者沟通，注意观察、了解患者的心理活动，给予关心照顾、安慰鼓励。贫血的患者由于记忆力减退，导致学习、工作能力下降，易产生焦虑、恐惧心理，护士应帮助患者调节好心态，使其恢复正常。

（七）健康指导

1. 生活指导

提倡均衡饮食，主要做好婴幼儿、妊娠期、哺乳期、青少年的营养保健工作，改善不合理的饮食结构，鼓励进食含铁丰富的食品，如瘦肉、蛋黄、紫菜、大枣、黑木耳等；改变不良的饮食习惯，做到不偏食、不挑食。

2. 疾病知识指导

护士应帮助患者及其家属掌握本病有关知识和自我护理方法，在易患人群中开展预防缺铁性贫血的卫生知识教育。向患者及其家属介绍缺铁性贫血的病因、临床表现、对机体的危害性、相关实验室检查的目的、意义、治疗及护理的配合与要求等，提高患者及其家属的依从性，积极主动参与疾病的治疗与康复。指导患者尽量避免和去除引起缺铁性贫血的原因，是预防和治疗的关键，特别是慢性胃炎、消化性溃疡、肠道寄生虫感染、长期腹泻等。指导患者坚持规则、定量用药，服药时避免同时食用影响铁剂吸收的物质。

二、再生障碍性贫血患者的护理

再生障碍性贫血（aplastic anemia，AA）简称再障，是由多种原因导致造血干细胞数量减少和（或）功能障碍所引起的一类贫血。临床上以进行性贫血、出血、感染及外周血全血细胞减少（红细胞、粒细胞、血小板均减少）为主要表现。我国年发病率为 7.4/10 万，可发生于各年龄段，以青壮年居多，男性略高于女性。

（一）病因与发病机制

1. 病因

按病因明确与否分为原发性和继发性再障。原发性再障病因不明，继发性再障的发生与下列因素有关。

（1）药物及化学毒物：药物是引起再障最常见的原因，以氯霉素最多见，其次为解热镇痛药、抗肿瘤药（氮芥、环磷酰胺、6-巯嘌呤、白消安等）；常见化学毒物有苯、三硝基甲苯、无机砷、滴滴涕（DDT）及有机磷农药等，其中苯及其衍生物广泛应用于多种工业，是最严重的骨髓抑制剂。

（2）物理因素：骨髓是对放射线最敏感的组织，长期接触 γ、X 等高能射线产生的离子辐射能造成组织细胞损伤,阻止 DNA 复制,抑制细胞有丝分裂,干扰骨髓细胞生成,使造血干细胞数目减少,其抑制程度与放射剂量呈正比关系。

(3)生物因素:多与病毒性感染相关,其中以病毒性肝炎为最重要。肝炎相关性再障多继发于乙型或丙型肝炎,发病机制可能与病毒抑制造血细胞或免疫因素有关。

2.发病机制

再障的发病机制目前尚不完全清楚,主要有以下几种学说。

(1)骨髓造血干细胞内在缺陷("种子"学说):包括造血干细胞质与量的异常,骨髓造血干细胞自我复制和分化的能力减弱或消失,导致骨髓中各系造血细胞显著减少,引起周围血全血细胞减少。

(2)骨髓造血微循环异常("土壤"学说):造血微环境是骨髓造血干细胞再生、分化的必要条件。造血微循环受损后,造成血干细胞不能分化、增生,致各系造血细胞减少。

(3)免疫异常(免疫学说、"虫子"学说):部分再障患者的骨髓或外周血中的 T 淋巴细胞对红系和粒系细胞的生长有抑制作用;有的再障患者血清和骨髓中存在血清抑制因子,能抑制骨髓集落形成;临床上用免疫抑制剂治疗再障,能使贫血缓解,均说明部分患者的发病与免疫有关。

(4)遗传倾向:再障不是遗传性疾病。但临床资料显示具有某些 HLA-Ⅱ 型抗原的再障患者,对免疫抑制剂的反应较好;少数患者对氯霉素及某些病毒具有易感性,因而认为再障的发病可能与遗传因素有关。

(二)临床表现

根据患者的起病形式、进展速度、病情轻重、外周血常规、骨髓象及预后,分为重型再障和非重型再障。主要表现为进行性贫血、出血、感染。

1.重型再障

起病急,进展快,常以严重出血和感染为主要表现,继而出现进行性贫血,皮肤黏膜苍白,伴明显乏力、头晕及心悸等。出血严重而广泛,且不易控制,除有严重的皮肤、黏膜出血外,多有内脏出血(消化道出血、血尿、女性月经过多)、眼底出血和颅内出血等,可危及患者生命。感染以呼吸道、消化道感染多见,常反复发生,且较严重,甚至发生败血症。此型病情险恶,病程短,预后差,多于 1 年内死亡。

2.非重型再障

起病缓,进展慢,以贫血和轻度皮肤、黏膜出血症状多见,少有内脏出血或合并严重感染。病程长,预后较好,少数死亡。

(三)实验室及其他检查

1.血常规检查

特点是全血细胞减少,但三系减少程度不一,贫血属正常细胞正色素性。重型再障血红蛋白可低于 20～30 g/L。网织红细胞<0.01%,绝对值<15×10⁹/L,中性粒细胞绝对值<0.5×10⁹/L,血小板<20×10⁹/L;非重型再障血红蛋白常在 40～60 g/L 之间,网织红细胞>0.01%,但绝对值均低于正常值,中性粒细胞减少,但绝对值>0.5×10⁹/L,血小板>20×10⁹/L。

2.骨髓检查

骨髓检查为诊断再障的主要依据。重型再障呈多部位增生低下或极度低下,粒、红两系细胞极度减少,淋巴细胞、组织嗜碱细胞、浆细胞及网状细胞等非造血细胞相对增多,巨核细胞显著减少或缺如。非重型再障骨髓增生减低,可出现局灶性增生,在局灶增生部位,骨髓象呈增生活跃,但巨核细胞仍明显减少或消失。

(四)治疗要点

1. 祛除病因

祛除或避免再接触周围环境中有可能导致骨髓损害的因素,禁用对骨髓有抑制的药物。

2. 对症支持疗法

(1)预防和控制感染:增加营养,注意个人卫生,特别是皮肤、口腔、外阴及肛周部清洁卫生。如白细胞数低于 $1 \times 10^9 / L$,应采取保护隔离措施。合并感染时应尽可能找到感染部位,采取感染部位分泌物或血、尿、便、痰等做细菌培养和药物敏感试验,并用广谱抗生素治疗;待细菌培养和药敏有结果后改换敏感窄谱的抗生素;避免长期应用广谱抗生素诱发真菌感染和肠道菌群失调。对粒细胞减少并发严重感染者可输白细胞悬液。

(2)控制出血:给予止血药,如酚磺乙胺(止血敏)、巴曲酶(立止血)等。皮肤、鼻黏膜出血可用糖皮质激素。女性子宫出血可肌内注射丙酸睾酮。出血严重尤其是有颅内出血的迹象时应尽早输新鲜血浆或血小板浓缩液。

(3)纠正贫血:严重贫血血红蛋白<60 g/L,且患者对贫血耐受较差时,可输血或输浓缩红细胞。

3. 免疫抑制剂

抗胸腺细胞球蛋白(ATG)或抗淋巴细胞球蛋白(ALG),能抑制患者 T 淋巴细胞或非特异性自身免疫反应,解除骨髓抑制,恢复造血功能。主要用于治疗重型再障。适用于有抑制性 T 淋巴细胞的病例。环孢素,适用于全部 AA,疗程一般长于 1 年。还可使用 CD_3 单克隆抗体、麦考酚吗乙酯(MMF)、环磷酰胺、甲泼尼龙等。

4. 促进造血

(1)雄激素:大剂量雄激素可以刺激骨髓造血,并促进肾脏产生促红细胞生成素,为治疗非重型再障的首选药物,尤其对造血微环境正常且尚有残留造血干细胞者疗效显著。常用丙酸睾酮每次 50~100 mg,每日或隔日 1 次,肌内注射;去氢甲睾酮(大力补)每次 10 mg,每天 3 次,口服;司坦唑醇(康力龙)每次 2 mg,每天 3 次,口服。疗程至少 4 个月。

(2)造血细胞因子:有增加粒细胞,促进血常规恢复的作用,主要用于重型再障。常用粒细胞系集落刺激因子(G-CSF)或粒细胞－单核细胞系集落刺激因子(GM-CSF),剂量为 5 $\mu g/(kg \cdot d)$;促红细胞生成素(EPO) 50~100 $\mu g/(kg \cdot d)$。一般在免疫抑制治疗后使用,维持 3 个月以上。

5. 造血干细胞移植

造血干细胞移植包括同基因骨髓移植、异基因骨髓移植、外周血干细胞移植、脐血移植。用环磷酰胺加抗胸腺细胞球蛋白(ATG)作移植前准备(预处理),采用 HLA 相合的同胞供体和移植后用环孢素 A 以预防移植物抗宿主病(GVHD),8 年生存率达 89%。对于重型再障药物不能控制、年龄在 40 岁以下、无感染及并发症,有适当供髓者,可施行移植治疗。

6. 胎肝细胞输注

妊娠 3~6 个月的胎肝中存在着丰富的多能造血干细胞,因此,胎肝细胞输注治疗再障有一定疗效。

（五）护理诊断及医护合作性问题

1.活动无耐力

活动无耐力与红细胞数量减少引起的氧供不足有关。

2.有损伤的危险

出血与血小板减少有关。

3.有感染的危险

有感染的危险与粒细胞减少有关。

4.自我形象紊乱

自我形象紊乱与雄性激素或免疫抑制剂的不良反应有关。

5.焦虑

焦虑与再障治疗效果不好、反复住院及经济负担重有关。

6.知识缺乏

缺乏再障的防治和护理的有关知识。

（六）护理措施

1.病情观察

注意观察患者生命体征变化,有无体温升高、咳嗽咳痰、咽痛等感染表现,皮肤、黏膜出血点、淤斑有无扩大,内脏有无出血,有无头痛、视物模糊等颅内出血的表现。

2.用药护理

(1)免疫抑制剂:应用 ATG 和 ALG 治疗时,可出现超敏反应、血清病(猩红热样皮疹、关节痛、发热)和出血加重等,用药前应做皮肤过敏试验,用药期间用糖皮质激素防治超敏反应,密切观察疗效和药物不良反应,予以保护性隔离,加强支持治疗,防止出血和感染加重;使用环孢素时,应定期检查肝、肾功能。用环磷酰胺时,应观察有无血尿,指导患者多饮水,每日饮水量＞3 000 mL,防止出血性膀胱炎。

(2)雄激素:本类药物长期使用可出现须毛增多、痤疮、女性闭经及男性化、肝损害、水肿等不良反应。向患者解释以消除疑虑。嘱患者用温水洗脸,不要用手抓挠痤疮,防止感染。因丙酸睾酮为油剂,注射局部不易吸收,常可形成硬块,甚至发生无菌性坏死,注射时必须严格进行皮肤消毒,做深部缓慢分层肌内注射,轮换注射部位,并经常检查局部有无硬结,必要时做局部热敷、理疗或用金黄散等外敷。司坦唑醇(康力龙)、去氢甲睾酮(大力补)等可出现肝功能损害和药物性肝内淤胆,治疗过程中应注意有无黄疸,并定期检查肝功能。本类药治疗 3～6 个月后见效,应鼓励患者坚持完成疗程。

(3)造血生长因子:用药前应做过敏试验,用药期间定期检查血常规。G-CSF 偶有皮疹、低热、氨基转移酶升高、消化道不适、骨痛等不良反应,一般停药后即可消失。GM-CSF 可引起发热、骨痛、肌痛、胸膜渗液、静脉炎、腹泻、乏力等,严重者可见心包炎、血栓形成。EPO 可静脉注射或皮下注射。用药期间应监测血压,若发现血压升高,即刻报告医生处理。偶可诱发脑血管意外或癫痫发作,应密切观察。

(4)输血及成分输血的护理

1)输注时护理:①红细胞输注,分离的红细胞应保存在 4 ℃～6 ℃冰箱内,输注前在室温内放置片刻,使之与室温接近,不可加温,并检查有无溶血现象。输注时红细胞应用生理盐水稀释,忌用葡萄糖,以免发生红细胞凝集。输注开始时宜慢,每分钟 20 滴,如无反应,30 min

后适当加快滴速,每分钟 40 滴。②白细胞输注,采集的白细胞悬液应于 6 h 内输完,以免影响其效果,输速不宜过快。多次输注易产生抗白细胞抗体而引起发热反应和输注无效,可给予糖皮质激素和对症处理。用带滤网的输血器,以防输入的白细胞凝集而引起肺栓塞及相应症状。③血小板输注,采集的血小板应在 20 ℃室温条件下,于 6 h 内用塑料输血器或分离机的塑料管输注,忌用胶管和玻璃输血,以免血小板黏附于管道中而使输入量减少。输注过程中应经常摇采集袋,以免发生凝集块。

(2)输注反应的护理:①输注前应严格配型,仔细核对,严防溶血反应发生。②输注过程中应密切观察病情变化,及时发现各种输血反应的早期征象,若疑有溶血反应发生,应立即停止输注并通知医生,积极做好抢救准备。③超敏反应大多发生在输血后期,一般为皮肤瘙痒或荨麻疹,可伴有发热、头痛、关节酸痛等,重者可发生喉头痉挛、支气管哮喘,甚至过敏性休克。一旦发现,应及时与医生联系,反应严重者立即停止输注,并皮下注射 1∶1 000 肾上腺素 0.5～1 mL 及肾上腺皮质激素。

3.心理护理

急性再障病情凶险,患者自觉预后不良而惧怕不安。护士应多与患者交谈,了解其思想顾虑,针对不同的心理状况做好解释工作,说明通过积极治疗,能控制病情,缓解病状,鼓励患者正确面对疾病,消除不良情绪,积极配合治疗。鼓励家属关心体贴患者,积极参与治疗与护理,让患者感到家庭的温暖和关怀,消除悲哀情绪,提高治疗信心。

(七)健康指导

1.生活指导

指导患者合理安排活动与休息,饮食宜清淡、柔软、易消化、无刺激性,富含高热量、高蛋白、高维生素等营养物质。指导患者学会自我调整情绪,保持心情舒畅。

2.疾病知识指导

向患者和其家属介绍本病的常见原因,如对骨髓造血有害的药物,应避免滥用;因职业关系接触造血毒物,如 X 线、放射性物质、农药、苯等,应做好防护工作,严格遵守操作规程,定期体检,注意血常规变化。做好预防感染和出血的相关措施:指导患者加强营养,注意保暖,避免受凉感冒;注意个人卫生,尽量少去公共场所,防止交叉感染;避免剧烈活动、外伤等防止出血。告诉患者出血、感染的症状和体征,如果发生或怀疑出血、感染,应及时就医。向患者及其家属解释本病的治疗措施,说明坚持用药的重要性及药物的不良反应,让患者认识到疾病治疗的长期性,坚持按医嘱用药。

(刘　娟)

第二节　　出血性疾病的护理

一、特发性血小板减少性紫癜患者的护理

特发性血小板减少性紫癜(idiopathic thrombocytopenic purpura,ITP)也称自身免疫性血小板减少性紫癜,是临床上最常见的一种血小板减少性疾病。ITP 是因自身抗体与血小板结

合,使血小板生存期缩短,血小板减少,骨髓巨核细胞发育、成熟障碍。以广泛皮肤、黏膜或内脏出血为特征性临床表现。其类型可分为急性型和慢性型两种,前者多见于儿童,后者多见于年轻女性,男女之比为 1：4。

(一)病因与发病机制

本病病因目前尚未完全阐明,可能与以下因素有关。

1. 免疫因素

ITP 的发病机制与血小板特异性自身抗体有关,患者血中出现抗血小板抗体。急性型多发生在病毒感染恢复期,目前认为是病毒抗原吸附于血小板表面,改变血小板抗原性,导致自身抗体形成或者是形成免疫复合物,使血小板遭到破坏。慢性型是血小板抗体作用于血小板相关抗原,造成血小板破坏、血小板减少,这是导致出血的主要原因。目前发现 ITP 的发生还与 T 细胞功能障碍有关。

2. 感染

细菌或病毒感染与 ITP 发病有密切关系。约80％的急性 ITP 患者,在发病前 2 周左右有上呼吸道感染史;慢性 ITP 患者,常因感染而使病情加重;病毒感染后发生的 ITP 患者,血中可发现抗病毒抗体与免疫复合物(IC),其抗体滴度免疫复合物水平与血小板寿命呈负相关。

3. 脾脏与肝脏因素

脾与肝不但是血小板相关抗体和抗血小板抗体产生的主要部位,也是破坏血小板的重要场所,以脾脏最为重要。

脾脏可产生血小板相关抗体(PAIg),使血小板表面性状发生改变,在脾及肝脏易被吞噬、清除。

4. 其他因素

慢性型多见于年轻女性,可能是雌激素抑制血小板生成及促进单核巨噬细胞对抗体结合血小板的吞噬破坏所致。同时,毛细血管脆性增加也可加重出血。

(二)临床表现

1. 急性型

70％以上发生于儿童,以 2～6 岁多见。80％以上患者在发病前 1～3 周有感染病史,包括病毒性上呼吸道感染、风疹、水痘、麻疹病毒或 EB 病毒感染等,也可见于接种疫苗后。起病急骤,部分患者有畏寒、寒战、发热。全身皮肤淤点、紫癜、淤斑,个别患者有血疱及血肿形成。鼻出血、牙龈出血、口腔黏膜及舌出血等较常见,损伤及注射部位可渗血不止或形成大片淤斑。当血小板低于 $20×10^9/L$ 时,可有内脏出血,如呕血、黑便、咯血、血尿等。颅内出血可致意识障碍、瘫痪及抽搐,是致死的主要原因。

出血量大或范围过于广泛者,可出现不同程度的贫血,血压降低,甚至失血性休克。本病有自限倾向,80％左右患者可自然缓解,病程多在 6 个月内。痊愈后很少复发,少数病程超过半年转为慢性。

2. 慢性型

慢性型多见于 40 岁以下年轻女性。起病缓慢,发病前无明显诱因。出血症状相对较轻,多为皮肤、黏膜出血,如淤点、淤斑及外伤后出血不止等,鼻出血、牙龈出血亦常见。严重内脏出血较少见,女性常因月经过多而就诊。病程较长,每次发作持续数周或数月、甚至数年。反复发作,自行缓解者少见。

(三)实验室及其他检查

1.血常规检查

外周血血小板明显减少,急性型发作期血小板常 $< 20 \times 10^9 / L$,慢性型常为 $(30 \sim 80) \times 10^9 / L$。血小板平均体积增大。部分血小板功能异常,表现为血小板聚集功能、黏附功能均减低。反复出血或短期内失血过多者,红细胞和血红蛋白可出现不同程度的下降。白细胞多正常。

2.骨髓检查

急性型骨髓巨核细胞增加或正常,但形成血小板的巨核细胞减少。幼稚型巨核细胞比例增多,胞体大小不一,小型多见;血小板明显减少或罕见。慢性型骨髓巨核细胞显著增加,胞体大小基本正常;血小板减少,分散分布。

3.免疫学检查

90%以上 ITP 患者血小板寿命明显缩短。80%以上患者 PAIg 及血小板相关补体 (PAC_3) 增高,缓解期可至正常值。

4.其他

束臂试验阳性,出血时间延长,凝血酶原消耗试验(ITP)不良,血块收缩不良。

(四)治疗要点

1.一般治疗

血小板明显减少、出血严重者应卧床休息,避免外伤。避免应用降低血小板数量及抑制血小板功能的药物。

2.肾上腺糖皮质激素

肾上腺糖皮质激素为治疗 ITP 的首选药物,主要作用是减少 PAIg 生成及减轻抗原抗体反应;抑制单核—巨噬细胞系统对血小板的破坏;降低毛细血管通透性,改善出血症状;刺激骨髓造血及血小板向外周血的释放。常用泼尼松 $1 \sim 2$ mg/(kg·d),口服。对治疗有反应的患者血小板计数在用药 1 周后可见上升,$2 \sim 4$ 周达到峰值水平。待血小板恢复正常或接近正常,继续服用 2 周后可逐渐减量,小剂量($5 \sim 10$ mg/d)维持 $3 \sim 6$ 个月。对停药后复发的病例,再用糖皮质激素治疗仍有效。出血严重者,可短期静脉滴注地塞米松或甲泼尼松。力求血小板计数能够达到 $> (20 \sim 30) \times 10^9 / L$。

3.脾切除

脾切除可减少血小板抗体产生、消除血小板破坏。适应证为糖皮质激素治疗 $3 \sim 6$ 个月无效者;出血明显,危及生命者;糖皮质激素有效,但维持剂量必须 > 30 mg/d 者;有糖皮质激素应用禁忌者。禁忌证为:年龄小于 2 岁、妊娠期或因其他原因不能耐受手术者。

4.免疫抑制剂

免疫抑制剂治疗 ITP 的总体效果仍有待评价,该疗法仅仅适用于对糖皮质激素及脾切除疗效不佳或无反应者。常用免疫抑制剂有长春新碱、环磷酰胺等。其中长春新碱除具免疫抑制作用外,还可能有促进血小板生成及释放的作用。每次 $1 \sim 2$ mg,静脉滴注,每周 1 次,给药后 1 周内可有血小板升高,持续时间较短,$4 \sim 6$ 周为一疗程。

5.输血及血小板悬液

仅用于严重出血、外科手术及有严重并发症者。输新鲜浓缩血小板悬液有较好的止血效果,但反复多次输注易产生同种抗体,引起血小板破坏加速。

6.其他

达那唑是一种弱化的雄激素,可用于难治性ITP,与糖皮质激素有协同作用,疗程需2个月左右。还可应用血管性止血药,如卡巴克络(安络血)等。

7.急重症的处理

急重症患者主要包括:血小板<20×10^9/L者;出血严重而广泛者;疑有或已发生颅内出血者;近期将实施手术或分娩者。处理方法如下。

(1)血小板输注:成人用量为每次10~20 U,根据病情可重复使用。

(2)静脉滴注大剂量泼尼松龙:可有效抑制单核-巨噬细胞系统的吞噬效应,减少血小板的破坏,1 g/d,3~5 d为一疗程。

(3)静脉滴注大剂量丙种球蛋白:是目前ITP紧急救治最有效的方法之一。剂量为400 mg/(kg·d),静脉滴注,连续5 d为一疗程,1个月后可重复。也可先静脉滴注丙种球蛋白1 000 mg/kg,后即输注血小板,次日再用相同剂量1次。

(4)血浆置换:每次置换血3 000 mL,连续3次以上,可有效清除血浆中的抗血小板抗体。

(五)护理诊断及医护合作性问题

1.有损伤的危险

出血与血小板减少有关。

2.有感染的危险

有感染的危险与长期服用肾上腺素糖皮质激素有关。

3.潜在并发症

失血性贫血、低血压、颅内出血、失血性休克等。

4.恐惧

恐惧与病情反复发作有关。

5.知识缺乏

缺乏治疗、自我保健方面的知识。

(六)护理措施

1.生活护理

(1)休息与活动:注意休息,轻者可适当活动,避免碰撞。当血小板<50×10^9/L时,应限制活动,急性发作期应卧床休息,血小板明显减少(<20×10^9/L)致出血严重者,应绝对卧床休息,避免严重出血甚或颅内出血。

(2)饮食:给予营养丰富、易消化、富含维生素C的柔软食物,禁酒,忌刺激性、生、硬、煎、炸和过热的食物,以免诱发口腔出血或消化道出血;消化道出血者,应注意饮食调节,要根据情况给予禁食,或进流食或冷流食,出血情况好转,方可逐步改为少渣半流、软饭、普食等;长期应用肾上腺皮质激素者,给予高蛋白、高维生素、低脂、低糖、低盐、高钾、高钙饮食。

2.病情观察

注意观察皮肤、黏膜出血部位、范围和出血量,有无内脏出血及出血程度,监测血小板减少的程度,尤其应重点观察有无头痛、视物模糊、呕吐等脑出血的先兆及有无失血性休克发生。

3.用药护理

(1)糖皮质激素:使用时切忌突然减量、停药。较长时间应用可有满月脸、水牛背、皮肤色素沉着、痤疮、多毛等外型变化,同时易诱发或加重感染,引起高血压、糖尿病、消化性溃疡等不良反应,应注意预防。向患者及其家属解释药物的不良反应在减药、停药后可以逐渐消失。

(2)免疫抑制剂:长春新碱可引起骨髓造血功能抑制、末梢神经炎。环磷酰胺可致骨髓抑制、出血性膀胱炎、脱发等。

(3)免疫球蛋白:应注意观察其不良反应,如恶心、头痛、出汗、肌痉挛、发热、寒战等。如发生,可减慢滴速,必要时遵医嘱注射地塞米松、口服对乙酰氨基酚(扑热息痛)等加以防治。

5.血浆置换疗法的护理

进行血浆置换疗法时,室内温度宜维持在 16 ℃～24 ℃,严密消毒隔离,严格无菌操作。在治疗过程中易发生感染、凝血功能障碍、水电解质紊乱等并发症,应详细记录置换液品种、数量、输入速度、弃除的血浆量等。

6.心理护理

鼓励患者表达自己的感受,对患者的焦虑甚至恐惧等不良情绪表示理解。耐心解答患者及其家属提出的有关疾病方面的问题。一旦发生严重出血,护士应沉着、冷静、熟练地精心护理,给患者以安慰、安全感。注意观察患者情绪状态,及时给予帮助和指导,消除其紧张、恐惧情绪。

(七)健康指导

1.生活指导

指导患者注意合理饮食,保持良好睡眠、情绪稳定和大小便通畅。

2.疾病知识指导

向患者及家属介绍本病的基本知识,指导患者学会自我保护,如保持卧床休息,保持情绪稳定,避免感染等诱发因素。避免剧烈或易致损伤的活动、运动及工作,应避免一切外伤,当使用刀、剪、锯等工具时,应戴上保护性手套,不要赤脚走路,不要挖鼻腔,不宜用牙签剔牙等,以减少出血的危险;血小板$<50\times10^9/L$ 时,勿做较重体力活动;告知患者保持情绪稳定和大小便通畅是预防颅内出血的有效措施。识别出血征象;学会压迫止血的方法;告诉患者严重出血的表现,一旦发现应立即就医。嘱患者坚持治疗,解释糖皮质激素治疗时的注意事项及不良反应,切忌突然减量、停药,以防出现反跳现象。避免使用可能引起血小板减少或抑制其功能的药物,如阿司匹林、吲哚美辛(消炎痛)、双嘧达莫、保泰松、氨苄西林、氯霉素、磺胺类等。定期门诊复查,急性期患者缓解期,每 1～2 周检查血小板数一次,需持续 6 个月至 1 年,必要时检查骨髓;慢性患者一般每 2～4 周复查血小板一次。

二、过敏性紫癜患者的护理

过敏性紫癜(allergic purpura)又称出血性毛细血管中毒症,是一种常见的血管变态反应性出血性疾病。因机体对某些致敏物质发生变态反应,导致毛细血管脆性及通透性增加,血液外渗,导致皮肤、黏膜及某些器官出血。可同时出现皮肤水肿、荨麻疹等其他过敏表现。本病多见于儿童、青少年,男性发病略多于女性,春、秋季发病较多。

(一)病因与发病机制

1.病因

本病致敏因素较多,与本病发生密切相关的因素主要有以下几方面。

(1)感染:如细菌感染,以 β 溶血性链球菌所致上呼吸道感染最多见,其次扁桃体炎、猩红热及其他局灶性感染。病毒感染,如麻疹、水痘、风疹等。此外,还有寄生虫感染等。

（2）食物：主要是机体对异体蛋白的过敏所致，如鱼、虾、蟹、蛋、奶等。

（3）药物：抗生素类（青霉素、链霉素、金霉素、氯霉素、头孢菌素类等）、解热镇痛类（水杨酸类、保泰松及吲哚美辛等）、其他药物（如磺胺类、阿托品、异烟肼及噻嗪类利尿药等）。

（4）其他因素：如花粉、尘埃、昆虫叮咬、寒冷刺激、疫苗接种等。

2. 发病机制

（1）蛋白质及其他大分子致敏原作为抗原，引起抗原－抗体复合物反应，复合物沉积于血管壁或肾小球基底膜上，激活补体，导致一系列炎性介质的释放，引起血管炎症反应。此种炎性反应除见于皮肤、黏膜小动脉及毛细血管外，尚可累及肠道、肾脏及关节腔等部位小血管。

（2）小分子致敏原作为半抗原，与体内某些蛋白质结合构成抗原，刺激机体产生抗体，此类抗体吸附于血管及其周围的肥大细胞上。当机体再次接触上述抗原时，即与肥大细胞上的抗体发生免疫反应，致使肥大细胞释放一系列炎症介质，引起血管炎性反应。

（二）临床表现

多为急性起病，患者发病前1～2周有全身不适、低热、乏力及上呼吸道感染等前驱症状，随后出现典型临床表现。根据受累部位、症状、体征的不同，可分为以下几种类型。

1. 单纯型（紫癜型）

是最常见的类型。主要表现为皮肤紫癜，主要局限于四肢，尤其是下肢伸侧及臀部，躯干极少受累及。紫癜常成批反复出现，对称性分布。大小不等，初呈深红色，按之不退色，可融合成片或略高出皮肤表面，呈现出血性丘疹或小型荨麻疹，数日内渐变成紫色、黄褐色、淡黄色，7～14 d消退，可反复发作。严重者，紫癜可融合成大血疱，中心呈出血性坏死。少数患者可伴有眼睑、口唇、手足等处荨麻疹或局限性血管性水肿。

2. 腹型（亨诺型）

是最具潜在危险的类型。除皮肤紫癜外，因消化道黏膜及腹膜脏层毛细血管受累而产生一系列消化道症状及体征，如恶心、呕吐、呕血、腹泻及黏液便、便血等。其中腹痛最常见（50%），位于脐周、下腹或全腹，呈阵发性绞痛，发作时可因腹肌紧张及明显肠鸣音亢进而误诊为外科急腹症。可伴恶心、呕吐、腹泻、呕血、便血等。

3. 关节型

除皮肤紫癜外，因关节部位血管受累而出现关节肿胀、疼痛、压痛及功能障碍等表现。多发生于膝、踝、肘、腕关节，呈游走性、反复性发作。经数日而愈，不遗留关节畸形。

4. 肾型

病情最为严重。多见于儿童，在紫癜出现后1周，因肾小球毛细血管炎性反应而出现血尿、蛋白尿及管型尿，偶有水肿、血压升高及肾衰竭等表现。多数患者在3～4周恢复，但也可持续数月或数年，少数病例可因反复发作而演变成慢性肾炎或肾病综合征，甚至肾衰竭。

5. 混合型

以上临床表现如有两种以上类型并存，则称为混合型。

（三）实验室及其他检查

约50%患者可有毛细血管脆性试验阳性，毛细血管镜检查可见毛细血管扩张、扭曲及渗出性炎性反应；血小板计数、出血时间及凝血各项试验均正常；肾型及合并肾型表现的混合型者，尿常规检查可有血尿、蛋白尿、管型尿；可有程度不等的肾功能受损，血尿素氮及肌酐升高、内生肌酐清除率下降等。白细胞计数多正常，寄生虫感染时嗜酸性粒细胞增多。

(四)治疗要点

1.病因治疗

病因治疗是治愈本病和防止复发的根本措施。如控制、清除感染病灶、预防蚊虫叮咬、驱虫、避免再次接触可能致敏的食物与药物等。

2.抗过敏治疗

常用抗组胺药如异丙嗪、氯苯那敏(扑尔敏)、阿司咪唑(息斯敏)、去氯羟嗪(克敏嗪)、特非那定(敏迪)等,亦可口服钙剂或10％葡萄糖酸钙静脉注射。糖皮质激素有抑制抗原－抗体反应、减轻炎性渗出、改善血管通透性等作用。对腹型、关节型和皮肤型有较好疗效,对肾型疗效不明显,不能改变肾型患者预后。常用泼尼松30 mg/d,顿服或分次口服。重症患者可用氢化可的松100～200 mg/d,或地塞米松5～15 mg/d,静脉滴注,症状减轻后改口服。疗程一般不超过30 d,肾型紫癜者可酌情延长。泼尼松治疗无效或肾型严重者,可酌情用环磷酰胺或硫唑嘌呤等免疫抑制剂。

3.对症治疗

降低毛细血管通透性及脆性可选用大剂量维生素C、维生素P、卡巴克络(安络血)、止血敏,疗程5～7 d。腹痛较重者可用解痉药,如阿托品或山莨菪碱口服或皮下注射;关节痛可酌用止痛药;呕吐严重者可用止吐药;伴呕血、血便者,可用止血药、抑制胃酸分泌药等治疗;有感染者,可用青霉素等抗生素控制感染;有肠寄生虫者,须待消化道出血停止后方可驱虫;肾型也可用抗凝治疗。

(五)护理诊断及医护合作性问题

1.组织完整性受损

出血与血管壁通透性增加有关。

2.疼痛

腹痛、关节痛与过敏性紫癜累及胃肠道和关节有关。

3.潜在并发症

慢性肾炎、肾病综合征、慢性肾衰竭。

4.知识缺乏

缺乏过敏性紫癜的预防、治疗等保健知识。

(六)护理措施

1.生活护理

(1)环境与休息:病室环境应安静,床铺柔软、整洁,室内不要放置鲜花、皮毛等饰物,尽量减少易引起过敏的因素。

注意生活调节,因活动可加速血液循环,加重出血,急性期或有腹部、关节或肾脏损害者应卧床休息;缓解期可参加体育锻炼,增强体质。

(2)饮食:饮食宜清淡、多食含维生素C和维生素P丰富的瓜果蔬菜,如橙、柠檬、杏、樱桃、花菜等。禁食生葱、生蒜、酒类等刺激性食品。避免食用易引起过敏的食物,如鱼、虾、蟹、蛋类、乳类等。

2.病情观察

注意观察皮肤紫癜的变化,有无腹痛、便血、关节疼痛表现,监测尿液及肾功能改变,警惕肾损害。

3. 对症护理

（1）紫癜型：预防和护理出血略。

（2）腹型：腹痛者应评估患者疼痛性质、部位、程度及持续时间，有无伴随症状，如恶心、呕吐、腹泻、便血等，注意腹部的体格检查，包括腹壁紧张度、有无压痛和反跳痛、局部包块和肠鸣音的变化等。出现包块者，特别是小儿，要注意肠套叠。有消化道出血者应记录便血量，注意听诊肠鸣音，肠鸣音活跃可能再次便血，肠鸣音消失警惕肠梗阻。遵医嘱口服或皮下注射解痉剂或止痛剂以缓解疼痛。

（3）关节型：注意观察受累关节部位、数目、局部有无肿、压痛与功能障碍等情况。应保护患病关节，避免外伤，防止创伤性急性关节炎，适当限制关节活动，置肢体于功能位，以减轻疼痛。

（4）肾型：注意观察尿色，定期做尿液及肾功能检查。

4. 用药护理

向患者说明抗组胺类药物、肾上腺皮质激素等药物的疗效及不良反应，并严密观察药物不良反应。

5. 心理护理

向患者介绍疾病常识，帮助患者寻找致病因素，并告知患者，本病是一种变态反应性疾病，一般预后良好，向其介绍康复病例，以解除患者不必要的担忧、焦虑、恐惧等情绪，树立战胜疾病的信心。

（七）健康指导

1. 生活指导

养成良好的个人卫生习惯，饭前便后洗手，避免食用不洁食物，以预防寄生虫感染。注意休息、营养与运动，增强体质，预防上呼吸道感染。

2. 疾病知识指导

向患者及其家属介绍本病的原因、性质、临床表现及治疗的主要方法。说明本病为过敏性疾病，指导患者预防感冒，积极清除感染灶，防止上呼吸道感染，应避开一切变应原，防治该病的诱发因素。教会患者对出血情况及其伴随症状或体征的自我监测。一旦出现病情复发或加重，应及时就诊。

三、血友病患者的护理

血友病是因遗传性凝血因子缺乏而引起的一组出血性疾病。临床主要表现为自发性关节和组织出血，以及出血引致的畸形。根据患者所缺乏凝血因子的种类不同，血友病分为血友病 A（Ⅷ因子缺乏）、血友病 B（Ⅸ因子缺乏）、遗传性 FⅪ 缺乏症，以血友病 A 最为常见。

（一）病因与发病机制

血友病 A 和 B 为 X 连锁隐性遗传性疾病，绝大多数情况下男性患病，女性作为缺陷基因携带者。遗传性 FⅪ 缺乏症为常染色体隐性遗传，男女均可发病或传递疾病。患者凝血因子基因缺陷导致人体不能正常合成足够的凝血因子，而使血液不能正常地凝固。

（二）临床表现

血友病主要临床表现是自发性关节和组织出血，以及出血所致的关节畸形。出血最常见的部位是皮下软组织及肌肉。出血轻重与血友病类型及相关因子缺乏程度有关。血友病 A

出血较重,血友病 B 出血较轻,遗传性 FⅪ缺乏症出血最轻。多自幼即有轻微损伤后持久出血,伴随终身。轻型可在青年或成年才发病。出血部位以四肢易受伤处最多见。可出现深部组织血肿,血肿大可伴疼痛及局部压迫症状。血肿压迫周围神经可致局部疼痛、麻木及肌肉萎缩;压迫血管可致相应供血部位缺血性坏死或淤血、水肿;口腔底部、咽后壁、喉部及颈部出血可致呼吸困难甚至窒息。重型患者可发生呕血、咯血,甚至颅内出血。负重关节(如膝、踝关节等)反复出血甚为突出,最终可致关节疼痛、肿胀、僵硬、畸形,可伴骨质疏松、关节骨化及相应肌肉萎缩(称为血友病关节)。

(三)实验室及其他检查

本病主要为内源性途径凝血障碍,凝血时间和激活部分凝血活酶时间延长,凝血酶原消耗(PCT)不良及简易凝血酶生成试验(STGT)异常。而出血时间、血小板计数均正常。FⅧ:C 或 FⅨ、FⅪ活性低于正常。

(四)治疗要点

血友病目前尚无根治方法且需终生治疗,最有效的治疗方法仍是替代治疗,将患者缺乏的凝血因子提高到止血水平,以预防或治疗出血。其原则是尽早、足量和维持足够时间。

(五)护理诊断及医护合作性问题

1.组织完整性受损

出血与凝血因子缺乏有关。

2.疼痛

肌肉、关节疼痛与深部组织血肿或关节腔积血有关。

3.有废用综合征的危险

有废用综合征的危险与反复多次关节腔出血有关。

4.焦虑

焦虑与终身出血倾向、丧失劳动能力有关。

(六)护理措施

1.生活护理

(1)休息活动:轻型患者可适当活动,但避免过度劳累,应生活规律,睡眠充足;重型患者发生严重出血者应卧床休息,提供周到的生活护理。休养环境要求整洁、安静、舒适、温湿度适宜。

(2)饮食:不偏食,应从多种食品中摄取营养,注意保持营养平衡,避免营养过剩肥胖,否则体重超标将加重下肢关节的承重易引发出血。注意补钙,多食牛奶、鸡蛋等高钙食物。患者如果发生严重的消化道出血应暂禁食,从静脉补充营养。

2.病情观察

注意观察肌肉及关节血肿引起的表现,判断其程度,协助医生进行相应处理。定期监测血压、脉搏,观察患者有无呕血、咯血等内脏出血的征象;注意颅内出血的表现,如头痛、呕吐、瞳孔不对称甚至昏迷等,一旦发现,及时报告医生,并配合紧急处理。

3.对症护理

深部组织血肿或关节腔出血的预防和护理:①选择较为安全的职业与工种,避免剧烈运动和各种创伤,尽量杜绝肌内注射、静脉注射药物、留置静脉套管针及各种手术。指导患者卧床休息,抬高患肢,给予冰袋冷敷和绷带压迫止血。当出血停止后,应改为热敷,以利于淤血消散。②关节腔积血导致关节不能正常活动时,对局部适当地包扎或使用弹性绷带,给予局部冷敷。患肢局部制动并保持肢体于功能位。在肿胀未完全消退、肌肉力量未恢复之前切勿使患肢负重。为防止关节挛缩、强直、肌肉萎缩和功能丧失,关节腔出血控制后,应向患者及家属说明功能锻炼的目的,与患者一起制订活动计划,帮助患者进行主动或被动关节活动。

4.用药护理

输注凝血因子时,凝血因子取回后应立即输注;使用冷沉淀物时,应在 37 ℃温水中10 min 内融化,并尽快输入;输注过程中注意观察有无输血反应。遵医嘱用药,禁忌使用双嘧达莫、阿司匹林、阿托品等抑制血小板聚集或使血小板减少的药物,以防加重出血。

5.心理护理

向患者及家属解释本病的相关知识,动员家属及其他社会力量给予患者适当的心理支持,鼓励患者树立战胜疾病的信心。

(七)健康指导

1.生活指导

告知患者家庭、学校或工作单位病情,合理安排患者的工作和活动,指导患者日常适度的运动,如游泳、散步、骑自行车等,可有效地预防肌肉无力和关节腔反复出血。但应避免从事易引起受伤的工作和活动,如剧烈的接触性运动(足球、篮球、拳击等),以降低外伤和出血的危险。指导患者避免食用刺激性、坚硬食物,以免刺伤消化道黏膜。

2.疾病知识指导

向患者介绍疾病的知识、遗传特点,说明本病需终身治疗。指导患者注意口腔卫生,防止因拔牙等而引起出血。指导患者避免使用能减弱血小板功能,增加出血的药物。教给患者及其家属出血的急救处理方法,有出血时及时就医。患者外出时,应携带写明血友病的病历卡,以备发生意外时可得到及时救治。为减少血友病遗传,血友病患者和携带者不宜婚配。

四、弥散性血管内凝血患者的护理

弥散性血管内凝血(disseminated inlravascular coagulation,DIC)是由多种致病因素激活凝血及纤溶系统,导致全身微血栓形成,凝血因子大量消耗并继发纤溶亢进,引起全身出血及微循环衰竭的临床综合征。临床主要表现为出血倾向、休克、栓塞及微血管性溶血等。DIC 多起病急、进展快、病死率高,是临床急症之一。

(一)病因与发病机制

1.病因

本病致病因素较多,与本病发生密切相关的因素主要有以下几方面。

(1)感染性疾病:最多见,占 DIC 发病率的 31%～43%。可见于各种细菌感染(包括革兰阴性菌或阳性菌引起的感染,如脑膜炎双球菌、绿脓杆菌、金黄色葡萄球菌等)、病毒感染及其他感染(如脑型疟疾、钩端螺旋体病)等。

(2)恶性肿瘤:占 24%～34%。常见于淋巴瘤、急性早幼粒细胞白血病、胰腺癌、前列腺癌、肝癌、肾癌、肺癌及其他实体瘤等。

(3)手术与创伤:占 1%～15%。如肺癌、肝癌、胆囊癌等手术、大面积烧伤、严重挤压伤、骨折及毒蛇咬伤,可因手术及外伤等释放组织因子(TF),诱发 DIC。

(4)病理产科：占 4%～12%。常见于羊水栓塞、感染性流产、死胎滞留、重症妊娠高血压综合征、胎盘早剥、子宫破裂、前置胎盘等。

(5)医源性感染：占 4%～8%，其发病率有逐渐增高趋势。主要与药物、手术、肿瘤放疗、化疗及不正规医疗操作有关。

(6)其他全身各系统疾病：如恶性高血压、肺心病、ARDS、急性坏死性胰腺炎、肝性脑病、溶血性贫血、血型不合输血、急进性肾炎、糖尿病酮症酸中毒、系统性红斑狼疮等。

2.发病机制

上述致病因素激活凝血系统，产生大量凝血酶，使血液呈高凝状态，导致全身微血栓形成，血小板、凝血因子大量消耗，使血液处于消耗性低凝状态，纤溶酶被激活，导致继发性纤溶亢进。DIC 按起病急缓、病情轻重分为急性型、亚急性型、慢性型三型。按发展过程分为高凝血期、消耗性低凝血期、继发性纤溶亢进期三期，由于全身病变进展不同步，故各期之间不能截然分开。

(二)临床表现

除了原发病的症状体征外，DIC 的临床表现可因类型、分期的不同而有较大差异，最常见的表现有出血倾向、休克、栓塞及微血管性溶血等。

1.出血倾向

出血倾向发生率为 84%～95%，是 DIC 最常见的症状之一。特点为突然发生的自发性出血，部位可遍及全身，多见于皮肤、黏膜、伤口及穿刺部位。严重者可有内脏出血，如咯血、呕血、尿血、便血、阴道出血甚至颅内出血，是 DIC 致死的主要因素之一。

2.休克

休克发生率为 30%～80%。轻者表现为一过性或持续性血压下降，早期即出现肾、肺、大脑等器官功能不全，表现为肢体湿冷、少尿、呼吸困难、发绀及神志改变等。休克程度与出血量常不成比例，可能与 DIC 形成恶性循环有关。

3.血栓栓塞

微血管内广泛的血栓形成是 DIC 的基本病理特征，发生率为 40%～70%。在 DIC 的各期均可出现，各组织器官均可受累，是导致组织缺氧及脏器功能不全的常见原因。依据血栓栓塞的不同部位而出现相应的症状，以皮肤栓塞最多见，表现为皮肤发绀，进而发生坏死、脱落，多见于指端、耳廓、眼睑、胸背等。肺栓塞可出现呼吸困难、咯血、发绀，严重者可发生呼吸窘迫综合征。肾栓塞可引起少尿、无尿、急性肾衰竭。脑栓塞表现为意识障碍、昏迷、偏瘫。胃肠道栓塞以腹痛、胃肠道出血为常见。

4.微血管病性溶血

微血管病性溶血发生率约为 25%，微血管管腔变窄，当红细胞通过腔内的纤维蛋白条索时，可引起机械性损伤和碎裂，产生溶血，称为微血管病性溶血。多表现为进行性贫血，贫血程度与出血量不成比例，偶见皮肤、巩膜黄染。

(三)实验室及其他检查

1.血液检查

血常规检查可以提供急性出血、红细胞破坏加速、潜在的疾病(如白血病)的部分依据。血涂片检查可发现畸形红细胞或红细胞碎片；血 LDH 增高，结合珠蛋白降低常常提示血管内溶血。血小板计数减低通常是急性 DIC 早期且恒定的特点；在感染所致 DIC，血小板计数降低程度较为明显,革兰阳性菌感染所致 DIC 或其他原因的 DIC,常出现血小板计数和纤维蛋白原浓度的平行降低。

2.凝血和纤溶机制检查

血浆纤维蛋白原浓度降低;凝血酶原时间(PT)、部分凝血酶时间(APTT)、凝血酶时间(TT)延长;FDP 和 D—二聚体浓度增高;血小板计数减低,血浆鱼精蛋白副凝试验(3P)阳性。对于疑难病例或合并存在影响上述实验结果的原发病时针对性地选用 AT Ⅲ、纤溶酶原、α_2—抗纤溶酶(α_2—AP)等指标,有助于诊断。

(四)治疗要点

治疗包括治疗基础疾病及消除诱因、抗凝治疗、抗纤溶治疗、补充凝血因子等。

1.祛除病因,积极治疗原发病

如抗感染,治疗肿瘤、病理产科及外伤;纠正缺氧、缺血及酸中毒。

2.抗凝治疗

原则上使用肝素抗凝。肝素主要用于 DIC 高凝期,肝素 10 000～30 000 U/d,持续静脉滴注,根据病情可连续使用 3～5 d。目前临床趋向使用低分子肝素治疗,其抑制 F Ⅹa 的作用较强,较少引起血小板减少,出血危险小,使用中无须监测。常用量为 75～150 U A Ⅹa(抗活化因子 Ⅹ 国际单位)/(kg·d),皮下注射,连用 3～5 d。一旦病因消除,DIC 被控制,应及早停用肝素治疗。

其他抗凝及抗血小板聚集药物,如复方丹参注射液、低分子右旋糖酐、双嘧达莫、阿司匹林等有辅助治疗作用。

3.补充凝血因子及血小板

因 DIC 时消耗了大量凝血因子及血小板,在病情控制及使用肝素治疗后,可酌情补充凝血因子和血小板,有利于凝血与纤溶动态平衡的恢复。肝素化新鲜血浆,每次 10～15 mL/kg;血小板$<20\times10^9$/L,有颅内出血先兆者,应输入血小板悬液,使血小板$>50\times10^9$/L;纤维蛋白原首次用量 2.0～4.0 g 静脉滴注,以后 6.0～8.0 g/d,可使血浆纤维蛋白原升至 1.0 g/L,因其半衰期较长,一般每 3 d 用药一次。

4.抗纤溶治疗

适用于纤溶亢进的 DIC 晚期。常用氨基己酸、氨甲苯酸等。

(五)护理诊断及医护合作性问题

1.有组织损伤的危险

出血与 DIC 所致凝血因子被消耗、继发纤溶等有关。

2.组织灌注量改变

组织灌注量改变与 DIC 微循环障碍及出血致微循环血容量减少有关。

3.潜在并发症

多器官功能衰竭。

(六)护理措施

1.生活护理

按原发性疾病护理常规。卧床休息,保持病室环境安静清洁。给予高营养,易消化食物,应根据原发疾病调整食品的营养成分和品种。正确采集血标本,协助实验室检查以判断病情变化和治疗效果。

2.病情观察

定时监测患者生命体征,注意意识状态的变化,记录 24 h 尿量,观察出血部位、出血量;有无皮肤、黏膜发绀缺氧、尿少尿闭、血压下降、呼吸循环衰竭等微循环障碍症状;观察皮肤颜色、温度、末梢感觉,注意有无各器官栓塞的症状和体征。正确采集血标本,观察实验室检查结果,如血小板计数、凝血酶原时间、血浆纤维蛋白含量、3P 试验等,以判断病情变化和治疗效果。

3.对症护理

微循环衰竭的护理:保持呼吸道通畅,持续吸氧,以改善组织缺氧状况及避免脑出血发生。建立静脉通道,按医嘱给药,纠正酸中毒,维持水、电解质平衡,维持血压。做好各项基础护理,预防并发症。定时测量体温、脉搏、呼吸、血压,观察尿量、尿色变化,严密观察病情变化,若有重要脏器功能衰竭时应做相关护理。

4.用药护理

遵医嘱准确给予肝素抗凝治疗,护士应熟知肝素的药理作用、适应证和禁忌证,使用时注意观察出血的变化,定期测凝血时间以指导用药,在肝素抗凝过程中,补充新鲜凝血因子,并注意观察输血反应。维持静脉输液畅通,给予预防低血压的药物,以防止血压降低后进一步减少末梢循环血量。

5.心理护理

DIC 患者因病情重,患者常出现焦虑、烦躁情绪。护士应及时做好解释和安慰工作,积极抢救,忙而不乱,增加安全感,减轻患者紧张、焦虑状态。

(七)健康指导

1.生活指导

指导患者保持良好的情绪,保证充足的休息和睡眠。适当运动,提高机体抵抗力。为患者提供可口、易消化、易吸收、富含营养的食物,少量多餐。

2.疾病知识指导

向患者及其家属介绍 DIC 相关知识及治疗、护理措施;指导患者积极治疗原发病,祛除诱因;告诉患者预防出血的知识,尽量避免碰伤,如果伤口或注射部位出血,或出现其他出血症状,要立即报告;解释氧气吸入的重要性、肝素治疗及输血治疗的目的,注意观察和防治不良反应。

(刘　娟)

第三节　白血病的护理

白血病(leukemia)是一类造血干细胞的恶性克隆性疾病。其克隆中的白血病细胞自我更新增强、增生失控、分化障碍、凋亡受阻,而停滞在细胞发育的不同阶段,在骨髓和其他造血组织中,白血病细胞大量增生累积,使正常造血受抑制,并可浸润其他器官和组织。临床上以贫血、出血、感染发热和不同程度肝、脾、淋巴结肿大,周围血中白细胞有质和量的异常为特征。

根据白血病细胞的成熟程度和自然病程可将白血病分为急性和慢性两大类。急性白血病(acute leukemia)的细胞分化停滞在较早阶段,外周血和骨髓中多为原始细胞及早期幼稚细胞,病情发展迅速,自然病程仅数月。慢性白血病的细胞分化停滞在较晚阶段,外周血和骨髓中多为较成熟幼稚细胞和成熟细胞,病情发展慢,自然病程为数年。根据主要受累的细胞系列可将急性白血病分为急性淋巴细胞白血病(简称急淋,ALL)和急性非淋巴细胞白血病(简称急性非淋,ANLL)。急性淋巴细胞白血病分为 L_1(以小细胞为主)、L_2(以大细胞为主)和 L_3(以大细胞为主,大小较一致,细胞内有明显空泡)三种类型;ANLL 分为 8 个亚型,即 M_0 为急性髓细胞白血病微分化型,M_1 为急粒未分化型,M_2 为急粒部分分化型,M_3 为急性早幼粒细胞白血病,M_4 为粒—单核细胞白血病,M_5 为单核细胞白血病,M_6 为红白血病,M_7 为急性巨核细胞白血病。慢性白血病按细胞类型分为慢性粒细胞性白血病(简称慢粒,CML)、慢性淋巴细胞性白血病(简称慢淋,CLL)和慢性单核细胞性白血病。

　　白血病是我国常见的恶性肿瘤之一,占恶性肿瘤总发病率的 5% 左右,年发病率为 2.76/10 万,急性白血病比慢性白血病多见(约 5.5∶1),其中急非淋最多(1.62/10 万),其次为急淋(0.69/10 万)、慢粒(0.36/10 万)、慢淋少见(0.05/10 万)。男性发病率略高于女性(1.81∶1)。急性白血病中成人以急粒占首位,儿童则以急淋为多见。慢性白血病以慢粒为多见,随年龄增长而发病率逐渐升高,主要见于中年人。在恶性肿瘤病死率中,白血病居第 6 位(男性)和第 8 位(女性),在儿童及 35 岁以下成人中则居第 1 位。

(一)病因与发病机制

1.病毒感染

人类 T 细胞病毒-Ⅰ型(HTLV-Ⅰ)是一种 C 型逆转录病毒,成人 T 细胞白血病(ATL)是其引起。HTLV-Ⅰ可以通过哺乳、性生活及输血而传播。

2.电离辐射

电离辐射包括 X 射线、γ 射线、电离辐射等,无论是一次大剂量还是多次小剂量辐射均有致白血病作用。放射所致白血病以急淋、急粒和慢性白血病最多见。

3.化学因素

接触苯及含苯的有机溶剂如橡胶、汽油等可诱发白血病。某些药物如氯霉素、保泰松可引起染色体断裂,可能有致白血病作用。化学物质所致的白血病,多为急非淋。在出现白血病前,常有一个白血病前期阶段,表现为全血细胞减少。

4.遗传因素

家庭性白血病约占白血病的 0.7%。先天愚型(Downs 综合征)、先天性血管扩张红斑症(Bloom 综合征)、先天性再生障碍性贫血等遗传性或先天性疾病常伴有较高的白血病发生率。

5.其他血液病

某些血液病,如骨髓增生异常综合征、淋巴瘤、多发性骨髓瘤等最终可发展为白血病。

上述各因素相互作用,通过克隆而扩增,导致遗传基因的突变或染色体畸变,使白血病细胞株形成,其克隆中的白血病细胞失去进一步分化成熟的能力而停滞在细胞发育的不同阶段,并使正常造血组织的细胞增生受抑。

(二)临床表现

白血病的主要症状是感染、出血、贫血、组织器官浸润现象。

1.急性白血病

急性白血病起病急,特别是儿童、青少年患者起病多急骤,老年及有些青年患者也可缓慢起病,先有乏力、劳动后气急或轻度出血表现,病情可急转直下,出现白血病的四大症状。

(1)感染:半数患者以发热为早期表现。可低热,亦可高达 39 ℃～40 ℃或以上,常伴有畏寒、出汗等。虽然白血病本身可以因白细胞周转率增加和核蛋白代谢亢进而发热,但较高发热往往提示继发感染。感染可发生在各个部位,咽峡炎、口腔炎、牙龈炎最为多见,肺部感染、肛周炎、肛旁脓肿亦常见,严重时可致菌血症或败血症,为主要致死原因。致病菌以革兰阴性杆菌多见,如绿脓杆菌、肺炎克雷伯杆菌、大肠埃希菌等。其他有金黄色葡萄球菌、表皮葡萄球菌、粪链球菌及厌氧菌等。长期应用抗生素者可出现真菌感染,如白色念珠菌、曲菌、隐球菌等。因伴免疫功能缺陷,可有病毒感染,如带状疱疹病毒、巨细胞病毒等。

(2)出血:近半数患者以出血为早期表现。出血可发生在全身各部,以皮肤淤点、淤斑、鼻出血、牙龈出血、月经过多常见。胃肠道出血表现为大量呕血或便血;眼底出血可致视力障碍。重者可发生颅内出血,出现头痛、呕吐,瞳孔两侧不对称,甚至昏迷而死亡,为白血病致死的主要原因之一。出血主要与血小板减少、弥散性血管内凝血、白血病细胞浸润及细菌毒素对血管的损伤等有关。

(3)贫血:由于骨髓中白血病细胞极度增生与干扰,造成正常红细胞生成减少,以及红细胞寿命缩短和出血所致。贫血呈进行性发展,半数患者就诊时已有重度贫血。

(4)组织和器官浸润的表现

1)肝、脾、淋巴结:可有轻、中度的肝、脾大。淋巴结肿大一般无触痛和粘连,中等坚硬,轻到中度肿大,局限于颈、腋下和腹股沟等处,以急淋较多见。

2)骨和关节:白血病细胞可随血流浸润全身各组织器官。患者常有胸骨下端局部压痛,提示髓腔内白血病细胞过度增生。可出现关节、骨骼疼痛,尤以儿童多见。

3)眼部:急粒患者可在眼眶等部位形成粒细胞瘤或绿色瘤,常累及骨膜,可引起眼球突出、复视或失明。

4)口腔和皮肤:表现为齿龈肿胀、增生,局部皮肤隆起、变硬,呈紫蓝色结节,多见于 M_4、M_5 型白血病。

5)中枢神经系统白血病(CNS-L):以急性淋巴细胞白血病最常见,多见于儿童。主要发生于白血病缓解期,由于化疗药物难以通过血脑屏障,隐藏在中枢神经系统的白血病细胞不能有效杀灭,使白血病细胞浸润脑膜或中枢神经系统而引起 CNS-L,是白血病髓外复发的根源。临床上可表现为头痛、恶心呕吐、颈项强直,甚至抽搐、昏迷,脊髓浸润时可发生截瘫,神经根浸润可产生各种麻痹症状。

6)睾丸:出现无痛性肿大,多为一侧性。主要见于急淋化疗缓解后的男性幼儿或青年,是仅次于 CNS-L 的白血病髓外复发的根源。

此外,白血病可浸润其他各器官,如肺、心、消化道、泌尿系统等,但并不一定有临床表现。

2.慢性白血病

(1)慢粒:占白血病的 15%～25%,各种年龄均可发病,以中年最多见,男性略大于女性。其自然病程可分为慢性期、加速期和急变期。

1)慢性期:病缓慢,早期常无自觉症状。少数病例在体格检查时发现血常规异常或脾大而确诊。常见乏力、消瘦、低热、多汗或盗汗,体重减轻等症状。脾大为最突出体征,可达脐水平或入骨盆,质地坚实、平滑,有切迹,无压痛。若发生脾梗死或脾周围炎时,可引起局部疼痛。肝脏多为中度肿大。慢淋浅表淋巴结肿大较明显。大多数患者可有胸骨中下段压痛等。白细胞极度增高($>200×10^9$/L)时可发生"白细胞淤滞症",表现为呼吸窘迫、头晕、语言不清、中枢神经系统出血、阴茎异常勃起等。慢性期可持续 1~4 年。

2)加速期和急变期:起病 1~4 年内约 70% 慢粒患者可进入加速期以至急变期。加速期可维持几个月到数年,主要表现为原因不明的发热、虚弱、骨关节痛、贫血、出血、脾大、白血病细胞对原来治疗有效的药物发生耐药。急变期为慢粒的终末期,临床表现与急性白血病类似,可有髓外白血病的临床表现。多数病例的急性变为急粒变,20%~30% 为急淋变,偶有单核细胞、巨核细胞及红细胞等类型的急性变。

(2)慢淋:患者多系老年,男性略多于女性。起病缓慢,往往无自觉症状,常因淋巴结肿大首次就诊。早期可出现疲乏无力,后期出现食欲减退、消瘦、低热和盗汗等,晚期易发生贫血、血小板减少、皮肤黏膜紫癜。患者可出现皮肤增厚、结节以至全身红皮病。约 10% 患者可并发自身免疫性溶血性贫血。体征以颈部、锁骨上、腋窝、腹股沟等处淋巴结肿大为主,肿大的淋巴结无压痛、质地中等、可移动。50%~70% 慢淋患者肝、脾轻至中度大。

(三)实验室及其他检查

1.急性白血病

(1)血常规检查:多数患者白细胞增多,高者>$100×10^9$/L,称为高白细胞性白血病。部分患者白细胞数正常或减少,低者可<$1.0×10^9$/L,称为白细胞不增多性白血病。分类计数检查可发现原始细胞及幼稚细胞。贫血程度轻重不同,一般属正常细胞性贫血。早期血小板轻度减少或正常,晚期明显减少,出血时间延长。

(2)骨髓检查:多数病例骨髓象有核细胞显著增多,主要是白血病性的原幼细胞。因较成熟中间阶段细胞缺如,并残留少量成熟粒细胞,形成所谓"裂孔"现象。正常的幼红细胞和巨核细胞减少。约有 10% 急非淋骨髓增生低下称为低增生性急性白血病。白血病性原始细胞形态常有异常改变,例如胞体较大,核浆比例增加,核的形态异常(如切迹、凹陷、分叶等),染色质粗糙,排列紊乱,核仁明显,分裂象易见等。Auer 小体较常见于急粒细胞质中,急性单核细胞白血病和急性粒细胞-单核细胞白血病细胞质中有时亦可见到,但不见于急淋。因而 Auer小体有助于鉴别急淋和急非淋。

(3)细胞化学染色:主要用于协助血细胞类型的鉴别。常用方法有过氧化酶染色、苏丹黑B 染色、中性粒细胞碱性磷酸酶染色、糖原染色等。

(4)其他:免疫学检查、染色体和基因检查可协助诊断和分型。血液中尿酸浓度及尿液中尿酸排泄均增加,在化疗期间更甚,这是由于大量白血病细胞被破坏所致。

2.慢性白血病

(1)血常规检查:慢粒白细胞总数明显增高,晚期可达 $100×10^9$/L。血片中性粒细胞显著增多,可见各阶段粒细胞,以中幼粒和晚幼粒、杆状核粒细胞为主,原粒及早幼粒不超过 10%。嗜酸、嗜碱性粒细胞增多,后者是慢粒的特征之一。晚期血红蛋白及血小板明显下降。慢淋白细胞计数多在(15~100)×10^9/L,淋巴细胞占 15%~60%,晚期达 90% 以上,以小淋巴细胞为主。晚期血红蛋白、血小板减少。有溶血发生时,贫血明显加重,出血时间延长。

(2)骨髓检查:慢粒骨髓呈现粒细胞系列增生极度活跃,中幼粒、晚幼粒细胞明显增多,慢性期原始粒细胞及早幼粒细胞<10%,急变期可明显增高达 30%~50% 或更高。红系细胞相对减少,巨核细胞正常或增多,晚期减少。慢性淋巴细胞性白血病骨髓有核细胞增生明显活跃。红系、粒系及巨核细胞均减少,淋巴细胞比例>40%,以成熟淋巴细胞为主。红系、粒系及巨核系细胞均减少。

（3）染色体检查及其他：90％以上慢粒患者血细胞中出现 Ph 染色体。Ph 染色体是 9 号染色体长臂远端与 22 号染色体长臂易位。少数患者 Ph 染色体呈阴性，此类患者预后较差。慢淋约 50％患者染色体出现异常，其中以 12、14 号染色体异常多见。血清及尿液中尿酸浓度增高，与化疗后大量白血病细胞被破坏有关。

（四）治疗要点

1. 支持治疗

（1）防治感染：白血病患者正常粒细胞减少，在化疗、放疗后，正常的粒细胞恢复较慢，易发生各种感染，在此期间患者宜住进层流病房或消毒隔离病房，可用粒细胞集落刺激因子（G-CSF）或粒细胞－巨噬细胞集落刺激因子（GM-CSF）以提升白细胞，预防感染发生。患者发热多为感染引起，感染病灶未明，应查找原因，如做胸部 X 线片、咽拭子、血培养及药物敏感试验，同时可用广谱抗生素治疗，如头孢菌素类加氨基糖苷类药物等，待试验结果出来后再更换合适抗生素。真菌感染可试用两性霉素 B、氟康唑等。病毒感染用阿昔洛韦（无环鸟苷）或干扰素 α（IFN-α）等治疗。

（2）纠正贫血：严重贫血可输注浓缩红细胞，维持血红蛋白＞80 g/L。

（3）控制出血：因血小板计数过低而出血者，输注浓缩血小板悬液是最有效的方法。发生DIC，应按 DIC 处理。鼻及牙龈出血可用填塞或明胶海绵局部止血。

（4）预防尿酸性肾病：因白血病细胞大量破坏，血清和尿中尿酸浓度增高，聚积在肾小管引起阻塞而发生尿酸性肾病，尤其是白细胞很高的患者。因此，应鼓励患者多饮水，口服碳酸氢钠碱化尿液，给予别嘌醇每次 100 mg，3 次/天，口服，以抑制尿酸合成。对少尿或无尿的患者，按急性肾衰竭处理。

（5）维持营养：白血病系严重消耗性疾病，化、放疗后患者常有消化道功能紊乱，可发生较严重的营养不良。应注意补充营养，维持水、电解质平衡，给患者高蛋白、高热量、易消化食物，必要时静脉高营养保证足够的支持。

2. 化学药物治疗

（1）急性白血病：一经确诊，即应按照早期、足量、联合、间歇及个体化的原则，针对白血病细胞增生周期而采用几种不同药物组成联合化疗方案进行治疗。联合化疗方案分两个阶段，即诱导缓解和缓解后治疗。

1）诱导缓解治疗：即采用某一化疗方案短期内尽快地杀灭白血病细胞，使机体正常造血恢复，达到完全缓解。完全缓解时患者的症状和体征消失，血常规和骨髓象基本正常，白细胞分类中无白血病细胞，骨髓中原始细胞＜5％。急淋白血病儿童首选长春新碱加泼尼松（VP 方案），完全缓解率达 80％～90％；成人则以 VP 方案加左旋门冬酰胺酶（L）和柔红霉素（D）即VDLP 方案为首选。急非淋常用柔红霉素加阿糖胞苷（DA）方案，或使用三尖杉碱、长春新碱、阿糖胞苷加泼尼松（HOAP）方案，近年来使用三尖杉碱加阿糖胞苷（HA）方案。因选用的药物特异性较低，毒性较高，故常用间歇的联合治疗，5～7 d 为一疗程，间歇 1～2 周。

2）缓解后治疗：诱导缓解后体内仍有白血病细胞，如不继续治疗绝大多数复发，因此必须继续采用早期强化治疗，定期巩固，维持较长时间，以便进一步杀灭白血病细胞，防止复发，延长缓解和无病生存期，争取治愈。包括强化、巩固、维持治疗。急淋白血病应予原诱导方案或其他强化方案巩固强化治疗；在巩固强化间歇期，用 6-巯基嘌呤和甲氨蝶呤交替长期口服；维持治疗阶段则选用原有效方案定期强化，逐步延长间歇期，治疗 3～5 年。急非淋用原诱导方案巩固4～6个疗程或采用以中剂量阿糖胞苷为主的强化治疗,每1～2个月定期巩固1次,共1～2年,以后停用化疗,密切随访,如有复发再做化疗,不需长期维持。

（2）慢性白血病:慢粒化疗药物首选羟基脲,开始剂量3 g/d,分3次口服。待白细胞下降至(10～20)×10⁹/L时,羟基脲减量,用小剂量维持,1 g/d。也可选用白消安(马利兰),近年应用干扰素α治疗亦能提高缓解率。慢粒急性变时,按急粒化疗方案治疗。慢淋治疗首选苯丁酸氮芥,6～10 mg/d口服,1～2周后减量至2～6 mg/d。每周检查血常规,调整药物剂量,以防骨髓过分抑制。一般用药2～3周后开始显效,2～4个月时疗效较明显。维持半年可停药,复发后再用药,有效率约50%。

3.中枢神经系统白血病和睾丸白血病的防治

因化疗药物难于通过血－脑屏障,因此隐藏在中枢神经系统内的白血病细胞常是白血病复发的根源。防治中枢神经系统白血病是治疗急性白血病、减少复发的关键,尤其是急淋。常在缓解后预防性鞘内注射甲氨蝶呤,每次10 mg。甲氨蝶呤鞘内注射可引起急性化学性蛛网膜炎,患者有发热、头痛及脑膜刺激征,因此,应同时加用地塞米松每次5～10 mg,每周2次,共3周。若甲氨蝶呤疗效欠佳,可改用阿糖胞苷30～50 mg/m² 鞘内注射,每周2次。同时考虑头颅部放射线照射(2 400～3 000 cGy)和脊髓放射治疗(1 200～1 800 cGy),但对骨髓抑制较严重。药物对睾丸白血病疗效不佳时,必须采取放射治疗(总剂量约2 000 cGy),即使一侧睾丸肿大,也须采用两侧放射。

4.造血干细胞移植

造血干细胞移植包括自体造血干细胞移植及异基因造血干细胞移植,是目前被普遍认可的根治性标准治疗。目前主张除儿童急淋外,所有年龄在50岁以下的急性白血病应在第一次完全缓解时进行,自体、异体移植均可采用。慢性白血病多采用异体干细胞移植,应在缓解后尽早进行。

（五）护理诊断及医护合作性问题

1.有感染的危险

有感染的危险与成熟白细胞数量减少、化疗使机体免疫力下降有关。

2.有损伤的危险

出血与血小板数量减少及质量异常有关。

3.活动无耐力

活动无耐力与化疗、白血病细胞致代谢率增高及贫血有关。

4.预感性悲哀

预感性悲哀与治疗效果不佳、化疗反应明显及死亡的威胁有关。

5.潜在并发症

化疗反应、尿酸性肾病。

6.知识缺乏

缺乏白血病防治、护理的有关知识。

（六）护理措施

1.生活护理

（1）休息与活动:在化疗期、病情较重、严重贫血、感染或有明显出血倾向者应绝对卧床休息;对因病情不允许活动的患者,要协助患者洗漱、进食、大小便、翻身等,以减少患者体力消耗、预防压疮。病情轻、缓解期和慢性白血病患者可适当活动,在力所能及的范围内完成部分日常生活活动和进行适当的运动;脾大者嘱患者取左侧卧床,以减轻不适感,尽量避免弯腰和碰撞腹部,以免发生脾破裂。对实行保护性隔离的患者,应加强生活照顾。

(2)饮食:白血病患者体内细胞核蛋白代谢亢进,并且有感染发热、大量出汗,营养消耗增加,体质下降,活动耐力降低,患者又常食欲减退,尤其是在化疗期间,化疗药物引起口腔溃疡、恶心、呕吐等反应,致进食减少,营养消耗难以得到足够补充。因此,应向患者及其家属解释合理的饮食对增强体质和促进康复的重要性,鼓励患者进食。

1)指导家属为患者提供高蛋白、高维生素、高热量、适量纤维素、清淡、易消化的食物,以半流质为主。避免进食高糖、高脂、产气过多和辛辣的食物,应注意菜肴的色、香、味、型,以适合患者口味及爱好。进食时为患者准备清洁、安静、舒适的环境,指导患者少量多餐,细嚼慢咽。建议患者选择胃肠道症状最轻的时间进食,化疗期间应避免在化疗前后 2 h 内进食,并指导患者进食前做深呼吸及吞咽动作,进食后取坐位或半卧位,避免立即平卧,以减轻恶心、呕吐。

2)加强口腔护理。口腔溃疡严重者可于餐前用普鲁卡因稀释液漱口,以减轻进食疼痛,保证进食量。病情严重不能进食者,帮助患者用吸管进流质饮食。

2.病情观察

监测患者白细胞计数,询问患者有无发热、咽部痒痛、咳嗽、尿路刺激征等感染的表现。注意监测患者血小板计数,观察有无皮肤淤点、淤斑、齿龈、鼻、大小便有无出血,尤应注意有无头痛、呕吐、视力改变等颅内出血征兆。对慢粒患者应每日测量患者脾脏的大小、质地,检查有无压痛,并做好记录。

3.预防和控制感染

化疗在杀灭白血病细胞的同时也杀伤正常细胞,会导致骨髓严重抑制,粒细胞极度缺乏,极易发生感染。当粒细胞绝对值 $\leqslant 0.5 \times 10^9 / L$ 时,患者应进行保护性隔离,置患者于无菌层流室或单人病房,谢绝探视,严格执行消毒隔离制度。化疗前遵医嘱根除局灶性感染,化疗同时可服用肠道不吸收的抗生素。加强基础护理,并说明预防感染的必要性和重要性,使其积极主动配合护理。注意个人卫生,保持口腔清洁,进食前后用温开水漱口;宜用软毛牙刷,以免损伤口腔黏膜引起出血和继发感染。如有黏膜真菌感染可用氟康唑或依曲康唑涂擦患处;勤换衣裤,每日沐浴有利于汗液排泄,减少发生毛囊炎和皮肤疖肿;保持大便通畅,便后用温水或盐水清洁肛门,以防止肛周脓肿形成。

4.预防和护理出血

因白血病出血的主要原因是骨髓中大量白血病细胞增生、浸润导致血小板减少,因此,护理时应特别强调积极争取白血病缓解。抢救危重出血时,应遵医嘱及早输浓集血小板悬液。

5.化疗药物应用的护理

(1)化学治疗不良反应及护理

1)心理支持:化学治疗前向患者说明化疗的重要性、必要性及化疗中可能出现的不良反应,使之对化学治疗反应有一定的思想准备。鼓励患者应耐心坚持完成化疗,争取患者和家属积极主动配合治疗。

2)防止和减轻胃肠道反应:多数化疗药物可产生恶心、呕吐、食欲减退等胃肠道反应,用药时应控制静脉滴速,不可过快;用药过程中应密切观察有无恶心、呕吐、食欲减退等表现,为提高食欲,减轻消化道反应,应为患者提供清淡、易消化的饮食,避免油腻或刺激性食物;治疗前、后 2 h 内避免进食。指导患者少量多餐,细嚼慢咽,进食后取坐位或半卧位,以减轻恶心、呕吐。必要时遵医嘱于餐后半小时给止吐剂,呕后应及时处理呕吐物。若呕吐严重,明显影响进食,应严密观察有无电解质紊乱,必要时遵医嘱静脉补充营养。

3)骨髓抑制的护理:化疗中必须定期检查血常规,每次疗程结束必要时做骨髓穿刺,以便观察疗效及骨髓受抑制的情况。多数化疗药抑制骨髓至最低点的时间为 7～14 d,恢复时间为之后的 5～10 d,因此,在化疗过程中及化疗结束后 2 周内应加强预防感染和出血的措施。做各种治疗及护理时,应严格无菌技术操作。一旦出现骨髓抑制,需加强贫血、感染和出血的预防、观察和护理,协助医生正确用药。

4)防止肝肾功能损害:甲氨蝶呤、6-巯基嘌呤、门冬酰胺酶等可有肝损害作用,用药期间观察患者有无黄疸,并定期监测肝功能;环磷酰胺可引起出血性膀胱炎,使用时注意有无血尿,告诉患者每日补水在 4 000 mL 以上,以稀释尿中药物浓度,防止出血性膀胱炎发生。一旦发生血尿,应停止使用。

5)预防尿酸性肾病:白血病细胞在化学治疗期间破坏迅速,血液及尿中尿酸浓度明显增高易产生尿酸性肾结石,故应鼓励患者多饮水,保证每日尿量在 1 500 mL 以上,以利尿酸及其他代谢产物的稀释和排泄,服碳酸氢钠碱化尿液,同时给予别嘌醇口服,每次 100 mg,3 次/天,以抑制尿酸的形成。

6)其他:多次应用长春新碱可出现口唇、手、脚麻木等末梢神经炎表现,停药后或口服维生素 B$_1$ 可逐渐恢复;使用柔红霉素、阿霉素、克拉霉素和高三尖杉酯碱时,应注意心率、心律的变化,若患者出现心悸、胸闷时,要及时通知医生,同时做心电图观察。白消安可引起皮肤色素沉着、阳痿、停经,用药前应向患者说明,以便主动配合治疗,坚持用药。

(2)保护静脉,减少局部刺激:患者在接受化学治疗期间常需反复静脉给药,化疗药物刺激性强,疗程长,因此必须保护静脉,以保证化学治疗持续进行。

1)合理选用静脉:可由四肢远端向近端依次选择合适的小静脉穿刺,左右交替使用,不宜选择较细的静脉,并远离肘关节、腕关节等易活动部位,以防药液外渗。反复多次给化疗药者,最好采用中心静脉或深静脉留置导管供注射用。

2)正确静脉给药:静脉注射要求准确,防止药物外漏。①化疗药物一般均不宜与其他药物配伍。②静脉穿刺要求一针见血,穿刺时扎止血带时间不宜过长,不拍打静脉,不挤压皮肤,以免皮下出血。③注药前,先用生理盐水试穿,确定穿刺成功后再注化学治疗药物,推药(或滴药)过程中要不断回抽检查,观察针头是否在血管内,注射完毕时用少量生理盐水冲洗或抽少量回血并保持注射器内一定负压时再拔针,然后压迫针眼数分钟。④静脉滴注可先行无药液体滴注,确定畅通无外漏,再夹住滴管上端输液管,将化疗药物用滴管下端输液管间接注入静脉内。注毕,继续用无药液体迅速冲洗净输液管内的药液,减少药物对血管的刺激。

3)密切观察有无药液外渗并及时处理:输注时疑有或者发生化疗药物外渗时,应立即停止注入,边回抽边退针,不宜立即拔针;外漏局部立即冷敷或以 0.5% 普鲁卡因局部封闭,也可采用生理盐水加地塞米松做多处皮下注射,范围大于渗液区域,或遵医嘱选用相应拮抗剂,常用的如硫代硫酸钠可用于拮抗氮芥、丝裂霉素、放线菌素 D 等,8.4% 碳酸氢钠可用于拮抗阿霉素、长春新碱等。局部冷敷也有一定效果。

4)静脉炎的处理:发生静脉炎者的局部血管禁止静脉滴注,患处勿受压。可用依沙吖啶(利凡诺)纱布湿敷或行皮下浸润封闭,鼓励患者多做肢体活动,以促进血液循环。

（3）鞘内注射化疗药物的护理：协助患者采取头低抱膝侧卧位，协助医生做好穿刺点的定位和局部的消毒与麻醉；鞘内注射药物宜慢；拔针后局部予无菌纱布覆盖固定，嘱患者去枕平卧4～6 h，注意观察患者有无头痛、呕吐、发热等化学性脑膜炎的症状。

6.心理护理

白血病恶性程度高，病情严重，加上出血、感染、全身衰竭，严重的化疗反应，患者随时面临死亡，势必会产生各种不良心理反应。护士应与患者进行有效沟通，鼓励患者说出自己的感受，对患者的恐惧表示承认、同情和理解，采取多种形式因势利导，帮助患者认识不良的心理状态对治疗不利、加重病情，而良好的情绪和坚强的意志有利于治疗。鼓励患者正视疾病，以积极的态度坚持治疗，组织病友之间进行养病经验的交流，向患者介绍已缓解的典型病例，请治疗效果较好、性格开朗、生存期长的患者进行现身说法，同时予以精心护理，努力预防并发症，安全渡过化疗期，使患者看到希望，增强战胜疾病的信心。争取家属和社会系统的配合，嘱家属亲友给予患者物质和精神的支持与鼓励，在家庭中营造将癌症治愈的气氛，尤其在病情恶化时更应给予精神支持，共同为患者分担痛苦，使患者在家庭和医院的和谐环境中感受到生活的美好，激发患者对生命的热爱和求生意志，积极配合治疗。指导患者使用放松疗法，如缓慢的深呼吸、全身肌肉放松、练气功、听音乐等，减轻烦恼、恐惧和悲观绝望情绪。

（七）健康指导

1.生活指导

保持良好的生活方式，生活要有规律，保证充足的休息和睡眠，保持乐观情绪，适当锻炼身体，以提高机体抵抗力。加强营养，宜食富含高蛋白、高热量、高维生素、清淡、易消化、少渣软食，避免辛辣刺激性食物。多饮水，多食蔬菜和水果，以保持排便通畅。注意个人防护，减少与苯的接触，慢性苯中毒主要损害人体的造血系统，引起白细胞、血小板数量减少诱发白血病，一些从事以苯为化工原料生产的工人应加强劳动保护，装修时应选择对人体无害的装修材料。尽量避开射线辐射，从事放射线工作的人员要做好个人防护，婴幼儿及孕妇应避免接触过多发射线。

2.疾病知识指导

向患者及其家属介绍有关白血病的常见病因、临床表现及治疗方案。解释白血病虽然难治，但目前治疗进展快、效果好，坚持治疗可延长急性白血病的缓解期和生存期，帮助患者树立信心。指导患者不可滥用药物，使用氯霉素、细胞毒类抗癌药、免疫抑制剂等药物时要小心谨慎。预防感染和出血：向患者介绍预防感染和出血的措施，如注意个人卫生，注意保暖，避免受凉，尽量少去公共场所，学会自测体温，经常检查口腔、咽部有无感染；剪短指甲，避免因抓搔而损伤皮肤；淋浴时水温时以37 ℃～40 ℃为宜，以防止水温过高引起血管扩张，加重皮下出血；空气干燥时用薄荷油滴鼻腔；勿用牙签剔牙，勿用手挖鼻孔，避免创伤等。指导患者按医嘱服药，定期门诊复查血常规，发现出血、发热及骨、关节疼痛、脾大时，应及时就诊。

（朱博宇）

第六章 风湿科疾病护理

第一节 类风湿关节炎的护理

一、概述

类风湿关节炎是一种慢性炎症性、系统性的自身免疫疾病。

二、护理评估

（一）一般评估

年龄、职业、身高、营养状况。

（二）症状评估

关节受累主要表现有晨僵、多发对称性关节炎，最常累及的关节为手、腕、足和踝关节。关节外表现可以有皮肤、肺、心脏、眼部、消化系统及血管炎等损伤。急性期患者可有低热。

（三）诱因评估

寒冷、潮湿、疲劳、营养不良、创伤、精神因素等，常为本病的诱因。

三、常规护理

（一）一般护理

1. 环境

通风、向阳，保持空气新鲜，避免在风口处睡卧。

2. 饮食护理

（1）类风湿关节炎患者一般宜进食高蛋白、高维生素及易消化的食物，饮食要定时适量，不可暴饮暴食。

（2）不宜选择刺激性强的食品，如辣椒等。

（3）少食用糖类及脂肪食物，因为治疗类风湿关节炎常选用糖皮质激素，该药会导致糖代谢障碍，血糖增高。

脂类食物可使血脂胆固醇升高，造成心脏、大脑的血管硬化。

（4）适当控制食盐，盐摄入过多会造成钠水潴留。

（5）不宜选择导致患者症状加重的食物，如茶叶、咖啡、柑橘等。

3. 休息及卧位

（1）休息：急性期时，患者应休息以减轻疼痛；急性期后，患者应尽早下床或做床上主动或被动锻炼，并逐步进行从主动的全关节活动的锻炼到功能性的活动，以恢复关节功能。冬季及夜间休息时注意病变关节保暖，预防晨僵。

（2）卧位：减少长时间卧床。

4.运动

(1)运动形式:多以舒缓运动为主,如太极拳、太极剑。

(2)运动方法:若采坐姿,可将右腿打直,小腿与足部往上提,离地 30 cm 以上,持续 5 s 后放下,左脚也以相同动作重复,每日可多做几次,以能负荷为原则;若采卧姿,可做四肢的伸屈运动。

(3)暖身运动:将双手向前伸直,手掌向下,往下、往后做伸展划水的动作,或者将双手举高至脸部,掌心朝向脸部,吸气后,双手向上、向外伸展,然后再缓缓放下。

(4)肢体活动前可配合使用热敷以增强局部血液循环,使肌肉松弛,利于肢体活动。

(二)病情观察

1.晨僵

晨僵常在关节疼痛前出现。

2.关节肿痛观察

病变关节是否有红、肿、热、痛、活动障碍。

3.并发症的观察

观察前臂常受压的伸侧面,在皮下是否可触及类风湿结节;观察有无胸闷、心悸等类风湿心脏病的表现;观察有无发热、呼吸困难、咳嗽及胸痛等类风湿肺损伤的表现;观察有无血尿等肾脏病变。

(三)用药护理

1.非甾体类抗感染药

非甾体类抗感染药,如美洛昔康、双氯芬酸、塞来昔布。此类药物易出现胃肠道反应和血小板聚集能力下降,故该类药物应在饭后服或与食物同服,以减少对胃肠道的刺激。有出血倾向的患者慎用。

2.改善病情药物(或称慢作用药)

瑞得、D-青霉胺、柳氮磺吡啶、羟氯喹、雷公藤等,此类药物的不良反应主要有恶心、呕吐等消化道症状,还可导致白细胞及血小板减少,故应饭后服,并观察皮肤、黏膜有无出血点及淤斑等血小板减少症状,同时注意监测血常规。另外,氯喹可导致复视、视网膜点状或团状色素沉着等,应半年做一次眼科检查,此药还可引起心肌的不良反应,所以用药前及用药后应检查心脏的情况。雷公藤可抑制性腺导致男性精子生成减少及不育,女性闭经。

3.免疫抑制剂(或称细胞毒药物)

环磷酰胺、甲氨蝶呤、来氟米特等药物。主要是可引起消化道症状、骨髓抑制现象、肝脏损害,还可导致患者免疫力低下,容易受到病毒和细菌的感染,因此在用药期间,必须加强抗感染,用药后应密切观察患者的肝脏及血液系统的变化。环磷酰胺会造成男性精子减少及女性闭经,还可有出血性膀胱炎,故用药期间应鼓励患者多饮水,注意观察小便颜色。目前临床上大多使用来氟米特,因其不良反应较小。

4.肾上腺皮质激素

甲强龙、强的松等,长期服用可导致眼内压增高、青光眼加重、高血压、消化道溃疡;还可出现内分泌代谢障碍,如向心性肥胖、满月脸、痤疮及水钠潴留;肌无力、骨质疏松、股骨头无菌性坏死;抵抗力下降易引起各种感染。故口服该类药物期间需注意增加抵抗力,做好自身防御,避免病毒和细菌的侵入;指导患者遵医嘱服药,不可自行增减或擅自停药。在减药或停药过程中,易发生精神及神经症状,故应加强安全措施,专人看护,防止意外伤害;并补充钙剂及维生素 D,防治骨质疏松;注意监测血糖和尿糖,以防止药物引起的糖尿病,对糖尿病患者应随时注意有无发生酮症;注意观察大便颜色及胃肠道症状,定期做大便潜血检查,以便早期发现消化道出血或溃疡。

5.生物制剂

生物制剂主要用于难治性类风湿关节炎的治疗,如恩利、益赛普。生物制剂不良反应较小,但需存放在 2 ℃～8 ℃冰箱内。注射方式一般为皮下注射。

(四)心理护理

关节疼痛、害怕残废或已经面对残废、生活不能自理、经济损失、家庭、朋友等关系改变、社交娱乐活动的停止等诸多因素不可避免地给类风湿关节炎患者带来精神压力,他们渴望治疗,却又担心药物不良反应或对药物实际作用效果信心不足,这又加重了患者的心理负担。抑郁是类风湿关节炎患者中最常见的精神症状,严重的抑郁有碍疾病的恢复。因此,在积极合理的药物治疗同时,还应注重类风湿关节炎的心理治疗。帮助患者树立正确的人生观,用积极乐观的态度面对疾病;既要重视疾病、积极治疗,又不能过分担忧、放弃治疗或者对治疗失去信心;要调整好自己的心态,保持乐观向上的情绪。

(李　敏)

第二节　系统性红斑狼疮的护理

一、概述

系统性红斑狼疮是一种累及多系统、多器官并有多种自身抗体出现的自身免疫性疾病。由于体内有大量致病性自身抗体和免疫复合物而造成组织损伤,临床上可出现各个系统和脏器损伤的表现。

二、护理评估

(一)一般评估

发病时间、病程情况、家族史、病后对生活的影响、患者对该病的认知情况。

(二)症状评估

1.全身症状

活动期患者多有疲乏、发热、体重下降等全身症状。

2.局部症状

系统性红斑狼疮最常见的表现是多发性关节疼痛或关节炎,最常见的皮损症状是面颊部蝶形红斑。

(三)诱因评估

1.日光暴晒、紫外线照射

因日光或者紫外线照射作用改变了细胞内脱氧核酸,产生抗原抗体反应促使狼疮发作。

2.寒冷刺激

寒冷刺激可造成该病复发。

3.妊娠和分娩

大约有半数以上的患者在怀孕末 3 个月与产后数月内会导致狼疮加重或者复发。

4.药物

有的狼疮患者发病明显和药物有关,如磺胺类、保泰松、肼苯哒嗪、普鲁卡因酰胺、氯丙嗪、苯妥英钠、异烟肼、口服避孕药等,可以使处于缓解期的红斑狼疮患者进入活动期。

三、常规护理

(一)一般护理

1.环境

患者居住的房间应注意温度和湿度,一般温度宜保持在 24 ℃,夏天最好用自然风,湿度在 50% 以上。居住的房间或工作环境,要避免直射阳光,最好用百叶窗或窗帘遮住。

2.饮食护理

选择高蛋白、低脂肪、低糖、易消化食物为宜。忌选用具有感光敏感的食物,如无花果、油菜、黄泥螺及芹菜等,若食用后应避免阳光照射;蘑菇、香菇等蕈类和某些食物染料及烟草有诱发系统性红斑狼疮的作用,应避免食用;忌吃海产品、羊肉、狗肉、鹿肉、桂圆、荔枝、辣椒等。

3.休息与运动

急性活动期要卧床休息,病情稳定的慢性患者可适当工作,可根据患者的具体情况制订合理的运动计划,注意劳逸结合、动静结合。

4.皮肤护理

(1)避免阳光照射,保持皮肤清洁、干燥。避免阳光直接照射,夏日出门应撑伞,对于局部暴露部位,应使用防晒霜,减少局部受刺激;每天检查皮肤,以便发现新的病灶;局部使用皮质类固醇软膏,以抑制炎症反应;指导患者平时不可任意用药于局部病灶,洗澡水也不可过热,洗澡时避免使用肥皂,以减少对皮肤的刺激。

(2)面部红斑护理:应经常用清水洗脸,保持皮肤清洁,并用 30 ℃ 左右的清水将毛巾或纱布湿敷于患处,每日 3 次,每次 30 min,可促进局部血液循环,有利于鳞屑脱落,面部忌用碱性肥皂、化妆品及油膏,防止对局部皮肤刺激或引起过敏。

(3)皮损感染护理:根据细菌培养及临床表现,先行清创,然后局部给予营养,适当应用抗生素,促进消炎,有利于皮损愈合。

(4)脱发护理:每周用温水洗头 2 次,边洗边按摩头皮。

(5)口腔黏膜溃疡护理:用抗疟药。

(6)会阴护理:注意清洗会阴,保持会阴部皮肤清洁、干燥。

(二)病情观察

1.早期表现

最常见的早期症状为发热,疲劳,体重减轻,关节炎(痛)。较常见的早期表现为皮损、多发性浆膜炎、肾脏病变、中枢神经系统损害、血液异常及消化道症状等。

2.系统性表现

(1)发热:85% 以上的患者可有不同程度发热,有的可长期持续发热而无其他症状及明显的实验室发现,尤其多见于长期接受大剂量激素治疗的患者。

(2)关节肌肉症状:关节痛者占90%以上,常为首发症状,典型的特征为发作性对称性关节痛、肿胀,常累及手指的远端小关节、指间关节、掌指关节、腕关节和膝关节。长期应用糖皮质激素的患者,5%~10%发生股骨头或肱骨头坏死。

(3)皮肤损害:80%的病例可出现皮肤损害,以皮疹为最常见,亦是本病的特征性表现,典型皮损为发生在面部的蝶形红斑,对称性分布于双侧面颊和鼻梁。

(4)血液系统的改变:几乎所有患者在病程中都可出现血液学改变,其中以贫血为最常见,白细胞减少、中性粒细胞和淋巴细胞减少也是本病常见的血液学表现。本病的另一个血液系统异常为输血反应的发生率高,且反应程度也较严重,往往对本病造成不可逆转性病情恶化,甚至造成死亡。另外,还有部分患者会发生血小板减少,可导致严重的消化道、泌尿道、生殖道、颅内出血。

(5)肾脏病变:最为常见,狼疮肾脏病变主要为肾炎和肾病综合征,高血压是狼疮肾炎的特征表现,一旦出现高血压,预示肾脏的病变在恶化,因此,有效地控制高血压对于控制红斑狼疮的病程起重要作用。

(6)其他:红斑狼疮还可导致心包炎、心肌梗死、胸膜炎、腹痛、溃疡性结肠炎、胰腺炎、狼疮脑病、眼底病变、狼疮危象。

(三)用药护理

1. 糖皮质激素

糖皮质激素是治疗系统性红斑狼疮的主要药物,尤其在其他药物疗效不佳或机体重要器官受损的情况下更为首选,主要用法有冲击疗法、大剂量疗法、中剂量长程疗法、小剂量维持方法。此类药物长期服用可导致眼内压增高、青光眼加重、高血压、消化道溃疡;还可出现内分泌代谢障碍,如向心性肥胖、满月脸、痤疮及水钠潴留;肌无力、骨质疏松、股骨头无菌性坏死;抵抗力下降易引起各种感染。故使用该类药物时需注意。

(1)积极预防感染。密切观察体温变化,加强口腔护理、会阴护理、皮肤护理,以防止呼吸道、泌尿道及皮肤的感染。用药期间同时注意增加抵抗力,做好自身防御,避免病毒和细菌的侵入。

(2)指导患者用药期间应遵医嘱服药,不可自行增减或擅自停药。在减药或停药过程中,易发生精神及神经症状,故应加强安全措施,专人看护,防止意外伤害。

(3)用药期间适当补充钙剂及维生素D,防治骨质疏松。

(4)注意监测血糖和尿糖,以防止药物引起的糖尿病,对糖尿病患者应随时注意有无发生酮症。

(5)注意观察大便颜色及胃肠道症状。定期做大便潜血检查,以便早期发现消化道出血或溃疡,必要时给予氢氧化铝凝胶口服以保护胃黏膜。

(6)大剂量激素冲击治疗前,应向患者交代治疗期间应注意的事项,治疗中注意掌握输液滴速,观察心律变化,防止输液速度过快,引起心力衰竭。

2. 免疫抑制剂

免疫抑制剂一般需与激素合用,远期疗效优于单用糖皮质激素,但需达到一定的累积量。常用药物有环磷酰胺、硫唑嘌呤、长春新碱、环孢素A、甲氨蝶呤、来氟米特。此类药物会导致骨髓抑制、白细胞减少、肝功能损害、胃肠道反应、胎儿畸形、免疫力低下,因此在用药期间,必须加强抗感染,密切监测肝功能及血常规,注意胃肠道反应,并指导育龄期妇女在用药期间做好避孕措施。部分药物如环孢素 A、长春新碱可导致血压升高,故存在未控制的高血压患者慎用。另外,环磷酰胺还会导致泌尿道症状,如尿频、尿急、膀胱尿感强烈、血尿,甚至排尿困难,故用药期间应指导患者多饮水,以增加尿量减轻症状。紫外线照射可使患者发生皮肤癌的危险性增加,故在用药期间应指导患者通过穿防护衣或使用含高防护因子的防晒霜来减少皮肤暴露于阳光和紫外线下。

3.抗疟药

抗疟药常用药物有氯喹、羟氯唑。其主要的不良反应包括视网膜病变,心肌损害,故在用药期间注意查眼部及监测心电图。

4.免疫球蛋白

大剂量静脉输注免疫球蛋白偶有发热、皮疹、低血压或一过性肾功能受损等不良反应。

5.血浆置换与免疫吸附法

血浆置换与免疫吸附法对危害生命的系统性红斑狼疮、暴发型狼疮、急进性狼疮肾炎、迅速发展的肾病综合征、高度免疫活动者、或对激素免疫抑制剂治疗无效,或有应用禁忌者可考虑。

6.造血干细胞移植

造血干细胞移植的免疫重建能使机体的免疫系统重新识别自身抗原,并通过负选择而产生免疫耐受,使自身免疫现象得以控制。

7.性激素达那唑(丹那唑)

性激素达那唑是一种弱的雄激素,对治疗狼疮性血小板减少有效,主要不良反应是阴道炎、月经不调。

(四)对症护理

1.关节炎及关节疼痛

保护关节,鼓励患者多休息,但应避免固定不动,平时应维持正确的姿势,每天应有适当的活动,以保持正常的关节活动度,冬天宜注意关节部位的保暖。

2.发热

嘱患者卧床休息,调整室温,以促进散热,如果患者没有水肿现象,则增加水分摄取量。

3.保护肾功能

当出现肾功能减退时,应采取低蛋白饮食,减少活动量,尤其在血尿和蛋白尿期间,应卧床休息。观察每日尿量及体重的变化,如出现尿量减少,体重增加或水肿时,应限制水分和钠盐的摄入,并注意测量血压。

4.做好安全措施

观察患者是否有行为改变,如意识混乱、幻觉、妄想或情绪不稳定、抽搐等现象,若出现上述现象,应专人陪护,以防跌倒或走失。并使用防护栏,以防坠床。必要时使用约束或开口器,防止抓伤、咬伤等意外发生。

5.妊娠和分娩前后的指导

告诉患者妊娠可使病情恶化,也易发生早产、流产、死胎,一旦妊娠后,应在医院监测,做好妊娠期的保健指导。若已确定妊娠后对疾病预后不利,应指导患者及家属采取正确的避孕方法。

(五)心理护理

系统性红斑狼疮是一个不能根治、病程长且反复发作的疾病,患者易出现焦虑、失望、抑郁,在治疗期间应注意观察患者的心理变化,给予相应的心理疏导,指导患者要用科学的态度对待疾病,患者既要充分认识到本病的长期性、复杂性和顽固性,又不要对前途和命运担忧,无论病情是否缓解,都应定期到专科医生处进行长期随访,及时得到指导,才能巩固最佳的治疗效果。同时鼓励患者保持乐观精神,正确对待疾病,帮助患者建立持久战的思想、必胜的信心、面对现实的勇气。

(李 敏)

第三节 原发性干燥综合征的护理

一、概述

干燥综合征是一种以侵犯泪腺、唾液腺等外分泌腺体,具有高度淋巴细胞浸润为特征的弥散性结缔组织病。

临床上主要表现为干燥性角、结膜炎,口腔干燥征。

二、护理评估

(一)一般评估

年龄、性别、遗传、内分泌因素、有无病毒感染。

(二)症状评估

局部症状表现有口干燥症(口干,猖獗性龋齿,腮腺炎,舌痛、舌面干、裂、舌乳头萎缩而光滑)、干燥性角结膜炎;皮肤的特征性症状为紫癜样皮疹;70%～80%的患者有关节痛,且呈一过性;血液系统可出现白细胞减少、血小板减少,严重者可有出血现象;此外还有肾、肺、消化系统、神经系统等损害的相应症状表现。

(三)诱因评估

病毒感染常为本病的诱因,致病病毒有 EB 病毒和逆转录病毒。

三、常规护理

(一)一般护理

1. 环境

保持居住环境安静、整洁、温湿度适宜,温度 18 ℃～20 ℃,湿度 50%～60%,将室内湿度控制在可以缓解呼吸道黏膜干燥所致干咳等症状的范围,并可预防感染,必要时可使用加湿器。

2. 饮食护理

多喝水,每天的补水量应达到 2 000～2 400 mL。指导患者多吃萝卜、莲藕、荸荠、梨、蜂蜜等润肺生津、养阴清燥的食物,要尽量少吃或不吃辣椒、葱、姜、蒜、胡椒等燥热之品,少吃油炸、肥腻食物,以防病情加重。

3.休息与运动

急性期要卧床休息,病情稳定的慢性患者可适当工作,但应注意勿过度劳累。

(二)病情观察

1.局部表现

(1)口干燥症:主要表现为口干(口干是本病的首发症状)、猖獗性龋齿、成人腮腺炎,舌部表现为舌痛,舌面干、裂,舌乳头萎缩而光滑,口腔黏膜出现溃疡或继发感染。

(2)干燥性角结膜炎:表现为眼干涩、异物感、泪少等症状,严重者痛哭无泪。部分患者有眼睑缘反复化脓性感染、结膜炎、角膜炎等。

(3)其他:浅表部位如鼻、硬腭、气管及其分支、消化道黏膜、阴道黏膜的外分泌腺体均可受累,使其分泌较少而出现相应症状。

2.全身表现

主要表现为乏力、低热。

3.系统表现

(1)皮疹:可出现过敏性紫癜样皮疹,多见于下肢。

(2)关节表现:较为常见,多不出现关节结构的破坏。

(3)肾损害:主要累及肾小管和肾小球。

(4)肺损害:可出现干咳,重者出现气短。

(5)消化系统:可出现萎缩性胃炎、胃酸减少、消化不良等非特异性症状,患者可有肝脏损害。

(6)血液系统:可出现白细胞和血小板计数减少。

(三)用药护理

1.局部用药

(1)干燥性角膜炎的治疗:目前,人工泪液是干燥性角膜炎的主要治疗方法,但因其含有防腐剂,不建议长期使用;溴苄环己胺和环孢素A眼液能有效地改善和治疗眼干症状;对尚保存部分泪腺功能的患者,可用电凝固法闭塞鼻泪管可使有限泪液聚积,缓解干燥症状;可的松眼膏有促使角膜溃疡穿孔的可能,应指导患者避免使用。

(2)口腔干燥的治疗:可使用唾液替代品,如乙基纤维素或黏液素;口腔唾液减少易发生感染,常见念珠菌感染,故应经常观察患者口腔黏膜,注意口腔卫生,并指导患者用碳酸氢钠溶液漱口或用抗疟药,局部用制霉菌素;定期做牙科检查,以防止、延缓龋齿发生。

(3)其他干燥症状的治疗:鼻腔干燥可用0.9%的氯化钠注射液滴鼻,不可用含油剂润滑剂,以免吸入引起类脂性肺炎,皮肤干燥一般不需治疗,出汗减少者,天热时应防止高热中暑。

(4)肌肉、关节痛者可用非甾类抗感染药以及羟氯喹治疗。

2.全身用药

(1)糖皮质激素:合并各种结缔组织病者为激素应用的指征。使用该类药物时需积极预防感染,用药期间同时注意增加抵抗力,做好自身防御,避免病毒和细菌的侵入;指导患者遵医嘱服药,不可自行增减或擅自停药。在减药或停药过程中,易发生精神及神经症状,故应加强安全措施,专人看护,防止意外伤害;并补充钙剂及维生素D,防治骨质疏松;注意监测血糖和尿糖,以防止药物引起的糖尿病,对糖尿病患者应随时注意有无发生酮症;注意观察大便颜色及胃肠道症状,定期做大便潜血检查,以便早期发现消化道出血或溃疡,必要时给予氢氧化铝凝胶口服以保护胃黏膜。

(2)免疫抑制剂:用激素疗效不明显时加用或改用免疫抑制剂。常用的有环磷酰胺、硫嘌呤、甲氨蝶呤、环孢素 A。此类药物会导致骨髓抑制、白细胞减少,故治疗期间每周检查外周血常规,如白细胞总数低于 $4.0\times10^9/L$ 或血小板低于 $100\times10^9/L$,应停药观察。另外,环磷酰胺还会导致泌尿道症状,如尿频、尿急、血尿,甚至排尿困难,故用药期间应指导患者多饮水,以增加尿量,减轻症状。

(3)静脉使用大剂量免疫球蛋白适用于出现神经系统受累或血小板减少的患者。

(4)生物制剂:常用药物有利妥昔单抗(美罗华),使用该药时可出现暂时性低血压和支气管痉挛,故在输入该药前 12 h 及输入过程中停止抗高血压药治疗。如果出现支气管痉挛应停止使用,并给予止痛剂、抗过敏药,必要时静脉输入 0.9% 的氯化钠注射液或支气管扩张剂。

(5)其他:可适当服用维生素 A、维生素 B_2、维生素 B_6、烟酸片。避免使用加重口腔干燥的药物,如利尿剂、抗胆碱能作用药物、抗高血压药物、抗抑郁药物。

(四)对症护理

1.皮肤护理

因疾病致汗腺分泌减少,引起皮肤干燥、脱屑和瘙痒等,故要适当进食牛奶、鸡蛋、精瘦肉等,以增强皮肤弹性。同时要保持皮肤清洁,少用或不用碱性肥皂,勤换衣裤、被褥,内衣应柔软,必要时可用维生素 E 霜涂擦皮肤,以防干燥。

2.眼睛护理

干燥综合征的患者由于泪腺分泌减少,易致眼睛干涩,可使用人造眼液滴眼,减少角膜损伤和不适,减少感染机会;睡眠时用 0.9% 的氯化钠注射液纱布覆盖双眼,可防眼睛干燥;外出时戴眼镜。

3.口腔护理

注意口腔卫生,干燥综合征患者唾液分泌减少,易发生龋齿及其他口腔感染和化脓性腮腺炎、口腔溃疡等,因此应注意口腔卫生,养成饭后漱口、睡前及晨起刷牙的习惯,并定期做口腔检查,经常用液体湿润口腔。有口腔溃疡者,可用金银花、白菊花或乌梅甘草汤等代茶频服或用抗疟药。

4.会阴护理

注意阴部卫生,做到勤洗、勤换,有阴道干燥、瘙痒者,可适当用阴道润滑剂。

5.呼吸道护理

将室内湿度控制在50%～60%,温度保持在18 ℃～20 ℃,可以缓解呼吸道黏膜干燥所致干咳等症状,并可预防感染。对痰黏稠难以咳出的患者可做雾化吸入,必要时可加入抗生素和糜蛋白酶,以控制感染和促进排痰。

(五)心理护理

患者易出现自卑、焦虑、多疑、失望、抑郁,甚至自暴自弃,因此应把握和观察好患者的心理变化,给予相应的心理疏导,指导患者要用科学的态度对待疾病,了解疾病的特点和转变,要有面对现实的勇气,保持乐观态度,积极配合医生早期治疗。要体贴患者疾苦,做好思想开导工作,解除患者恐惧心理和思想压力,增强战胜疾病的信心。

(李 敏)

第四节　皮肌炎的护理

一、概述

皮肌炎是特发性炎症性肌病,是一组病因未明的以四肢近端肌无力为主的骨骼肌非化脓性炎症性疾病的一种。

二、护理评估

(一)一般评估

家族史、既往感染史及用药史、年龄、心理－社会因素。

(二)症状评估

皮肌炎主要表现是对称性四肢近端肌无力。全身可有发热、关节肿痛、乏力、厌食和体重减轻,皮肤可出现皮疹。

(三)诱因评估

遗传因素、病毒感染、免疫异常,常为本病的诱因。

三、常规护理

(一)一般护理

1.环境

室温、湿度适宜,环境安静、舒适,保持空气流通、新鲜。

2.饮食护理

(1)对病情较轻能吞咽者应给予高蛋白、高维生素、低盐饮食,并少量多餐,以减轻吞咽肌负担。

(2)对病情较重吞咽困难者进食时宜采取半坐位或坐位,给予半流质饮食,进食速度宜慢,以免引起吸入性肺炎或窒息。

(3)对进食明显减少者需给予插胃管行鼻饲,才能保证营养供给。必要时遵医嘱给予静脉补液,以加强营养。

(4)吞咽功能如有恢复可逐渐给予流质、半流质、软食,嘱患者进食速度不宜过快。

(5)禁食食物:患者忌食生冷、油腻、甜腻的食品,不要吃辛辣刺激的食品、海产品及易引起过敏的食物,忌吸烟、饮酒。

3.休息及卧位

(1)休息:重症患者应卧床休息,出院后,合理安排工作与生活。

(2)卧位:急性期应卧床休息,可做关节和肌肉的被动活动,每日 2 次,以防止组织萎缩,但不宜做主动活动。

4.运动恢复期

可适度轻度活动,但动作不宜过快,幅度不宜过大,根据肌力恢复程度,逐渐增加活动量,功能锻炼应避免过度疲劳,病情稳定后指导患者进行适当的功能锻炼,循序渐进地进行肢体的被动、主动运动,结合理疗及按摩、推拿等方法,以促进肌力恢复,防止肌肉萎缩。

5.自我防护

(1)尽量避免日光和紫外线直接照射,外出时戴帽子、手套、穿长袖衣服或打伞。

(2)不用化妆品、染发剂。

(3)避免接触农药及某些装饰材料。

(4)育龄妇女在病情不十分稳定时应尽量避免妊娠和人流,生育应在医师指导下。

(5)注意保暖,避免诱因,如寒冷刺激、躯体刺激和精神刺激、预防感染等。

(6)院外应定期随诊复查。

(二)病情观察

1.骨骼肌受累观察

患者近端肢体是否出现肌无力,是否伴有自发性肌痛与肌肉压痛的症状。部分患者骨盆带肌受累、肩胛带肌群受累,观察患者有无难以蹲下或起立、双臂难以上举的情况;观察患者有无吞咽困难症状。

2.皮肤受累观察

患者身体各部位有无出现皮疹。

3.并发症的观察

观察患者有无间质性肺炎、吸入性肺炎、肺纤维化;有无心律失常、继发于心肌炎的心力衰竭;有无蛋白尿、血尿、肾衰竭等病症。

4.全身症状的观察

观察患者有无发热、关节肿痛、厌食和体重减轻。

5.观察患者有无缺钾表现腹胀、乏力等。

(三)用药护理

1.糖皮质激素

泼尼松,部分患者可完全缓解,但易复发。糖皮质激素虽是一种强劲的抗感染药,但有较多的不良反应,尤其对长期服用者。不良反应有感染、高血压、高糖血症、骨质疏松、停药反跳、股骨头无菌性坏死、肥胖、精神兴奋、消化性溃疡等,故在用药期间,限制探视及陪住人员,限制与其他患者的接触,以防止交叉感染,同时嘱患者严格遵医嘱服用,不得随意停药和减量,并监测其不良反应。

激素联合应用免疫抑制剂时,更要注意预防感染。

2.免疫抑制剂

甲氨蝶呤、硫唑嘌呤,根据患者情况增量,待病情稳定后甲氨蝶呤剂量可酌减,用小剂量甲氨蝶呤维持用药数月至1年,过早停药,可引起复发。甲氨蝶呤与糖皮质激素合用可使肌力、肌酶得到明显改善,还可减少激素用量,从而减轻其不良反应,因而一般不提倡早期应用。硫唑嘌呤与糖皮质激素合用疗效明显优于单用激素,且可减少激素的剂量。但应用免疫抑制剂时,由于药物细胞毒性很大,患者在治疗过程中可出现明显的恶心、呕吐、骨髓抑制、肝功能损害等不良反应。要注意观察患者有无胃肠道症状、定期监测血常规和肝功能变化等。发生反应时及时通知医师处理,对恶心、呕吐严重者,加强支持疗法,如止吐、给予高蛋白、高维生素、含钙丰富、易于消化、无刺激性食物。

3.皮肤损害者

皮肤损害者可加用羟氯喹、沙利度胺及外用制剂。

4.免疫球蛋白

对症状危重患者可用大剂量免疫球蛋白静脉冲击治疗,用药时间为 3～5 d 或视病情而定。

(四)对症护理

1.自理缺陷的护理

将患者经常使用的物品放在易于取放的地方,以减少体力消耗;将呼叫器放在患者易取处,以便患者不适时随时呼叫;协助患者进餐、洗漱、解大小便等;病情允许者鼓励其适当活动,如梳头、下蹲运动,用手握健身球等。

2.并发症的护理

(1)吞咽困难:声音嘶哑时可纸笔书写交谈,或用手语方式进行交流;吞咽有障碍时,遵医嘱静脉补液,加强营养,必要时鼻饲高蛋白、高热量、高维生素的流质食物;吞咽功能如有恢复可逐渐给予半流质、软食,嘱患者进食速度不宜过快。

(2)呼吸困难:视病情让患者取半坐位;协助患者的生活护理;密切观察患者呼吸频率,发现异常及时通知医生;呼吸困难时,遵医嘱给予氧气吸入,备好抢救药物及抢救器材,如呼吸机、抢救用药、气管切开包等。

(3)皮肤护理:急性期皮肤红肿时,局部可使用炉甘石洗剂外涂;出现水疱但无渗出时,可在水疱上方抽取水疱内液体,然后在上方注入康复新药液至水疱中;渗出较多时可在局部使用 3‰硼酸溶液进行冷湿敷处理;对于已经破损的皮肤,每日用抗疟药或其他消毒剂清洗,外涂抗生素软膏,并尽量暴露皮损部位,保持局部干燥,以防加重皮肤损伤。

(五)心理护理

皮肌炎是自身免疫性疾病,需长期治疗,同时患者肢体活动障碍、吞咽困难、眼睑部出现水肿、暗红色色斑等,出现生活自理能力下降及自我形象紊乱,容易出现焦虑、恐惧、自卑心理,故应理解患者,耐心倾听患者的诉说,并给予疏导。

向患者耐心讲解病情及治疗方案,让患者安心配合治疗;向患者婉言说明焦虑对身心健康的影响,鼓励患者放下思想包袱,勇敢地面对现实;对患者的合作与进步给予肯定和鼓励,增强其治病信心。

(李　敏)

第五节　系统性硬化病的护理

一、概述

系统性硬化病是一种原因不明,临床上以局限性或弥散性皮肤增厚和纤维化为特征,也可影响内脏(心、肺和消化道等器官)的全身性疾病。

二、护理评估

(一)一般评估

年龄、职业、病后对生活的影响、患者对该病的认知情况。

（二）症状评估

系统性硬化病会以雷诺现象为首发症状。皮肤病变为本病的急性特点，呈对称性。通常还可引起关节、肌肉疼痛，胃肠道病变、肺病变、心脏病变、肾病变等症状。

（三）诱因评估

遗传、环境因素、免疫异常、结缔组织代谢异常、血管异常，常为本病的诱因。

三、常规护理

（一）一般护理

1. 环境

室温、湿度适宜，环境安静、舒适，保持空气流通、新鲜。

2. 饮食护理

（1）严格饮食管理，以高蛋白、高维生素流质饮食为主。

（2）根据病情变化而选择普食、半流质、流质。吞咽不畅的患者，宜给予半流质或糊状易消化的食物，避免吃干、硬、刺激性食品，少吃多餐，进食速度宜慢，且要细嚼慢咽，以免发生呛咳造成窒息。

（3）多食新鲜水果汁、蔬菜，忌食辛辣及刺激性食物。

3. 休息及卧位

（1）休息：急性期及重症患者应卧床休息，病情稳定后指导患者进行一些力所能及的活动，以防止关节变形和肌肉萎缩。坚持按摩肢体，注意防止外伤，合理安排工作和生活，劳逸结合，避免过度劳累。

（2）卧位：注意协助患者更换卧位，减少长时间卧床。

4. 运动

（1）硬皮病急性期过后应进行适当的锻炼，保持关节的活动功能，加强肌肉的力量与耐力。锻炼前可进行理疗，如热水袋、热水浴、红外线热敷及推拿与按摩等。

（2）对于无力起床者，注意患者的卧床姿势，鼓励患者在床上进行各种活动。例如仰卧床上，自动将四头肌进行收缩和松弛交替运动。

（3）顺应关节的生理功能，做屈伸、内收、旋转、外展等训练动作，可辅助使用健身球、脚踏自行车等各种方法来进行锻炼。

（二）病情观察

1. 皮肤病变观察

患者手指、面部及躯干有无典型皮肤病变。根据病变历经的三个时期，需注意观察患者皮肤有无肿胀、硬化或萎缩的情况。

2. 关节疼痛

关节周围肌腱、筋膜、皮肤纤维化可引起关节疼痛，观察患者关节疼痛的情况。

3. 胃肠道病变观察

患者进食情况，询问患者进食后有无发噎感，饱餐后随即躺下有无"烧心"感，有无夜间胸骨后疼痛等。

4. 肺部病变观察

患者是否活动后气短，后期有无咳嗽症状。

5.心脏病变观察

患者有无呼吸困难或夜间阵发性呼吸困难,留意患者是否采取端坐卧位缓解呼吸困难,询问患者是否有心悸或心前区疼痛等。

6.肾病变观察

患者有无蛋白尿、镜下血尿、高血压、内生肌酐清除率下降、氮质血症等。

(三)用药护理

1.糖皮质激素

可减轻早期或急性期皮肤水肿,但不能阻止皮肤的纤维化。糖皮质激素对本症效果不显著,通常对炎性肌病、间质性肺部疾病的炎症期有一定疗效;对晚期特别有氮质血症患者,糖皮质激素能促进肾血管闭塞性改变,故禁用;肺间质纤维化早期可用糖皮质激素,可抑制局部免疫反应。使用该类药物期间需注意增加抵抗力,做好自身防御,避免病毒和细菌的侵入;指导患者遵医嘱服药,不可自行增减或擅自停药。在减药或停药过程中,易发生精神及神经症状,故应加强安全措施,专人看护,防止意外伤害;并补充钙剂及维生素 D,防治骨质疏松;注意监测血糖和尿糖,以防止药物引起的糖尿病,对糖尿病患者应随时注意有无发生酮症;注意观察大便颜色及胃肠道症状,定期做大便潜血检查,以便早期发现消化道出血或溃疡。

2.免疫抑制剂

环孢素 A、环磷酰胺、硫唑嘌呤、甲氨蝶呤等,此类药物疗效不肯定,对皮肤关节和肾脏病变有一定疗效,与糖皮质激素合并应用,常可提高疗效和减少糖皮质激素用量。但此类药物会导致骨髓抑制、白细胞减少,故治疗期间每周检查外周血常规。另外,环磷酰胺还会导致泌尿道症状,如尿频、尿急、血尿,甚至排尿困难,故用药期间应指导患者应多饮水,以增加尿量减轻症状。同时需注意观察尿液颜色。

3.传统的抗纤维化治疗

D-青霉胺。早期使用可减轻硬皮、减少肾受累和肺间质纤维化。常见的不良反应有发热、厌食、恶心、呕吐、口腔溃疡、味觉异常、皮疹、白细胞和血小板减少、蛋白尿和血尿等。故在使用时需每周检查外周血常规,同时注意观察口腔黏膜,必要时用药期间每日用抗疟药,以防止口腔溃疡发生。

4.钙拮抗剂

硝苯地平,与降压药合用可有助于降低肺动脉高压。在用药过程中,需监测血压变化。

5.血管紧张素转换酶抑制剂

卡托普利。肾危象可用卡托普利加用硝苯地平,也可以再加 α 受体阻断药如哌唑嗪。

6.抗酸药

组胺受体阻断剂西咪替丁、雷尼替丁等,质子泵抑制剂奥美拉唑等,降低胃酸。本品有轻度抗雄性激素作用,用药剂量较大时可引起男性乳房发育、女性溢乳、性欲减退、阳痿、精子计数减少等,停药后即可消失。

如有吞咽困难,可用多潘立酮等增加胃肠动力的药物。

7.非甾体抗感染药

有肌肉、关节疼痛者可给予非甾体抗感染药。此类药物应饭后服用,以免发生消化道溃疡性疾病。

长期使用者,需观察大便颜色及有无腹痛情况,以便早期发现溃疡性出血。

（四）对症护理

1. 保护静脉

当患者皮损程度达到硬化期时,血管萎缩变硬、变细,静脉注射进针非常困难,所以静脉注射或抽血化验时,要尽量做到计划性,保护好静脉,以便抢救。

2. 皮肤护理

随时观察患者皮损的范围、皮肤弹性的变化,保持床铺的清洁和平整,避免皱褶,长期卧床的患者每日用红花油按摩骨突出部位,必要时给予气垫床或棉垫,防止压疮或皮肤溃疡。

3. 口腔护理

注意观察口腔黏膜的颜色及完整性;了解唾液分泌情况,唾液分泌不足者,建议使用无糖的冰块或饮料来湿润口腔,刺激唾液分泌;张口困难者,指导患者做张口锻炼;督促患者形成良好的口腔卫生习惯,早、晚餐后刷牙,使用软毛牙刷,防止损伤牙龈;口唇干燥者抹润唇油。

4. 安全护理

由于部分患者骨骼肌受累,肌力下降,出现下蹲困难,有的患者雷诺现象严重,手指屈曲不能伸直,影响生活自理能力,因此在生活起居方面给予患者细心而必要的帮助,预防外伤等意外发生。

5. 肾危象

向患者介绍肾危象的病变过程和前驱症状;严密监测血压;观察踝关节有无水肿,有无头痛、头晕现象,嘱患者如有突起的头痛、头晕,应立即放松平卧。

（五）心理护理

患者多数为女性,大部分患病后容颜发生巨大变化使她们难以接受现实,产生强烈的自卑感,而且此病属疑难病症,病程较长,致使她们在经济上、精力上消耗很大,使她们产生悲观、厌世,对治疗失去信心,因此要多与患者交谈,了解其思想动态,引导他们正确对待疾病,树立治疗的信心,积极配合治疗。

（李　敏）

第六节　强直性脊柱炎的护理

强直性脊柱炎(ankylosing spondylitis,AS)是一种慢性进行性炎性疾病,主要侵犯骶髂关节、脊柱骨突、脊柱旁软组织及外周关节,并可伴发关节外表现。

一、常见病因

流行病学调查结果显示,强直性脊柱炎患病率 0.26%。已证实,强直性脊柱炎的发病与人类白细胞抗原(human leukocyte antigen,HLA)-B27 密切相关,并有家族发病倾向。

二、临床表现

腰背部或骶髂关节疼痛和(或)发僵:半夜因腰痛醒来,翻身困难;腰背部活动受限甚至脊柱畸形;少数患者发热、疲劳、消瘦、贫血;肌腱末端病;眼色素膜炎;主动脉瓣关闭不全、心脏扩大及传导障碍;肺纤维化;神经系统症状:阳萎、夜间尿失禁、膀胱和直肠感觉迟钝。

三、护理

1.护理评估

(1)病因:是否有家族病史或感染史。

(2)病情评估:采用国际通用的毕氏强直性脊柱炎患者病情评估法和毕氏强直性脊柱炎患者功能指数评估法,评估内容包括疲劳、脊柱痛、外周关节痛、局部压痛、晨僵 5 种不适症状。

(3)自我保健知识:包括功能锻炼和饮食营养保健常识掌握情况。

(4)营养评价:采用身高体重测量法。

(5)心理评估:采用症状自评量表(SCL-90)对患者的焦虑和抑郁状态进行评估。

2.护理要点及措施

(1)避免诱因,加强保健知识宣教。首先要增强患者的预防意识,告知患者避免感染、着凉,以减少或避免强直性脊柱炎的复发。其次,让患者了解强直性脊柱炎的早期临床表现,以便及早就医诊治,最大限度地减少强直性脊柱炎的误诊率、致残率。

(2)疼痛的管理:适度运动能舒松紧缩的肌肉,减轻痉挛,促进血液循环,防止致痛物质堆积,促进炎症消散。运动时肌肉收缩运动所产生的生物电,有助于钙离子沉积,从而减轻疼痛。主动运动能把注意力转移到运动上,起到分散注意力的作用,从而减轻疼痛。

运动过程中注意:①掌握运动方法,运动量因人而异。指导患者改变体位,尽量在非负重状态下进行,以减轻运动量,体力不支者开始可只做床上运动。②为保证患者充分休息,可为其提供多个软枕、硬板床和低枕,以保持各关节的功能位置。③白天避免长时间一种姿势不变,即便是看电视、输液亦不可长时间睡着不动,可选坐、卧位交替或在床边小范围走动。④运动要持之以恒。有研究结果显示运动干预减轻强直性脊柱炎引起的疼痛优于单纯药物治疗。

(3)功能锻炼:医疗体操对促进关节功能改善、维持脊柱生理弯曲、保持良好的扩胸活动度、防止或减轻肢体废用及肌肉萎缩、降低致残率起着重要的作用,是治疗 AS 必不可少的辅助手段,值得在 AS 患者中普及推广。

(4)加强营养供给:原则是给予充足的糖、蛋白质和脂肪、矿物质及维生素。

(5)重视 AS 患者可能出现的抑郁症状,如忧郁,易激怒,睡眠障碍,性兴趣减退,能力减退,兴趣丧失,自我评价低,生活空虚感等。早期诊断该病,早期治疗。

3.健康教育

患者的健康教育是强直性脊柱炎非药物治疗的重要组成部分,包括长期规律的体能锻炼。

(1)对患者及家属进行疾病知识教育,使得患者主动参与治疗健康教育、行为的治疗。患者的家庭成员应该参与有关疾病知识的了解,尽可能地关心患者。对家庭成员有症状的应尽早明确诊断、早期治疗。

(2)咨询和自我帮助项目等工作的开展提高了强直性脊柱炎患者的对治疗的依从性,减轻他们的疼痛,可积极影响患者的健康状况、依从性和功能状态;同时可减少治疗花费。

(3)鼓励患者进行疾病防治知识的学习,医疗机构也应向患者提供多形式的健康教育资料,比如书籍、录像等。

(4)患者正确学会冷与热的使用,以减轻僵硬感。

(5)如果患者会游泳,应鼓励患者坚持进行规律的游泳锻炼。患者应进行每天 2 次的深呼吸运动,以保持良好的扩胸度。

(6)对于吸烟的患者应劝其戒烟。

(李　敏)

第七节　贝赫切特病的护理

贝赫切特病(Behcet disease,BD)是一种以葡萄膜炎、口腔溃疡、多形性皮肤损害、生殖器溃疡等为特征的多系统、多器官受累的疾病。

一、常见病因

病因尚未确定,可能与病毒、链球菌、结核杆菌感染、结缔组织病、环境因素、微量元素改变(病变组织内,多种微量元素增高,有机氯磷及铜增高)、遗传因素(如 HLA-B5)密切相关。近年有纤溶系统缺陷学说,基本上认为本病患者的纤溶系统处于低下状态,容易使多组织器官发生血管炎或血管栓塞。

二、临床表现

临床表现极为复杂,主要指征是:①反复发作的口腔黏膜溃疡;②皮肤结节样红斑、皮下栓塞性静脉炎、毛囊炎样皮疹,皮肤对刺激过敏;③生殖器溃疡;④反复发生的前房积脓性虹膜睫状体炎及(或)脉络膜视网膜炎。

次要指征是:①关节红肿疼痛;②消化道病变;③附睾炎;④栓塞性血管病、动脉瘤;⑤中枢神经系统病(脑干综合征、脑膜脑炎综合征等)。

三、治疗原则

(1)有全身症状时应适当休息,增加营养,服用维生素 B、维生素 C 等。

(2)在急性期应用肾上腺皮质激素类药物,如泼尼松(强的松)每日口服 20～40 mg。但在血栓性静脉炎及中枢神经系统受累者,使用激素时常需同时应用抗生素。病情稳定后,应逐渐减少激素剂量。

(3)免疫抑制药,如环磷酰胺或硫唑嘌呤等与激素联合应用。

(4)中医治疗,以清热、解毒、燥湿、祛风、止痒和镇痛为主。

(5)注意保持外阴清洁、干燥、减少摩擦等。

四、护理

1.护理评估

(1)口腔溃疡:为本病最早出现的初发症状,可反复发作。可发生于口腔黏膜的任何部位和舌部及扁桃体。

(2)眼部症状:发生较晚而危害较大。

(3)外生殖器溃疡:女性以阴唇溃疡多见,多在小阴唇和大阴唇的内侧,其次在前庭黏膜及阴道口周围。

(4)皮肤症状:以结节性红斑最多见,亦可见多形性红斑及痤疮样皮疹,针刺皮肤有过敏反应。

(5)心血管系统:表现为过敏性小血管炎,可有闭塞性静脉炎、动脉内膜炎、主动脉炎及主动脉瓣关闭不全,末梢动脉瘤等。

(6)神经系统症状:反复发作阵发性头痛最常见。

(7)胃肠道病变:可引起口腔到肛门整个消化道和黏膜溃疡。

(8)高热败血症样表现:虽多为不规则低热,但有些病例出现弛张性高热伴白细胞增多,酷似败血症。

(9)关节及肌肉症状:占 67.1%,四肢大小关节及腰骶等处均可受累,以膝关节多见,呈风湿样疼痛,无畸形及骨质破坏。

2.护理要点及措施

(1)密切观察生命体征,监护心肺功能,控制输液量,避免输液超负荷,预防感染。

(2)饮食护理:鼓励进食,保证营养能量的供给,多食新鲜水果、蔬菜,禁食油腻、辛辣、海鲜及刺激性食物。口腔溃疡严重时给予流质或半流质食物。少量多次进食。给予高热量、高维生素、易消化的食物。

(3)皮肤护理:皮疹处用炉甘石洗剂涂擦,每天 2 次,保持皮肤干燥,及时更换衣裤及床单,防止感染。按时更换体位,避免局部组织受压,正确使用护肤品、外用药,避免接触化学制品。在做各项护理操作之前,先解释各项操作的方法,操作中动作要轻柔。保护血管,注意针刺反应,针刺反应明显部位避免穿刺。会阴部用 1:5 000 呋喃西林溶液清洗,每天 2 次。

(4)眼部护理:密切观察结膜充血及水肿情况,及时清除分泌物,按时滴眼药,少看电视,生活规律,适当锻炼身体。早期注意有无眼球发胀、偏头痛、恶心等症状。

(5)口腔护理:保持口腔清洁,使用 0.9% 的氯化钠注射液或 1:5 000 呋喃西林溶液口腔护理,每日 3 次。观察口腔黏膜的变化,注意有无充血、水肿、糜烂的情况。护理后涂甘油,防止干裂,预防感染。

(6)心理护理:详细讲解疾病的临床症状和治疗方法,使患者积极配合治疗。了解患者对疾病的恐惧和顾虑,缓解其心理压力,保持积极乐观的情绪。

3.健康教育

(1)护士要对家属及患者宣传有关疾病的知识,以取得配合。教育内容包括服药及饮食的注意事项。长期服用激素的患者按时服药,在医师的指导下减量。

(2)加强皮肤及黏膜的护理,保持其不发生损伤及继发感染是护理成功的关键。严密观察病情及皮肤和黏膜的变化。

(3)做好饮食宣教。

(4)教育患者了解本病的特点,掌握自己的情绪变化,学会心理平衡的技巧。要主动与医师保持联系,随时咨询和访问医师。

(5)帮助患者养成有规律的生活习惯,建立个人卫生制度。

(李　敏)

第七章　普外科疾病护理

第一节　甲状腺功能亢进症的护理

甲状腺功能亢进(hyperthyroidism,简称甲亢)多见于女性,男女性之比约 1：4,系各种原因所致正常甲状腺分泌的反馈控制机制丧失,引起循环中甲状腺素异常增多,出现以全身代谢亢进和神经系统功能紊乱为主要特征的内分泌疾病。分原发性甲亢、继发性甲亢和高功能腺瘤。甲亢治疗有抗甲状腺药治疗、放射性碘治疗及甲状腺大部切除术。甲状腺大部切除术仍是目前治疗中度甲亢的一种常用而有效的方法,能使 90％～95％的患者获得痊愈,手术病死率低于 1％,主要缺点是有一定的并发症,有 4％～5％的患者术后甲亢复发,少数患者有甲减的可能。

一、病因和发病机制

甲亢的病因迄今未明。近年来认为原发性甲亢是一种自身免疫性疾病,其淋巴细胞产生的两类 G 类免疫球蛋白,即长效甲状腺激素(LATS)和甲状腺刺激免疫球蛋白(TSI)能抑制腺垂体分泌 TSH,并与甲状腺滤泡壁细胞膜上的 TSH 受体结合,导致甲状腺素的大量分泌。继发性甲亢和高功能腺瘤患者血中 LATS 等的浓度不高,可能与结节本身的自主性分泌紊乱有关。

二、病理

甲亢患者甲状腺的病理改变主要表现为腺体内血管增多和扩张,淋巴细胞浸润;滤泡壁细胞多呈高柱状增生,并形成乳头状突起伸入滤泡腔,腔内胶质减少。

三、临床表现

临床表现轻重不一,典型表现有高代谢综合征、甲状腺肿及眼征三大主要症状。

1.甲状腺激素分泌过多综合征

主要表现为性情急躁、易激惹、失眠、双手颤动、怕热、多汗、易疲劳等;食欲亢进却体重减轻、肠蠕动亢进和腹泻;心悸、脉快有力(脉搏常在 100 次/分以上,休息和睡眠时间仍快)、脉压增大;月经失调、阳痿,极个别患者伴有局限性颈前黏液性水肿。

2.甲状腺肿

大多数患者有不同程度的弥散性、对称性甲状腺肿大,肿大程度与甲亢轻重无明显关系;多无局部压迫症状。由于腺体内血管扩张、血流加速,左、右叶下极可扪及震颤感和闻及血管杂音。

3.眼征

突眼为眼征中重要且较特异的体征之一,突眼多与甲亢同时发生。典型者双侧眼球突出、睑裂增宽。严重者眼球向前突出、瞬目减少、上眼睑挛缩、睑裂宽;向前平视时,角膜上缘外露;

向上看物时,前额皮肤不能皱起;看近物时,眼球辐辏不良;甚至伴眼睑肿胀肥厚,结膜充血、水肿等。

四、辅助检查

1.基础代谢率测定

基础代谢率是指人体在清醒、空腹、无精神紧张和外界环境(如温度)的影响下的能量消耗率。可用基础代谢率测定器测定,较可靠;也可根据脉压和脉率计算。测定必须在清晨、空腹和静卧时进行。

2.血清 T_3、T_4、TSH 测定

甲亢时 T_3 值的上升较早而快,约高于正常值的 4 倍;T_4 上升较迟缓,仅高于正常的 2.5 倍,故测定 T_3 对甲亢的诊断具有较高的敏感性。诊断困难时,可做促甲状腺激素释放激素(TRH)兴奋实验,即静脉注射 TRH 后,促甲状腺激素(TSH)不增高(阴性)则更有意义。

3.B超检查

B超检查测定甲状腺大小、血供情况,除外肿瘤。

4.放射性检查

必要时可做甲状腺核素扫描和甲状腺摄^{131}I测定。

5.五官科声带检查

五官科声带检查了解声带完好情况及有无手术禁忌。

五、治疗要点

甲亢治疗有抗甲状腺药治疗、放射性碘治疗及甲状腺大部切除术。甲状腺大部切除术仍是目前治疗中度甲亢的一种常用而有效的方法。术前需抗甲状腺药物应用控制症状,待血清 T_3、T_4 正常后,用复方碘溶液口服 2~3 周方可手术。

1.手术适应证

①继发性甲亢或高功能腺瘤;②中度以上的原发性甲亢;③腺体较大,伴有压迫症状,或胸骨后甲状腺肿等类型的甲亢;④抗甲状腺药物或^{131}I治疗后复发或坚持长期用药有困难者。鉴于甲亢对妊娠可造成不良影响(流产和早产等),而妊娠又可能加重甲亢,因此,妊娠早、中期的甲亢患者凡具有上述指征者,仍应考虑手术治疗。

2.手术禁忌证

①青少年患者;②症状较轻者;③老年患者或有严重器质性疾病不能耐受手术治疗者。

六、护理

(一)护理评估

1.术前评估

(1)健康史和相关因素:患者是否曾患有结节性甲状腺肿或伴有其他自身免疫性疾病;有无甲状腺疾病的用药或手术史;近期有无感染、劳累、精神刺激或创伤等应激因素;有否甲亢家族史。

(2)身体状况

1)局部:①甲状腺有无弥散性、对称性肿大;肿块大小、质地、有无触痛,肿块与甲亢症状轻重的关系;甲状腺有无震颤或血管杂音等;②有无突眼征。

2）全身：了解甲亢症状控制情况。有无以下几类症状：①高代谢综合征：基础代谢率增高、怕热、多汗、皮肤温暖而湿润；②神经系统症状：神经过敏、易激动、烦躁多虑、多言多动、注意力分散和双手平伸时手指细颤；③心血管系统症状：心律失常、脉压增大、心动过速，且在休息和睡眠时心率仍然加快等；④消化系统症状：食欲亢进、消瘦和腹泻等；⑤其他：肌无力、肌萎缩，甚至甲亢性肌病等；女性患者月经减少、闭经不孕；男性患者阳痿、乳房发育和生育能力下降等。

3）辅助检查：血清 T_3、T_4 含量，TSH 值，放射性核素扫描，B 超等检查结果，以助判断病情。

（3）心理、社会状况

1）心理状态：患者的情绪因内分泌紊乱而受到不同程度的影响，纷乱的情绪状态使患者人际关系恶化，更加重了患者的情绪障碍。此外，外形的改变，如突眼、颈部粗大可造成患者自我形象紊乱。因此，需评估患者有无情绪不稳定、坐卧不安、遇事易急躁、难以克制自己情绪或对自己的疾病顾虑重重等。

2）社会、家人状况：评估患者及亲属对疾病和手术治疗的了解程度；评估有无因长期治疗造成经济负担加重而影响家庭生活的现象；了解患者所在社区的医疗保健服务情况等。

2.术后评估

（1）一般资料：包括麻醉方式、手术种类，术中情况、术后生命体征和切口、引流管情况等。

（2）呼吸和发音、吞咽：对甲状腺术后患者尤应加强呼吸节律、频率和发音、吞咽状况的评估，以利早期发现并发症。

（3）术后继续口服复方碘溶液 1 周。

（4）并发症：甲亢术后常见并发症有甲状腺危象、呼吸困难和窒息、喉返神经损伤、喉上神经损伤和甲状旁腺损伤。

1）甲状腺危象：是甲亢术后的严重并发症之一，可危及患者生命。临床表现为术后 12～36 h内患者出现高热（>39 ℃）、脉快而弱（>120 次/分）、大汗、烦躁不安、谵妄，甚至昏迷，常伴有呕吐、水泻。若处理不及时或不当，患者常迅速死亡。其原因和诱因可能与术前准备不充分使甲亢症状未能很好控制，及其长期甲亢所致肾上腺皮质激素的合成和分泌亢进使肾上腺皮质功能减退，以及手术创伤致甲状腺素过量释放等有关。

2）甲状腺功能减退：多因甲状腺组织切除过多引起，也可能由于残留腺体的血液供应不足所致。临床上出现轻重不等的黏液性水肿症状：皮肤和皮下组织水肿，面部尤甚，按之不留凹痕，且较干燥，并有毛发疏落。患者常感疲乏、性情淡漠、智力较迟钝、动作缓慢、性欲减退，此外，脉率慢、体温低、基础代谢率低。甲状腺功能减退术后发生率低，治疗予以甲状腺片口服。

3）呼吸困难和窒息、喉返神经损伤、喉上神经损伤和甲状旁腺损伤。

（二）护理问题

（1）潜在并发症：有甲状腺危象，呼吸困难和窒息、喉返神经损伤、喉上神经损伤和甲状旁腺损伤。

（2）营养不良：低于机体需要量，与甲亢时基础代谢率显著增高所致代谢需求量大于摄入量有关。

（3）有受伤的危险：与突眼造成的眼睑不能闭合，有潜在的角膜溃疡、感染而致失明的可能有关。

(三)护理措施

1. 有效预防和及时处理甲状腺危象

(1)预防措施:关键在于做好充分的术前准备,使患者基础代谢率降至正常范围,甲亢症状控制,血清 T_3、T_4 含量,TSH 值正常后再手术,术后继续口服复方碘溶液 1 周。

1)避免诱因:避免诱发甲亢患者甲状腺危象的因素,如应激状态(感染、手术、放射性碘治疗等);严重的躯体疾病(心力衰竭、脑血管意外、急腹症、重症创伤、败血症、低血糖等);口服过量甲状腺激素制剂;严重精神创伤及手术中过度挤压甲状腺等。

2)提供安静轻松的环境:保持病室安静,室温稍低,色调和谐,避免患者精神刺激或过度兴奋,使患者得到充分的休息和睡眠。必要时可给患者提供单人病室,以防患者间的互相干扰。

3)术前药物准备的护理:术前通过药物使甲亢症状基本控制是甲亢患者手术准备的重要环节,护士应遵医嘱正确指导甲亢患者完成术前药物准备。术前药物准备方法通常有:①先用硫脲类药物,待甲亢症状基本控制后停药,再单独服用碘剂 1~2 周,再行手术。因硫脲类药物能使甲状腺肿大充血,手术时极易发生出血,增加手术风险;而碘剂能减少甲状腺的血流量,减少腺体充血,使腺体缩小变硬,因此服用硫脲类药物后必须服用碘剂。常用的碘剂是复方碘化钾溶液,每天 3 次口服,第 1 d 每次 3 滴,第 2 d 每次 4 滴,依次逐天递增至每次 16 滴止,然后维持此剂量;或复方碘化钾溶液 10 滴每天 3 次,连续 2 周。由于碘剂可刺激口腔和胃黏膜,引起恶心、呕吐、食欲缺乏等不良反应,因此,护士可指导患者于饭后用冷开水稀释后服用,或在用餐时将碘剂滴在馒头或饼干上一同服用。②开始即用碘剂,2~3 周后待甲亢症状得到基本控制(患者情绪稳定、睡眠好转、体重增加,脉率<90 次/分以下,基础代谢率<20%)后,便可进行手术。碘剂的作用在于抑制蛋白水解酶,减少甲状腺球蛋白的分解,逐渐抑制甲状腺素的释放,有助避免术后甲状腺危象的发生。但因碘剂只能抑制甲状腺素的释放,而不能抑制甲状腺素的合成,停服后会致储存于甲状腺滤泡内的甲状腺球蛋白大量分解,使原有甲亢症状再现,甚或加重。故碘剂不能单独治疗甲亢,仅用于手术前准备;凡不拟行手术治疗的甲亢患者均不宜服用碘剂。③对于不能耐受碘剂或合并应用硫脲类药物,或对此两类药物无反应的患者,主张与碘剂合用或单用普萘洛尔做术前准备,每 6 h 服药 1 次,每次 20~60 mg,一般服用 4~7 d 后脉率即降至正常水平。由于普萘洛尔半衰期不到 8 h,故最末一次服用须在术前 1~2 h,术后继续口服 4~7 d。术前不用阿托品,以免引起心动过速。

(2)加强观察:术后早期加强巡视和病情观察,一旦出现甲状腺危象的征象,立即通知医生,并配合急救。

(3)急救护理:对发生甲亢危象者,护士应遵医嘱及时落实各项治疗和护理措施。首先给予镇静剂,静脉输入大量葡萄糖溶液,吸氧,减轻组织缺氧;降温可使用物理降温,必要时药物降温;口服复方碘化钾溶液 3~5 mL,紧急时 1~2 g 碘化钠加入等渗盐水中做静脉滴注;近年来多用 β 受体阻滞剂或抗交感神经药,常用的有普萘洛尔(心得安)5 mg 加入 5% 葡萄糖 100 mL 做静脉滴注,或口服 40~80 mg,每 6 h 1 次;利舍平 2 mg 肌内注射,每 6 h 1 次;同时给予大量肾上腺皮质激素。

(4)心理护理:患者在经历危象的发作和抢救后,不仅躯体备感疲乏,在心理上更对疾病充满恐惧和对预后的担忧。护士在完善患者各项治疗、提供各项生活护理的同时,更要做好对患者的心理安慰,鼓励其树立战胜疾病的勇气和信心,以良好的心态积极配合各项治疗和护理措施的顺利实施。

2.有效防治呼吸困难和窒息、喉返神经损伤、喉上神经损伤和甲状旁腺损伤等并发症。

3.加强营养支持，满足机体代谢的需要

(1)术前：患者因代谢高、常感饥饿，为满足机体代谢亢进的需要，每天需供给患者5～6餐，鼓励其进食高热量、高蛋白质和富含维生素的均衡饮食。主食应足量，可适当增加奶类、蛋类、瘦肉类等优质蛋白以纠正负氮平衡，两餐之间增加点心。每天饮水2 000～3 000 mL，以补充出汗、腹泻、呼吸加快等所丢失的水分。但有心脏疾病患者应避免大量摄水，以防水肿和心力衰竭。禁用对中枢神经有兴奋作用的浓茶、咖啡等刺激性饮料，戒烟、酒。勿进食增加肠蠕动及易导致腹泻的富含纤维的食物。

(2)术后：清醒患者，即可给予少量温或凉水，若无呛咳、误咽等不适，可逐步给予微温流质饮食，注意过热可使手术部位血管扩张，加重创口渗血。以后逐渐过渡到半流质及高热量、高蛋白质和富含维生素的饮食，以利切口早期愈合。

4.突眼护理

对眼睑不能闭合者必须注意保护角膜和结膜，经常点眼药水，防止干燥、外伤及感染，外出戴墨镜或使用眼罩以避免强光、风沙及灰尘的刺激。睡眠时头部抬高，以减轻眼部肿胀。若患者不易或无法闭合眼睛时，应涂抗生素眼膏，并覆盖纱布或使用眼罩，预防结膜炎和角膜炎。结膜发生充血水肿时，用0.5%醋酸可的松眼剂滴眼，并加用冷敷；眼睑闭合严重障碍者可行眼睑缝合术。对于严重突眼者还应加强心理护理，多关心和照顾，帮助其树立治疗的信心，同时应完善术前准备，以择期行眶内减压术。

(四)护理评价

(1)患者是否出现甲状腺危象，或已发生的甲状腺危象是否得到及时发现和治疗。

(2)患者术后生命体征是否稳定，有无呼吸困难和窒息、喉返神经和喉上神经损伤、手足抽搐等并发症出现，防治措施是否恰当及时，术后恢复是否顺利。

(3)患者的营养需求是否得到满足，体重是否维持在标准体重的(100±10)%。

(4)患者眼结膜是否发生溃疡和感染，是否得到有效防治。

七、健康教育

1.休息

劳逸结合，适当休息和活动，以促进各器官功能的恢复。

2.饮食

选用高热量、高蛋白质和富含维生素的饮食，以利切口愈合和维持机体代谢需求。

3.心理调适

引导患者正确面对疾病、症状和治疗，合理控制自我情绪，保持精神愉快和心境平和。

4.用药指导

使患者了解甲亢术后继续服药的重要性、方法并督促执行。

5.随访

患者出院后应定期门诊复查甲状腺功能，若出现心悸、手足震颤、抽搐等症状应及时就诊。

(孙冬梅)

第二节　甲状腺癌的护理

甲状腺癌(thyroid carcinoma)是甲状腺最常见的恶性肿瘤,约占全身恶性肿瘤的1%,女性发病率高于男性。涉及预后的因素很多,以病理类型最为重要。分化良好的甲状腺癌患者,95%可以较长期存活,特别是乳头状腺癌的生物学倾向良好,预后最好,但少数也可间变为恶性程度极高的未分化癌。手术切除是除未分化癌以外各型甲状腺癌的基本治疗方式,并辅助应用放射性核素、甲状腺激素和放射外照射治疗。除髓样癌外,多数甲状腺癌起源于滤泡上皮细胞。

一、病理分类

1.乳头状腺癌

乳头状腺癌约占成人甲状腺癌的60%和儿童甲状腺癌的全部。多见于中青年女性。属低度恶性,生长较缓慢,较早可出现颈淋巴结转移,但预后较好。

2.滤泡状腺癌

滤泡状腺癌约占甲状腺癌的20%。多见于中年人,肿瘤生长较迅速,属中度恶性;可经血液转移至肺、肝、骨和中枢神经系统,预后较乳头状腺癌差。

3.未分化癌

未分化癌约占15%,多见于老年人。发展迅速,其中约50%者早期即有颈淋巴结转移,属高度恶性。肿瘤除侵犯气管和(或)喉返神经或食管外还常经血液转移至肺和骨,预后很差。

4.髓样癌

髓样癌仅占7%,常伴家族史。来源于滤泡旁细胞(C细胞),可分泌降钙素,瘤内有淀粉样物沉积;较早出现淋巴结转移,且可经血行转移至肺和骨,恶性程度中等。

二、临床表现

1.发病初期

发病初期多无明显症状,仅在颈部出现单个、质地硬而固定、表面高低不平、随吞咽上下移动的肿块。未分化癌块可在短期内迅速增大,并侵犯周围组织。因髓样癌组织可产生激素样活性物质,患者可出现腹泻、心悸、脸面潮红和血清钙降低等症状,并伴其他内分泌腺体的增生。

2.晚期

癌肿除伴颈淋巴结肿大外,常因喉返神经、气管或食管受压而出现声音嘶哑、呼吸困难或吞咽困难等;若颈交感神经节受压可引起Horner综合征;若颈丛浅支受累可出现耳、枕和肩等处疼痛。

甲状腺癌远处转移多见于扁骨(颅骨、椎骨、胸、盆骨等)和肺。

三、辅助检查

1.实验室检查

除血生化和尿常规检查外,还包括测定甲状腺功能,血清降钙素测定有助于髓样癌的诊断。

2.B超检查

B超检查测定甲状腺大小,探测结节的位置、大小、数目及邻近组织的关系。结节若为实质性且呈不规则反射,则恶性可能大。

3.放射性核素扫描

甲状腺核素扫描和甲状腺摄^{131}I测定。

4.X线检查

颈部X线片可了解有无气管移位、狭窄、肿块钙化及上纵隔增宽。胸部及骨骼摄片有助于排除肺和骨转移的诊断。

5.细针穿刺细胞学检查

细针穿刺细胞学检查系明确甲状腺结节性质的有效方法,该诊断的准确率可达80%以上。

四、治疗要点

手术切除是各型甲状腺癌的基本治疗方法,并辅助应用甲状腺激素、放射性核素和放射外照射等治疗。

1.手术治疗

一般多行患侧腺体连同峡部全切除、对侧腺体大部分切除,并根据病情及病理类型决定是否加行颈部淋巴结清扫或放射性碘治疗等。

2.内分泌治疗

甲状腺癌行次全或全切除者应终身服用甲状腺素片,可用甲状腺片或左甲状腺素口服,用药期间定期测定血T_3、T_4和TSH,以此调整用药剂量。一般剂量以控制TSH保持在低水平,但不引起甲亢为宜。

3.放射性核素治疗

术后^{131}I治疗主要适用于45岁以上乳头状腺癌和滤泡状腺癌、多发癌灶、局部侵袭性肿瘤及有远处转移者。

4.放射外照射治疗

放射外照射治疗主要适用于未分化型甲状腺癌。因其恶性程度高、发展迅速,常在发病2～3个月后即出现局部压迫或远处转移症状,故对该类患者通常以外放射治疗为主,手术治疗仅为解除压迫症状。

五、护理

(一)护理评估

1.术前评估

(1)健康史和相关因素:除评估患者的一般资料,如年龄、性别等外,还应询问其有无其他肿瘤病史,了解其既往健康状况及有无手术史和相关疾病的家族史。

(2)身体状况

1)局部:①肿块与吞咽运动的关系;②肿块的大小、形状、质地和活动度;③肿块的生长速度;④颈部有无肿大的淋巴结。

2)全身:①有无压迫症状,如声音嘶哑、呼吸困难、吞咽困难、Horner综合征等;②骨和肺转移征象;③腹泻、心悸、脸面潮红和血清钙降低等症状;④伴有其他内分泌腺体的增生。

（3）辅助检查:包括基础代谢率,甲状腺摄^{131}I率,血清 T_3、T_4 含量,TSH 测定,放射性核素扫描和 B 超等检查。

（4）心理、社会状况

1）心理状态:患者常在无意中发现颈部肿块,病史短且突然,或因已存有多年的颈部肿块在短期内迅速增大,因而担忧肿块的性质和预后,表现为惶恐、焦虑和不安,故需正确了解和评估患者患病后的情绪、心情和心理变化状况。

2）认知程度:患者和家属对疾病、手术和预后的不同认知程度会影响患者对手术和治疗的依从性及疗效。护士对患者和家属应分别做好评估:①对甲状腺疾病的认知态度;②对手术的接受程度;③对术后康复知识的了解程度。

2.术后评估

（1）一般情况:包括麻醉方式、手术方式,术中情况、术后生命体征、切口和引流情况等。

（2）呼吸和发音:加强对甲状腺术后患者的呼吸节律、频率和发音状况的评估,以利早期发现并发症。

（3）并发症:甲状腺术后常见并发症有呼吸困难和窒息、喉返神经损伤、喉上神经损伤和甲状旁腺损伤。

1）呼吸困难和窒息:是最危急的并发症,多发生于术后 48 h 内。临床表现为进行性呼吸困难、烦躁、发绀,甚至窒息;可有颈部肿胀,切口渗出鲜血等。常见原因:①切口内出血压迫气管,主要系手术时止血不完善、血管结扎线滑脱或凝血功能障碍所致。②喉头水肿,可因手术创伤或气管插管所致。③气管塌陷,气管壁长期受肿大甲状腺压迫而发生软化;在切除甲状腺大部分腺体后,软化气管壁失去支撑所致。④双侧喉返神经损伤。

2）喉返神经损伤:发生率为 0.5%。单侧喉返神经损伤,大多引起声音嘶哑,虽可经健侧声带向患侧过度内收而代偿,但不能恢复其原有音色。双侧喉返神经损伤依其平面的不同,可因双侧声带麻痹而失声,严重者发生呼吸困难,甚至窒息。喉返神经损伤多数是由于手术时损伤,如切断、缝扎、钳夹或牵拉过度所致,少数是由于血肿压迫或瘢痕组织的牵拉引起。前者在术中立即出现症状,后者在术后数天才出现症状。损伤的后果与损伤的性质(永久性或暂时性)和范围(单侧或双侧)密切相关。

3）喉上神经损伤:多在处理甲状腺上极时损伤喉上神经内支(感觉支)或外支(运动支)所致。外支受损可使环甲肌瘫痪,引起声带松弛和声调降低。内支受损会使喉部黏膜感觉丧失,在进食,特别是饮水时,患者因喉部反射性咳嗽的丧失而易发生误咽或呛咳。

4）甲状旁腺损伤:多数患者症状轻且短暂,常在术后 1～2 d 出现面部、唇或手足部的针刺、麻木或强直感。

少数严重者可出现面肌和手足伴有疼痛的持续性痉挛、抽搐;每日发作多次,每次持续 10～20 min 或更长,甚至可发生喉、膈肌痉挛和窒息。其主要系手术时甲状旁腺被误切除、挫伤或其血液供应受累,致血钙浓度下降,神经、肌肉应激性增高所致。

（二）护理问题

（1）焦虑:与颈部肿块性质不明、环境改变、担心手术及预后有关。

（2）潜在并发症:呼吸困难和窒息、喉返和(或)喉上神经损伤、甲状旁腺损伤等。

（3）清理呼吸道无效:与咽喉部及气管受刺激、分泌物增多及切口疼痛有关。

（三）护理措施

1. 术前护理

（1）热情接待患者，了解其对所患疾病的感受，告知患者有关甲状腺肿瘤及手术方面的知识，说明手术必要性及术前准备的意义，有效缓解焦虑。

（2）指导患者进行手术体位的练习（将软枕垫于肩部，保持头低、颈过伸位），以利术中手术野的暴露。

（3）对精神过度紧张或失眠者，遵医嘱适当应用镇静剂或安眠药物，使其处于接受手术的最佳身心状态。

（4）皮肤准备：男性应剃除胡须。

2. 术中护理

（1）麻醉：颈丛神经阻滞麻醉或全身麻醉。

（2）体位：仰卧位，颈部过伸位（患者肩部垫高，头后仰，两侧放置沙袋固定，使头部与躯干保持在同一条直线上）。

（3）术中配合

1）手术床前后各准备一升降桌，分别放置头单和甲单，打开甲单后，将甲单的两根带子从双肩上接过绕耳后，系于颈后；在铺巾时用两块治疗巾分别做两个球置于颈部两侧沙袋上。

2）在切开颈阔肌后，用直血管钳或鼠齿钳分离皮瓣。在剥离甲状腺上、下动静脉时，注意调节灯光及准备缝扎线。

3）密切观察患者呼吸情况，配合手术医生检查患者声音是否嘶哑，以便及时发现喉返神经损伤。

4）手术即将结束时，将患者的头部放平，减少伤口的张力，便于缝合。

5）在包扎伤口时，注意胶布不要黏到患者的头发上。

6）术毕搬运时用手托住患者头、颈部，防患者自行用力，引起出血。

3. 术后护理

（1）指导患者保持头颈部舒适体位，在改变卧位、起身和咳嗽时可用手固定颈部，以减少震动和保持舒适。

（2）做好生命体征观察，尤其是呼吸、发音和吞咽情况。密切观察伤口敷料及引流管情况，有异常发现及时处理。

（3）饮食：全麻术后清醒无呕吐者，6 h 后即可进食，一般术后第 2 d 进食。

（4）行颈淋巴结清扫术者，因手术创伤大、疼痛不适会加重患者对预后的担忧，故需遵医嘱及时给予镇痛，以利休息和缓解焦虑。

（5）做好术后并发症观察和护理，一旦发现并发症，及时通知医生，配合抢救。

1）呼吸困难和窒息：多发生于术后 12～48 h，因血肿压迫所致呼吸困难或窒息。主要预防和急救措施包括：床旁备气切包，对因血肿压迫所致呼吸困难或窒息者，须立即配合进行床边抢救，即剪开缝线，敞开伤口，迅速除去血肿，结扎出血的血管。若患者呼吸仍无改善则需行气管切开、吸氧；待病情好转，再送手术室作进一步检查、止血和其他处理。对喉头水肿所致呼吸困难或窒息者，应即刻遵医嘱应用大剂量激素，如地塞米松 30 mg 静脉滴入，若呼吸困难无好转，可行环甲膜穿刺或气管切开。

2）喉返和喉上神经损伤：观察患者术后发音情况，有无声调降低或声音嘶哑。术中缝扎引起的神经损伤属永久性;钳夹、牵拉或血肿压迫所致损伤者多为暂时性,经理疗等处理后,一般在3～6个月内可逐渐恢复;若严重损伤所致呼吸困难和窒息者多需即刻做气管切开。喉上神经内支受损者,因喉部黏膜感觉丧失所致反射性咳嗽消失,患者在进食,尤其在饮水时,易发生误咽和呛咳,故要加强对该类患者在饮食过程中的观察和护理,并鼓励其多进食固体类食物,一般经理疗后可自行恢复。

3)甲状旁腺损伤:与术中甲状旁腺误切有关。观察术后患者有无口唇及四肢麻木情况。一旦患者主诉有口唇麻木等,立即通知医生,测血钙、磷,按医嘱口服补钙或静脉补钙。

(四)护理评价

(1)患者情绪是否稳定,能否安静休息。患者及其家属对甲状腺手术的接受程度和治疗护理配合情况。

(2)患者术后生命体征是否稳定,有无呼吸困难、出血、喉返和喉上神经损伤、甲状旁腺损伤等并发症出现,防治措施是否恰当及时,术后恢复是否顺利。

(3)患者术后能否有效咳嗽,及时清除呼吸道分泌物,保持呼吸道通畅。

六、健康教育

1.心理调适

甲状腺癌患者术后存有不同程度的心理问题,应指导患者调整心态,正确面对现实,积极配合治疗。

2.功能锻炼

为促进颈部功能恢复,术后患者在切口愈合后可逐渐进行颈部活动,直至出院后3个月。颈淋巴结清扫术者,因斜方肌不同程度受损,功能锻炼尤为重要,故在切口愈合后即应开始肩关节和颈部的功能锻炼,并随时保持患侧上肢高于健侧的体位,以防肩下垂。

3.治疗

甲状腺全切除者应遵医嘱坚持服用甲状腺素制剂;术后需行放射治疗者应遵医嘱按时治疗。

4.随访

教会患者颈部自行体检的方法;患者出院后须定期随访,复诊颈部、肺部和甲状腺功能等。

(孙冬梅)

第三节　常见颈部肿块的护理

颈部肿块可以是颈部或非颈部疾病的共同表现。据统计,恶性肿瘤、甲状腺疾患及炎症、先天性疾病和良性肿瘤约占颈部肿块的1/3。

一、病因

1.肿瘤

肿瘤有原发性和转移性肿瘤两类。以后者居多,原发病灶常位于口腔、鼻咽部、甲状腺、肺、纵隔、乳房和胃肠道等处,且以发生锁骨上区转移多见。在原发性肿瘤中,良性肿瘤有甲状腺腺瘤、腮腺瘤、舌下囊肿和血管瘤等;恶性肿瘤有甲状腺癌、恶性淋巴瘤和涎腺癌等。

2.炎症

急、慢性淋巴结炎,淋巴结结核,软组织化脓性感染等。

3.先天性畸形

甲状腺舌骨囊肿或瘘、囊状淋巴管瘤、颏下皮样囊肿等。

二、临床表现

1.颈淋巴结结核

颈淋巴结结核多见于儿童和青年。临床表现为颈部单侧或双侧出现多个大小不等的肿大淋巴结,以单侧者居多,90%患者仅累及一组淋巴结。早期,肿大淋巴结较硬、无痛,且能活动,随后可融合成团或形成串珠状结节性肿块;晚期,淋巴结发生干酪样坏死、液化,形成寒性脓肿,甚或破溃形成经久不愈的窦道或慢性溃疡。少数患者可伴低热、盗汗、食欲缺乏和消瘦等全身症状。患者可通过胸部透视、结核菌素试验,必要时经淋巴结或活组织病理学检查有助明确诊断。

2.慢性淋巴结炎

慢性淋巴结炎多为继发于头、面和颈部的炎性病灶。肿大的淋巴结常散于颈侧区、颌下或颏下区,略硬,但表面光滑、能活动,可有轻度压痛或不适。

3.转移性肿瘤

转移性肿瘤在颈部肿块中期发病率仅次于慢性淋巴结炎和甲状腺疾病,约占颈部恶性肿瘤的 3/4。头颈部的转移性肿瘤多见于鼻咽癌和甲状腺癌的转移;锁骨上窝转移性肿瘤的原发病灶大多位于胸腹部。肿瘤转移性淋巴结质地较硬,初起常为单发、无痛,尚可被推动;以后迅速增大,肿块呈结节状、表面不平、固定,且伴局部或放射性疼痛;晚期,肿块可发生坏死、破溃、感染和出血,且分泌物带有恶臭。

4.恶性淋巴瘤

恶性淋巴瘤为源于淋巴组织恶性增生的实体瘤(包括霍奇金病和非霍奇金淋巴瘤),多见于男性青壮年。肿大淋巴结常先出现于一侧或双侧颈侧区、散在、稍硬、尚活动、无压痛;继之病情迅速发展,淋巴结逐渐融合成团,伴腋窝、腹股沟淋巴结和肝脾肿大及不规则高热。血常规检查和淋巴结病理学检查可确诊本病。

5.甲状腺舌管囊肿

甲状腺舌管囊肿是与甲状腺发育有关的先天性畸形。表现为位于颈前区中线、舌骨下方的 1～2 cm 圆形肿块,边界清楚,表面光滑,有囊性感,无压痛,并随吞咽或伸、缩舌而上、下活动。囊肿可多年无变化和无症状;若并发感染,可出现红、肿、热、痛及全身感染症状。感染性囊肿破溃后,便形成经久不愈的瘘管。

6.腮腺多形性腺瘤(混合瘤)

腮腺多形性腺瘤(混合瘤)是一种含有腮腺组织、黏液和软骨样组织的腮腺肿瘤,故称混合瘤。肿瘤外层为一层很薄的包膜,由腮腺组织受压变形而成,并非真性包膜。多见于青壮年,肿瘤位于耳垂下方,较大时可伸向颈部。

三、辅助检查

1.实验室检查

血常规及肿瘤标记物测定有助于区别恶性肿瘤或炎性肿块。

2.影像学检查

X线、B超、CT、动脉造影及 MRI 等检查有助于胸、腹腔肿瘤的诊断。

3.内镜检查

纤维胃镜、结肠镜等检查不仅能发现胃肠道的早期病变,且可同时获取组织标本做病理学检查。

4.肿块穿刺或活组织检查

诊断不明的肿块亦可做细针穿刺或切取组织进行病理学检查。

四、治疗要点

颈部常见肿块的治疗原则依肿块性质而不同。

1.结核治疗

结核治疗包括全身和局部治疗。全身治疗包括加强休息、营养和抗结核药物治疗综合措施。局部治疗:对少数较大且能推动的淋巴结,在药物治疗的同时可予以手术切除;尚未破溃的寒性脓肿可穿刺抽脓,再注入抗结核药物;继发化脓性感染的寒性脓肿,先切开引流,待感染控制后,必要时再行刮除术;无继发感染的窦道或溃疡,行刮除术,并开放引流。

2.炎症

慢性淋巴结炎本身无需治疗,检查时应注意寻找原发感染灶。一般原发灶的感染控制后,肿大淋巴结多自行消退;对长期淋巴结肿大者,必要时可切除肿大淋巴结,并做病理学检查,以排除结核或肿瘤等病变。

3.肿瘤

除恶性淋巴瘤以放、化疗为首选治疗方法外,肿瘤的治疗仍以早期手术为原则;若疑为转移性肿瘤,在全面查找原发病灶同时,还应早期行活组织检查,以早期明确诊断和治疗。

4.先天性畸形

彻底切除囊肿及其残留的管状结构,合并急性感染者,需在控制感染后手术。

五、护理

(一)护理评估

1.健康史和相关因素

患者是否曾患有颈部肿块、其他部位恶性肿瘤、局部感染和先天性畸形等。

2.身体状况

(1)局部:颈部肿块的部位、形状、大小、质地、活动度、表面光滑度,以及伴随症状常因原发病而异,故须对患者进行仔细评估。如:①恶性肿瘤的肿块质硬、固定、表面不光滑呈结节状和无压痛;②炎性肿块可有不同程度的红、肿、热和痛的表现;③动脉瘤有扩张性搏动和震颤;④血管瘤质软,加压后体积缩小,解除压力后又恢复原状;⑤囊肿有张力、光滑,加压不能使之缩小;⑥来自甲状腺的肿块多可随吞咽上下移动。

(2)全身:许多颈部肿块是全身性疾病在颈部的表现,故还应注意评估有无伴有以下情况:

①全身其他部位的转移灶；②体重减轻和营养不良等恶液质的表现；③低热、盗汗、食欲缺乏和消瘦等全身症状；④周身淋巴结和肝、脾肿大；⑤发热和脉搏增快等全身炎症反应等。

（3）辅助检查：包括血常规、肿瘤标记物测定、X 线、B 超、CT、动脉造影和 MRI 等检查，有助于判断和确定护理计划。

3. 心理、社会状况

（1）患者对患病的情绪和心理反应。

（2）患者及家属对疾病和手术治疗的了解和接受程度。

（二）护理问题

（1）焦虑：与颈部肿块性质不明、环境改变、担心手术及预后有关。

（2）清理呼吸道无效：与咽喉部及气管受刺激、分泌物增多及切口疼痛有关。

（三）护理措施

（参见第一节、第二节）。

（四）护理评价

（1）患者情绪是否平稳，能否安静地休息。患者及其家属对颈部肿块切除术的接受程度和治疗护理配合情况。

（2）患者术后生命体征是否稳定，有无呼吸困难、出血等并发症出现，防治措施是否恰当及时；术后恢复是否顺利。

六、健康教育

（1）患有颈部肿块的患者应定期随访，尽早明确病因和对症治疗。

（2）教会患者自我检查颈部的方法，注意观察肿块的生长情况，包括大小、活动度、质地和有无伴局部压痛等；注意颈部肿块与全身症状的关系。

（孙冬梅）

第四节　乳腺非肿瘤性疾病的护理

多乳头、多乳房畸形又称副乳头和副乳腺，一般位于腋窝到同侧腹股沟中点的两条乳线上，尤以腋窝和腋前皱襞处最多见。副乳较小或仅有乳头乳晕时影响不大，如较明显，影响美观时可做手术切除，极少数副乳可发生腺瘤或癌变。

急性乳腺炎一般指乳腺的急性化脓性感染性炎症，不同于浆细胞性乳腺炎等慢性乳腺炎的急性表现和脓肿形成。极大多数急性乳腺炎发生在产后哺乳期的妇女，尤以初产妇多见，常发生在产后 3～4 周，故称哺乳期乳腺炎。经停止哺乳、全身抗感染治疗、脓肿引流可治愈。

乳腺囊性增生病是妇女常见病和多发病，多见于 30～45 岁女性，该病被认为是乳腺正常的增生和退变失常引起的乳腺结构紊乱，表现为乳腺腺体和间质增生伴有大小不等的囊肿形成。

若出现导管和腺泡上皮的不典型增生，则有恶变的可能。

一、病因和发病机制

1.多乳头、多乳房畸形的病因和发病机制

人胚胎发育至第 9 周时,乳腺始基除胸前区的 1 对继续发育外,其余的均退化消失,如退化不全,出生后即会出现多乳头、多乳房畸形。

2.急性乳腺炎的病因和发病机制

主要是在乳汁淤积的基础上继发细菌感染,以金黄色葡萄球菌最为常见,产后全身抵抗力下降也是其原因之一。

(1)乳汁淤积:是急性乳腺炎的重要诱因。乳汁为细菌的良好培养基,乳汁淤积为入侵细菌提供有利的生长繁殖条件。乳汁淤积的主要原因有:①乳头发育不良,乳头过小或内陷,影响婴儿吸吮乳汁;②乳汁过多或哺乳过少,使乳汁不能完全排出;③乳管堵塞或不通畅,影响乳汁排出。

(2)细菌侵入:乳头因哺乳被婴儿咬破或糜烂,致使细菌侵入,并沿淋巴管蔓延引起炎症,这是感染的主要途径。乳头皮肤和婴儿口腔的细菌直接进入乳管也是感染的途径之一。

3.乳腺囊性增生病的病因和发病机制

其病因和发病机制尚不清楚,可能与内分泌失调及精神因素有关,如黄体酮分泌减少,雌激素相对增多。由于性激素失调导致乳腺周期性的增生和退变失常,从而出现结构紊乱。

二、病理

乳腺囊性增生病病理主要表现:乳腺导管扩张和囊肿形成;导管和腺泡上皮增生(伴或不伴不典型增生);终末导管内多发性乳头状瘤形成;间质纤维化。

三、临床表现

1.多乳头、多乳房畸形临床表现

多见一侧或双侧腋下隆起,伴或不伴胀痛,有或无副乳头。

2.急性乳腺炎临床表现

(1)局部:患侧乳房胀痛,局部红、肿、热,并有压痛性肿块;常伴患侧腋窝淋巴结肿大和触痛。

(2)全身:随炎症发展,患者可有寒战、高热和脉搏加快。

3.乳腺囊性增生病临床表现

(1)乳房胀痛:特点是胀痛,具有周期性,表现为月经来潮前疼痛加剧,月经结束后减轻或消失,有时整个月经周期都有疼痛。

(2)乳房团块:一侧或双侧乳腺有弥散性增厚,可呈局限性改变,多位于乳房外上象限,轻度触痛,也可分散于整个乳房。团块呈结节状或片状,大小不一,质韧而不硬,增厚区与周围乳腺组织分界不清。

(3)乳头溢液:少数患者可有乳头溢液,呈无色或淡黄色。

四、辅助检查

1.多乳头、多乳房畸形辅助检查

通过 B 超、钼靶即可确诊。

2.急性乳腺炎辅助检查

了解血常规检查、B超检查结果,有助于判断乳房炎症的轻重和脓肿情况。

3.乳腺囊性增生病

根据临床表现及体征,结合B超检查即可诊断本病,但要注意有无恶变征象。

五、治疗要点

1.根据病情选择治疗方式

多乳头、多乳房畸形影响美观,以及发生腺瘤或恶变者宜手术切除,对副乳癌应行根治性清扫和术后辅助治疗。

2.急性乳腺炎治疗要点

(1)局部治疗:患侧停止哺乳,局部热敷、理疗或外敷药物,以促进炎症消散。

(2)全身抗感染治疗:早期、足量、有效的抗生素应用,首选青霉素类抗生素。

(3)手术治疗:一旦形成脓肿,应及时切开引流。

(4)对感染严重者,应采取措施终止乳汁分泌。

3.乳腺囊性增生病治疗要点

以非手术治疗为主,每半年复查1次,如发现有恶变可能则应及时手术确诊。

六、护理

主要叙述急性乳腺炎的护理。

1.护理评估

(1)术前评估

1)健康史:了解患者的乳头发育情况、哺乳方法、婴儿的口腔卫生情况。

2)目前身体状况:有无其他慢性疾病。

3)心理、社会状况:担心婴儿营养状况。

(2)术后评估:伤口愈合情况。

2.护理问题

(1)疼痛:与乳汁淤积、肿胀、乳腺炎症、手术切开引流有关。

(2)体温过高:与乳腺炎症有关。

(3)知识缺乏:缺乏急性乳腺炎的预防知识。

(4)潜在并发症:脓毒血症、乳瘘等。

3.护理措施

(1)疼痛护理

1)减轻乳汁淤积:患乳暂停哺乳,定时用吸乳器吸净或挤净乳汁。

2)乳房托起:用宽松胸罩托起乳房,以减轻疼痛和水肿。

3)局部处理:可局部热敷或用50%硫酸镁湿敷,促进局部血液循环、消除炎症和水肿。

4)脓肿切开引流术后:保持伤口敷料干燥,换药前按医嘱给予止痛药。

(2)全身治疗护理

1)休息和营养:注意休息,多饮水,进易消化、富营养饮食。

2)控制感染:遵医嘱,及时、合理地使用抗生素。

3)观察病情:定时测体温、脉搏、呼吸,以及血白细胞计数和分类情况。

七、健康教育

1. 预防

重点是急性乳腺炎的预防教育。

2. 纠正乳头内陷

乳头内陷者,应于分娩前 3～4 个月开始每天挤捏、提拉乳头。

3. 保持乳头和乳晕清洁

妊娠后期应经常用温水清洗乳头;每次哺乳前后均需清洁乳头。

4. 正确哺乳

每次哺乳应将乳汁吸尽,如有乳汁淤积,应及时用吸乳器或手法按摩排空乳汁。养成婴儿不含乳头睡觉的习惯。

5. 保持婴儿口腔卫生

预防或及时治疗婴儿口腔炎症。

6. 及时处理乳头破损

有破损时暂停哺乳,待愈合后再行哺乳,症状严重时应及时诊治。

(孙冬梅)

第五节　乳腺良性肿瘤的护理

临床常见乳腺良性肿瘤为乳腺纤维瘤(fibroadenoma)和乳管内乳头状瘤(intraductalpap-illoma)。

乳腺纤维瘤是最常见的乳腺良性肿瘤,好发于 20～25 岁的女性。

乳管内乳头状瘤多见于 40～50 岁女性。75％发生于大乳管近乳头的壶腹部,瘤体小,且有很多薄壁血管,容易出血。乳管内乳头状瘤目前国内主要依据其发生部位分为大导管内乳头状瘤和乳头状瘤病。相对于大导管内乳头状瘤而言,乳头状瘤病是指发生于中、小导管内的乳头状瘤,常为多发,其生物学特性趋向于癌变。

一、病因和发病机制

乳腺小叶内纤维细胞对雌激素的敏感性增高,可能与纤维细胞所含雌激素受体的量或质的异常有关。卵巢处于功能旺盛阶段的青少年女性由于体内雌激素水平较高,所以该病的发病率较高。

二、临床表现

1. 乳腺纤维瘤

主要表现为乳腺可扪及肿块,肿块质韧有弹性,表面光滑,活动度大,易推动。月经周期对肿块的大小无影响。肿块小者或较深者可扪不到肿块。

2. 乳管内乳头状瘤

主要表现为乳头溢液,溢液为鲜红色、暗棕色或黄色。肿瘤通常很小,不易触及。大乳管的乳头状瘤可在乳晕区扪及直径为数毫米的小结节,多呈圆形、质软、可推动,轻压肿块,可见乳头溢出血性液体。

三、辅助检查

1.B超检查

B超检查可确定肿块的大小与部位,并初步判断其性质。

2.钼靶检查

钼靶检查可显示乳腺钙化与肿块,并初步判断其性质。建议40岁以上女性检查。

3.溢液涂片检查

溢液涂片检查可检查乳头溢液中有无癌细胞,但阳性率较低。

四、治疗要点

乳腺良性肿瘤,发现后应及时手术切除,术后常规做病理检查。

五、护理

1.护理评估

(1)术前评估:包括乳腺肿块情况及全身情况(有无其他慢性疾病如心脏病等)。

(2)术后评估:伤口愈合情况。

2.护理问题

(1)知识缺乏:与缺乏乳腺纤维瘤诊治的相关知识有关。

(2)焦虑:与乳头溢液、缺乏乳管内乳头状瘤诊治的相关知识有关。

3.护理措施

(1)告知患者有关疾病的病因、治疗方法,解除患者思想顾虑。

(2)术后保持伤口敷料干燥,伤口1周后拆线,拆线1～2 d后可洗澡,但勿用力搓洗伤口皮肤。

(3)定期随访。

（孙冬梅）

第八章 泌尿外科疾病护理

第一节 肾损伤的护理

肾脏是腹膜后器官,解剖位置隐蔽,其前、后、内、外均有良好的保护,不易受到损伤。但肾实质脆弱,对来自背部、腰部、下胸或上腹部的暴力打击,也会发生肾损伤。有时肌肉强烈收缩或躯体受到强烈震动,都可致使不正常的肾损伤。肾损伤多见于 20～40 岁男性,儿童肾损伤的发病率也较高。

一、病因病理

1.开放性损伤

刀刃、枪弹、弹片等锐器直接贯穿致伤。

2.闭合性损伤

因直接暴力,如腰腹部受撞击、跌打、挤压使肾发生损伤或肋骨、椎骨横突骨折片刺伤肾。间接暴力,如高处跌下时发生的对冲伤、突然暴力扭转所致肾或肾蒂损伤。临床上以闭合性肾损伤为多见。

二、临床表现

1.休克

休克由于创伤和失血引起,多发生于重度肾损伤。如闭合性肾损伤并休克,且仅有轻微血尿或镜下血尿,提示可能有肾蒂损伤或并发其他脏器损伤。

2.血尿

出血是肾损伤的常见症状,肾挫伤时血尿轻微,严重肾裂伤则呈大量肉眼血尿。血尿的严重程度与肾损伤程度不一定一致。如肾蒂血管断裂、肾动脉血栓形成、肾盂破裂、血凝块阻塞输尿管时,血尿轻微,甚至无血尿。

3.疼痛

表现为伤侧肾区或上腹部疼痛,常为钝痛,因肾包膜张力增高或软组织损伤所致。血块通过输尿管时可出现肾绞痛。尿液、血液渗入腹腔或伴有腹部脏器损伤时,可出现全腹痛和腹膜刺激症状。

4.腰腹部肿块和皮下淤斑

损伤严重时血液和外渗尿积存于肾周围,可形成肿块,有明显触痛。

三、辅助检查

1.实验室检查

血尿是诊断肾损伤的重要依据之一。肾组织损伤可释放大量乳酸脱氢酶,尿中含量可增高。

2.影像学检查

（1）CT检查：可作为肾损伤的首选检查。

（2）根据病情轻重，有选择地应用以下检查：B超检查、X线片、排泄性尿路造影、动脉造影、MRI。

四、治疗原则

1.紧急处理

严重休克时应迅速输血和积极复苏处理。一旦病情稳定，应尽快行定性检查，以确定肾损伤的范围和程度，并确定是否合并其他脏器损伤。

2.保守治疗

①绝对卧床休息2~4周；②密切观察生命体征及肿块的变化；③补充血容量和热量；④观察血尿情况，了解出血情况；⑤应用抗生素预防感染；⑥应用止血、镇静、镇痛药治疗。值得注意的是，保守治疗恢复后2~3个月不宜参加体力劳动，以免再度发生出血。

3.手术治疗

手术适应证包括：①开放性肾损伤；②难以控制的出血；③肾粉碎伤；④肾盂破裂；⑤肾蒂伤；⑥合并腹腔脏器损伤；⑦严重尿外渗。

五、护理

（一）护理评估

1.术前评估

（1）健康史和相关因素：包括患者的一般情况、受伤史、既往史等。

1）一般情况：患者的年龄、性别、婚姻、职业及运动爱好等。

2）受伤史：了解受伤的原因、时间、地点、部位、姿势、暴力性质、强度和作用部位，受伤至就诊期间的病情变化以及就诊前采取的急救措施，其效果如何；损伤后是否发生腹痛或腰痛，腹、腰痛的特点程度和持续时间，有无放射痛和进行性加重。

（2）身体状况

1）局部：伤部有无皮肤裂伤，腰、腹部有无包块，有无合并腹膜炎体征。

2）全身：患者的血压、脉搏、呼吸、尿量及尿色变化情况，有无休克症状和体征。

3）辅助检查：血、尿常规变化情况，B超检查有无异常发现。

（3）心理和社会状况：患者对伤情和并发症产生的恐惧、焦虑程度，家属对伤情的认知程度和患者所需治疗费用的承受能力。

2.术后评估

（1）康复状况：伤口愈合情况，引流管是否通畅，是否合并感染。

（2）肾功能恢复情况是否满意。

（3）心理和认知状况：患者及家属的心理状况，对治疗的配合及有关康复等知识的掌握程度。

（二）护理问题

（1）恐惧与焦虑：与外伤打击、害怕手术和担心预后不良有关。

（2）组织灌流量改变：与创伤、肾裂伤引起的大出血、尿外渗或腹膜炎有关。

（3）潜在并发症：感染。

（三）护理措施

1.减轻焦虑与恐惧

主动关心、帮助患者和家属了解治愈疾病的方法，解释手术治疗的必要性和重要性，解除其思想顾虑。

针对产生焦虑、恐惧、情绪不稳定等心理反应的原因，正确引导和及时纠正异常的心理变化，减轻患者的应激反应，以有效缓解其焦虑和恐惧。

2.维持体液平衡，保证组织有效灌流量

1）密切观察病情：准确、定时测量血压、脉搏、心率及尿量并正确记录，随时注意患者病情和腹部包块的变化情况。患者若出现少尿和无尿时及时通知医生进行处理。

2）维持水、电解质及血容量的平衡：建立静脉通道，遵医嘱及时输液，必要时输血，以维持有效循环血量。

根据实验室检查结果，合理安排输液种类与及时输入液体与电解质，以维持水、电解质及酸碱平衡。

3.术中护理

（1）麻醉：全身麻醉。

（2）体位：侧卧位。

（3）术中配合

1）准备抢救所需物品。

2）配合麻醉医生做好抢救工作。

4.感染的预防和护理

（1）伤口及引流管的护理：保持手术切口清洁干燥，切口及引流管处敷料渗湿时应及时更换。

观察引流物的量、色、性状及气味。各引流管要反复挤压保持通畅，根据引流物的量及性状决定拔管时间。

（2）加强观察：定时测量体温；若患者体温升高、切口处疼痛并伴有血白细胞计数和中性粒细胞比例升高、尿常规示有白细胞及引流管液或切口渗出物为脓性时多提示有感染，应及时通知医生处理，遵医嘱应用抗菌类药物。

（四）护理评价

（1）患者的恐惧与焦虑是否减轻，情绪是否稳定。

（2）患者的组织灌流量是否正常，生命体征是否平稳，皮肤是否温暖，毛细血管充盈是否正常。

（3）患者术后伤口及损伤肾脏的愈合情况，体温及白细胞计数是否正常，伤口有无感染。

六、健康教育

1.卧床

肾损伤非手术治疗患者出院后应保证伤后绝对卧床休息2~4周，防止损伤部位再次继发损伤。

患者应适时变换体位，预防压疮的发生。

2.康复指导

非手术治疗、病情稳定后的患者,出院后3个月不宜从事体力劳动或竞技运动;损伤肾切除后的患者须注意保护健肾,防止外伤。不使用对肾功能有损害的药物,如氨基糖苷类抗菌药等。

(孙冬梅)

第二节 膀胱损伤的护理

膀胱为腹膜外器官,空虚时位于骨盆深处,受骨盆、耻骨联合、盆底筋膜和肌肉以及直肠保护。因此,除骨盆骨折外,一般不易发生膀胱损伤。但当膀胱充盈伸展超出耻骨联合至下腹部时,则易遭受损伤。儿童的骨盆浅,膀胱稍有充盈即可突出至下腹部,故较易受到损伤。

一、病因

1.开放性损伤

开放性损伤多由弹片、子弹、火器或锐器贯通所致,常合并有其他器官损伤。

2.闭合性损伤

膀胱充盈时受到直接暴力,如下腹部撞击、挤压。

3.医源性损伤

膀胱镜检查、经尿道膀胱肿瘤电切术、前列腺电切术、膀胱碎石术都可造成膀胱损伤和穿孔。

二、病理

1.膀胱损伤

膀胱损伤仅伤及膀胱黏膜或肌层,膀胱壁未穿破,可出现局部出血或形成血肿。

2.膀胱破裂

膀胱破裂分为腹膜外型、腹膜内型、混合型。

(1)腹膜外型:腹膜外膀胱破裂较多见,常发生于骨盆骨折时。

(2)腹膜内型:腹膜内膀胱破裂多发生于膀胱充盈时,尿液流入腹腔,可引起腹膜炎。

(3)混合型:即同时有腹膜内及腹膜外膀胱破裂,常合并其他器官损伤。

三、临床表现

1.休克

骨盆骨折合并大出血,膀胱破裂致尿外渗或腹膜炎,常发生休克。

2.排尿困难和血尿

有尿意,但不能排尿或仅能排出少量血尿。其原因是尿液流入腹腔或膀胱周围。

3.腹痛和腹膜刺激症状

腹膜内破裂时,尿液流入腹腔引起全腹压痛、反跳痛及肌紧张,并有移动性浊音。腹膜外破裂时,下腹部疼痛、压痛及肌紧张。膀胱壁轻度挫伤仅有下腹部疼痛和少量终末血尿。

4.尿瘘

膀胱破裂与体表、直肠或阴道相通时,引起伤口漏尿、膀胱直肠瘘、膀胱阴道瘘。闭合性损伤在尿外渗感染后破溃,也可形成尿瘘。

四、辅助检查

1.导尿检查

导尿管插入膀胱后,如引流出 300 mL 以上的清凉尿液,基本上可排除膀胱破裂;如顺利插入膀胱但不能导出尿液或仅导出少量血尿,则膀胱破裂的可能性大。此时可经导尿管注入灭菌生理盐水 200～300 mL,片刻后再吸出。若液体进出量差异大,提示膀胱破裂。

2.X 线检查

腹部 X 线片可显示骨盆骨折。膀胱造影是诊断膀胱破裂最可靠的方法,自导尿管注入造影剂时和排出造影剂后摄片,若造影剂有外漏,则为膀胱破裂。

五、治疗原则

1.紧急处理

应积极抗休克治疗,如输液、输血、镇静及止痛。应尽早用广谱抗生素预防感染。

2.保守治疗

可经尿道插入导尿管持续引流膀胱,保持尿液流出通畅,同时使用抗生素预防感染。保守治疗期间应密切观察有无盆腔血肿感染、持续出血和血块阻塞膀胱等现象。

3.手术治疗

病情严重者,应尽早施行手术。总的处理原则是:①完全的尿流改道;②充分引流外渗的尿液;③闭合膀胱壁缺损。

六、护理

(一)护理评估

1.术前评估

(1)健康史和相关因素:包括患者的一般情况、受伤史、既往史等。

1)一般情况:患者的年龄、性别、婚姻、职业及运动爱好等。

2)受伤史:患者受伤的原因、时间、部位、暴力性质、强度和作用部位,就诊前采取的救治措施及效果。

损伤后是否发生腹痛,腹痛的特点、程度和持续时间,有无放射痛和进行性加重;有无血尿、尿痛或排尿不畅。

3)既往史:有无膀胱损伤和手术史等。

(2)身体状况

1)局部:受伤处皮肤有无破裂、出血、淤斑以及范围;局部有无肿胀及尿液渗漏。

2)全身:患者的血压、脉搏变化情况,有无休克的临床表现。

3)辅助检查:评估患者实验室、影像学等检查结果,以判断患者除膀胱损伤外,有无其他合并损伤。

(3)心理和社会状况:患者对自身伤情的了解程度,对并发症的恐惧、焦虑程度;患者和家属对所需治疗费用的承受能力。

2.术后评估

有无继发性出血及感染的发生。

(二)护理问题

(1)恐惧与焦虑:与外伤打击、害怕手术和担心预后不良有关。

(2)组织灌流量改变:与膀胱破裂、骨盆骨折损伤血管出血,尿外渗或腹膜炎有关。

(3)潜在并发症:感染。

(4)排尿异常:与膀胱破裂不能储尿有关。

(三)护理措施

1.减轻焦虑与恐惧

(1)心理护理:主动关心、帮助患者了解伤情,解释目前采用的治疗方法的可行性,消除患者及家属的顾虑,以取得配合。

(2)加强入院宣教和沟通:通过认真细致的工作态度、娴熟的技术取得患者及家属的信任,并与患者及时沟通,尽量满足患者的合理要求,使患者的恐惧心理减轻甚至消失。

2.维持体液平衡和有效循环血量

(1)密切观察患者的生命体征:定时测量呼吸、脉搏、血压,准确记录尿量,了解患者的病情变化。

(2)输液护理:根据患者内环境变化情况给予合理输液,必要时输血,维持有效循环血量,同时注意保持水、电解质及酸碱平衡。

3.并发症的预防与护理

观察患者体温变化;及时了解血、尿常规检查结果;保持伤口清洁、干燥,注意观察引流物的量、色、性状及气味;保持各引流管引流通畅。若发现患者体温升高、伤口疼痛、引流管内容物及伤口渗出物为脓性、血白细胞计数和中性粒细胞比例上升,常提示有继发感染,应及时通知医生并遵医嘱应用抗菌类药物。

4.排尿异常的护理

患者因膀胱破裂行手术修补后1周内不能自行排尿,需留置导尿或膀胱造瘘,对此类患者应加强导尿管或膀胱造瘘的护理。

(1)留置导尿管:定时观察,保持引流管通畅,防止逆行感染;定时清洁、消毒尿道外口;鼓励患者多饮水;每周行尿常规化验及尿培养1次。遵医嘱8~10 d后拔除导尿管。

(2)膀胱造瘘管:定时观察,保持引流通畅;造瘘口周围定期换药;每周行尿常规及尿培养检验1次。拔管时间一般为10 d左右,但拔管前需先夹闭此管,观察患者排尿情况良好后再拔除膀胱造瘘管,拔管后造瘘口适当堵塞纱布并覆盖。

(四)护理评价

(1)患者的恐惧与焦虑是否减轻。

(2)患者的组织灌流量是否正常,生命体征是否平稳,皮肤是否温暖,毛细血管充盈是否正常。

(3)患者伤口及膀胱破口愈合情况,尿外渗引流及吸收情况,体温及白细胞计数是否正常,伤口有无感染。

(4)患者排尿异常状态是否得以纠正,是否恢复正常排尿。

七、健康教育

1.膀胱造瘘或留置导尿管在拔除之前要夹闭导尿管,以使膀胱扩张到一定的容量,达到训练膀胱功能的目的后再拔除导尿管。

2.膀胱破裂合并骨盆骨折者有部分患者发生勃起功能障碍,患者在伤口愈合后须加强训练心理性勃起,并采取辅助性治疗。

（孙冬梅）

第三节 尿道损伤的护理

尿道损伤是泌尿系统最常见的损伤,多发生于男性青壮年。可分为开放性、闭合性和医源性三类。

开放性损伤多见于战伤和锐器伤,常伴有阴囊、阴茎、会阴部贯穿伤;闭合性损伤为挫伤或撕裂伤;医源性损伤是指尿道腔内器械操作不当所致的尿道内暴力伤。一般以外来暴力引起的闭合伤最常见。

一、病因

1.开放性损伤

开放性损伤因弹片、锐器伤所致。

2.闭合性损伤

闭合性损伤常因外来暴力所致,多为挫伤或撕裂伤。会阴部骑跨伤可引起尿道球部损伤。骨盆骨折引起膜部尿道撕裂或撕断。经尿道器械操作不当可引起球膜部交界处尿道损伤。

二、病理

尿道损伤有以下四种病理类型:尿道挫伤、尿道裂伤、尿道断裂、尿外渗。

1.尿道挫伤

尿道内层损伤,阴茎筋膜完整。

2.尿道裂伤

尿道壁部分全层断裂,引起尿道周围血肿和尿外渗。

3.尿道断裂

尿道完全离断,断端退缩、分离、血肿和尿外渗明显,可发生尿潴留。

4.尿外渗范围

①尿道球部损伤时,使会阴、阴茎、阴囊和下腹壁肿胀、淤血;②骨盆骨折致尿道膜部断裂时,骨折端及盆腔血管丛的损伤可引起大出血,尿液外渗至耻骨后间隙和膀胱周围。

三、临床表现

1.休克

骨盆骨折所致后尿道损伤,可引起损伤性或失血性休克。

2.疼痛

尿道球部损伤时会阴部肿胀、疼痛，排尿时加重。后尿道损伤表现为下腹部疼痛，局部肌紧张、压痛。合并骨盆骨折者，移动时疼痛加剧。

3.尿道出血

前尿道破裂时可见尿道外口流血，后尿道破裂时可无尿道口流血或仅少量血液流出。

4.排尿困难

尿道挫裂伤后因局部水肿或疼痛性括约肌痉挛，发生排尿困难。

5.血肿及尿外渗

尿道骑跨伤或后尿道损伤引起尿生殖膈撕裂时，会阴、阴囊部出现血肿及尿外渗，并发感染时则出现全身中毒症状。

四、辅助检查

1.导尿检查

尿道是否连续、完整。若能顺利进入膀胱，说明尿道连续而完整。

2.X线检查

骨盆前、后位片显示骨盆骨折。尿道造影可确定损伤部位。

五、治疗原则

1.紧急处理

合并休克者首先应抗休克治疗；尿潴留不宜导尿或未能立即手术者，可行耻骨上膀胱穿刺。

2.非手术治疗

闭合性损伤应首先在严格无菌条件下试插导尿管，如试插成功，应留置导尿管 7～14 d 作为支架，以利于尿道的愈合。

3.手术治疗

试插导尿管不成功者考虑手术治疗。

六、护理

1.护理问题

(1)恐惧与焦虑：与外伤打击、害怕手术和担心预后不良有关。

(2)组织灌流量改变：与创伤、骨盆骨折损伤血管出血，以及尿外渗或腹膜炎有关。

(3)排尿异常：与尿路感染、尿道损伤、尿瘘及尿道狭窄有关。

(4)潜在并发症：如感染。

2.护理措施

(1)有效缓解患者的恐惧与焦虑

1)心理护理：对患者进行正确的引导，热情接待，做好入院宣教。和蔼亲切的态度、周到礼貌的语言可使患者感受到关心和尊重，产生信任，减轻负面情绪的影响，可有效缓解焦虑和恐惧。

2)形象示范：介绍病区环境及管床医生、护士；以认真细致的工作态度和精湛的医术、护理取得患者的信任，尽量满足患者的合理需求，从而化解患者的恐惧心理。

（2）维持体液平衡

1）观察生命体征：准确测量血压、脉搏、呼吸，准确记录尿量，掌握内环境变化状况。

2）输液护理：根据患者内环境变化情况和医嘱给予合理输液，必要时输血，以维持体液、电解质及酸碱平衡。

（3）排尿异常的护理：尿道断裂经修复后并发尿道狭窄可导致排尿困难，属临床常见，应告知患者无须过于担心，遵医嘱定期进行尿道扩张，并根据排尿困难的程度制订尿道扩张的间隔时间。由于尿道扩张有较重的疼痛，患者会产生恐惧心理，此时除向患者解释此治疗的必要性外，还应在进行尿道扩张时根据医嘱采取镇痛措施，如应用镇静、镇痛药，尿道内给予表面麻醉药物等，以减轻患者的痛苦。

（4）并发症的预防及护理：观察患者的体温及伤处的变化情况，尿道断裂后血、尿外渗容易导致感染，表现为伤处肿胀、搏动性疼痛、体温升高，如发现异常表现应立即通知医生处理，协助引流伤部，并选择有效抗菌药物和合理应用。

七、健康教育

1.前后尿道损伤经手术修复后患者尿道狭窄的发生率较高，患者需要定期进行尿道扩张，以避免尿道狭窄，而导致排尿障碍。

2.继发性功能障碍者应训练心理勃起加辅助性治疗。

（孙冬梅）

第四节　良性前列腺增生的护理

前列腺分为围绕尿道的腺体和外周腺体两部分。

一、病因

病因尚未完全明确。目前公认老龄和有功能的睾丸是发病的基础。上皮和基质的相互影响，各种生长因子的作用，随着年龄增长而出现的睾酮、双氢睾酮以及雌激素水平的改变和失去平衡是前列腺增生的重要因素。

二、病理生理

良性前列腺增生起源于围绕尿道精阜部的腺体，常以纤维细胞增生开始，继之其他组织亦增生。增生的前列腺可将外围的腺体压扁形成假包膜（外科包膜），与增生腺体有明显界限。增大的腺体使尿道弯曲、伸长、受压，成为引起排尿困难或梗阻的机械性因素，前列腺内尤其是围绕膀胱颈增生的、含丰富的 α 肾上腺素能受体的平滑肌收缩则是引起排尿困难或梗阻的功能性因素。

随着长期膀胱出口梗阻，黏膜面出现小梁、小室、憩室；逼尿肌的代偿性肥大可发生不稳定的逼尿肌收缩，致膀胱内高压甚至出现压力性尿失禁。逼尿肌失代偿，则不能排空膀胱而出现残余尿，严重时膀胱收缩无力，出现充溢性尿失禁。长期排尿困难使膀胱高度扩张或膀胱内高压，可发生尿液的膀胱输尿管反流，最终引起肾积水和肾功能损害。由于梗阻后膀胱内尿液潴留,容易继发感染和结石。

三、临床表现

一般在 50 岁以后出现症状。症状与梗阻程度、病变发展速度,以及是否存在感染、结石、肾功能损害等有关,与前列腺增生后的体积并不成正比。

前列腺增生的病程一般分为刺激期、代偿期和失代偿期 3 个阶段。

1. 刺激期

症状以尿频为主,特别是夜间排尿次数增多,是前列腺增生症最早出现的症状。膀胱残余尿量增多时,尿频亦加重,这与膀胱经常处在充盈状态、膀胱有效容量缩小有关。

2. 代偿期

症状以排尿困难为主,进行性排尿困难是前列腺增生最重要的症状,且发展缓慢。排尿困难症状由轻至重,经历排尿等待、迟缓、尿线细而无力、射程缩短、排尿时间延长、尿后滴沥、尿流中断等过程。

3. 失代偿期

主要表现为慢性尿潴留。梗阻加重到一定程度,膀胱失代偿,出现残余尿。过多的残余尿可使膀胱失去收缩能力,逐渐发生慢性尿潴留,并可出现充盈性尿失禁;在失代偿期阶段,逐渐出现肾积水和肾功能不全表现。

4. 其他症状

前列腺增生合并感染时,可出现尿频、尿急、尿痛等膀胱刺激症状,合并结石时症状更为明显;前列腺表面血管扩张、充血,可以发生无痛性血尿;长期排尿困难导致腹内压增高,发生腹股沟疝、脱肛或内痔等。

四、辅助检查

1. 尿流率检查

最大尿流率 <15 mL/s,说明排尿不畅;<10 mL/s 则梗阻严重。评估最大尿流率时,排尿量必须超过 150 mL。

2. B 超检查

B 超检查可以直接测定前列腺的大小、内部结构、突入膀胱的程度,经直肠超声扫描更为精确。

超声检查还可测定膀胱残余尿量。

3. 血清前列腺特异抗原(PSA)测定

在前列腺体积较大、有结节或较硬时,应测定血清 PSA,以排除合并前列腺癌的可能。

4. 尿流动力学检查

如果排尿困难主要是由于逼尿肌功能失常引起,应进行尿动力学检查,测定排尿时膀胱内压的改变。

五、处理原则

病变早期可以等待观察,不予治疗,但必须密切随诊,如症状加重,应及时进行治疗。

1. 药物治疗

适用于有轻临床症状、残余尿 <50 mL 的患者,包括 α 受体阻滞剂、激素、降低胆固醇药物

以及植物药疗等。

其中以 α_1 受体阻滞剂特拉唑嗪、5α 还原酶抑制剂非那雄胺为常用；前者可降低平滑肌的张力，减少尿道阻力，改善排尿功能；后者通过降低前列腺内双氢睾酮的含量使前列腺缩小，改善排尿功能。对症状较轻的病例有良好疗效。

2.其他疗法

用于尿道梗阻较重而又不适宜手术者。激光治疗、经尿道气囊高压扩张术、经尿道高温治疗、体外高强度聚焦超声，适用于前列腺增生体积较小者。

3.手术治疗

梗阻严重、残余尿量超过 60 mL 时应考虑手术治疗。有尿路感染和心、肺、脑、肝、肾功能不全时，宜先做尿液引流，尿道留置尿管或膀胱造口术，待全身情况改善后再进行手术。以往常用耻骨上经膀胱或经耻骨后等开放性手术方式切除前列腺，近年由于内镜技术的进步，目前开放性手术方式已逐渐被经尿道前列腺切除术所替代。

六、护理

（一）护理评估

1.术前评估

（1）健康史及相关因素：了解患者吸烟、饮食、饮酒和性生活等情况；患者平时饮水习惯，是否有足够的液体摄入和尿量。注意评估患者排尿困难程度及夜尿次数，有无尿潴留情况，有无血尿及尿路刺激症状，是否有定时排尿或憋尿的习惯；有无并发疝、痔、脱肛等情况。注意有无高血压和糖尿病病史以及相关疾病的家族史。

（2）身体状况

1）局部：前列腺是否增大，表面是否光滑，是否坚韧。是否见有疝或痔形成或脱肛现象。

2）全身：判断有无合并感染的征象；注意重要内脏器官功能情况及营养状况，以评估患者对手术的耐受性。

3）辅助检查：根据直肠指检、B 超和尿动力学等检查结果判断前列腺的大小和尿路梗阻程度。

（3）心理和社会状况：前列腺增生是一种症状进行性逐渐加重的疾病。尿频，特别是夜尿次数的增多将严重影响患者的休息与睡眠；排尿困难，甚至尿潴留、血尿等症状可造成患者肉体上的痛苦及较大的精神压力；留置尿管又给患者带来很多生活的不便；患者多希望能尽快得到治疗及希望护士能给予更多的照顾，帮助其解决手术前后生理及心理的问题。因此，应了解患者及家属对其所采取的治疗方法、对手术及可能导致并发症的认知程度、家庭经济承受能力，以提供相应的心理支持。

2.术后评估

注意膀胱引流管是否通畅，膀胱冲洗液的颜色、血尿程度及持续时间；切口愈合情况；术后是否出现膀胱痉挛；水、电解质平衡状况，了解有无 TUR 综合征表现。

（二）护理问题

（1）排尿形态异常：与膀胱出口梗阻、逼尿肌受损、留置尿管和手术刺激有关。

（2）疼痛：与逼尿肌功能不稳定、导管刺激、血块堵塞冲洗管引起的膀胱痉挛有关。

（3）潜在并发症：TUR 综合征、尿频、尿失禁、出血。

（三）护理措施

1. 术中护理

（1）麻醉：连续硬膜外隙阻滞麻醉。

（2）体位：膀胱截石位。

（3）术中配合

1）患者采用截石位，双髋关节不能过于屈曲，保护腘神经。术前先将患者一侧腿放平，再放另一侧腿，防止双腿同时放，使回心血量骤增而引起不适。

2）冲洗液不能用电解质溶液，应用5％甘露醇或甘氨酸等非电解质溶液作为冲洗液，并在肌肉丰富处贴上电极负极板，防止导电。

3）水温同患者体温，冲洗连贯，不中断。

4）手术中注意观察生命体征等情况，警惕发生电切综合征。

2. 保持尿液排出通畅

（1）观察排尿情况：注意排尿次数和特点，特别是夜尿次数。为保证患者的休息和减轻焦虑的心情，可遵医嘱给予镇静安眠药物。

（2）避免急性尿潴留的发生：鼓励患者多饮水、勤排尿。多摄入粗纤维食物，忌饮酒及辛辣食物，以防便秘。

（3）及时引流尿液：残余尿量多或有尿潴留至肾功能不全者，及时留置尿管引流尿液，改善膀胱逼尿肌和肾功能。做好留置导尿管或耻骨上膀胱造瘘的患者的护理。

（4）避免膀胱内血块形成

1）保证入量：鼓励术后患者多饮水，保证足够尿量。

2）做好膀胱冲洗的护理：前列腺切除术后都有肉眼血尿，术后需用生理盐水持续冲洗膀胱3～7 d。①冲洗速度，可根据尿色而定，色深则快、色浅则慢。随冲洗持续时间延长，血尿颜色逐渐变浅；若尿色深红或逐渐加深，说明有活动性出血，应及时通知医生处理。②确保冲洗及引流管道通畅，若引流不畅应及时做高压冲洗抽吸血块，以免造成膀胱充盈、痉挛而加重出血。③准确记录尿量、冲洗量和排出量，尿量=排出量-冲洗量。

3. 缓解疼痛

前列腺术后患者可因逼尿肌不稳定、导管刺激、血块堵塞冲洗管等原因引起膀胱痉挛，导致阵发性剧痛。术后留置硬脊膜外麻醉导管者，按需定时注射小剂量吗啡有良好效果；也可口服硝苯地平、溴丙胺太林、地西泮或用维拉帕米加入生理盐水内冲洗膀胱。

4. 并发症的预防与护理

（1）TUR综合征：行尿道切除术的患者因术中大量的冲洗液被吸收可致血容量急剧增加，出现稀释性低钠血症，患者可在几小时内出现烦躁、恶心、呕吐、抽搐、昏迷，严重者出现肺水肿、脑水肿、心力衰竭等，称为TUR综合征。应加强观察，一旦出现，遵医嘱给予利尿剂、脱水剂、减慢输液速度，并对症处理。

（2）尿频、尿失禁：为减轻拔管后出现的尿失禁或尿频现象，一般在术后2～3 d嘱患者练习收缩腹肌、臀肌及肛门括约肌，也可辅以针灸或理疗等。尿失禁或尿频现象一般在术后1～2周内可缓解。

（3）出血：加强观察。指导患者在术后1周，逐渐离床活动；避免增加腹内压的因素、禁止灌肠或肛管排气，以免造成前列腺窝出血。

5.其他

(1)对于拟行 TURP 的患者,术前协助医生探扩尿道。

(2)导管护理:术后有效固定或牵拉气囊尿管,防止患者坐起或肢体活动时,气囊移位而失去压迫膀胱颈口的作用,导致出血。行开放性手术的患者,多留置引流管,不同类型的引流管留置的时间长短不一。

1)耻骨后引流管术后 3~4 d 待引流量很少时拔管。

2)耻骨上前列腺切除术后 5~7 d 拔除导尿管。

3)耻骨后前列腺切除术后 7~9 d 拔除导尿管。

4)TURP 术后 3~5 d 尿液颜色清澈即可拔除导尿管。

5)膀胱造瘘管通常在术后 10~14 d 排尿通畅时拔除。

(3)饮食:术后 6 h 无恶心、呕吐者,可进流质,1~2 d 后无腹胀即可恢复正常饮食。鼓励患者多饮水、进食富含纤维的食物,以免便秘。

(四)护理评价

(1)患者排尿形态是否恢复正常,排尿是否通畅、能否控制。

(2)患者疼痛是否减轻。

(3)患者是否发生并发症,若发生是否得到及时发现和处理。

七、健康教育

1.生活指导

(1)采用非手术治疗的患者,应避免因受凉、劳累、饮酒、便秘而引起的急性尿潴留。

(2)预防出血:术后 1~2 个月内避免剧烈活动,如跑步、骑自行车、性生活等,防止继发性出血。

2.康复指导

(1)排尿功能训练:若有溢尿现象,患者应有意识地经常锻炼肛提肌,以尽快恢复尿道括约肌功能。

(2)自我观察:TURP 患者术后有可能发生尿道狭窄。术后若尿线逐渐变细,甚至出现排尿困难,应及时到医院检查和处理。

有狭窄者,定期行尿道扩张,效果较满意。

附睾炎常在术后 1~4 周发生,故出院后若出现阴囊肿大、疼痛、发热等症状应及时去医院就诊。

(3)门诊随访:定期行尿液检查、复查尿流率及残余尿量。

3.心理和性生活指导

(1)前列腺经尿道切除术后 1 个月、经膀胱切除术 2 个月后,原则上可恢复性生活。

(2)前列腺切除术后常会出现逆行射精,不影响性交。少数患者可出现阳痿,可先采取心理治疗,同时查明原因,再进行针对性治疗。

(孙冬梅)

第五节　泌尿系统结石的护理

一、流行病学

尿石症是泌尿外科的常见病。尿石症人群患病率为 1‰～5‰,治疗后复发率也很高。尿石症的好发年龄在 20～50 岁,男女性之比约 3∶1,热带和亚热带地区高发,如我国南方比北方更为多见。上尿路(肾和输尿管)结石在富裕地区比较常见,而下尿路(膀胱和尿道)结石在贫穷地区居多,其中主要是小儿的膀胱结石。

二、尿石成分

尿路结石由晶体和基质组成。在上尿路结石中,以草酸钙结石以及草酸钙与磷酸钙混合性结石最为多见。在下尿路结石中,磷酸铵镁和尿酸铵结石的比率高于上尿路结石。

三、成石机制

尿石的形成机制尚未完全明了。目前公认,尿石的形成不是单一因素所致,而是多种因素共同促成的结果。结石形成的初始部位多在肾集合管和肾乳头,该处成石物质的浓度远高于终尿。尿中成石物质浓度过高所致的尿液过饱和是结石形成过程中最为重要的驱动力。

四、病因

病因比较复杂,大致可分为个体因素和环境因素两大类。

1. 个体因素

(1)代谢异常:尿路结石大多是由人体代谢产物构成,任何生理紊乱引起这些成石物质在尿液过饱和或其结晶抑制因子缺乏时,都有可能启动结石形成和促进结石生长。

1)草酸钙结石:可能系多基因遗传性疾病。

2)磷酸钙结石:主要见于肾小管性酸中毒。成石原因在于肾酸化功能减弱,致使尿 pH 值升高,易发生沉淀和析出结晶。

3)尿酸结石:尿酸是嘌呤代谢的终末产物。患者中约有 25% 合并痛风症,20% 的痛风患者并发尿酸结石。

4)胱氨酸结石:只发生于胱氨酸尿症患者。

(2)局部因素

1)尿路感染:尿路感染引起的结石在临床上称为"感染石"。最常见的致病菌是变形杆菌。

2)尿路梗阻:梗阻部位妨碍了微结石排出,使其体积不断增大,最终形成临床结石。常见的梗阻原因有肾盂输尿管连接处狭窄和前列腺增生症等。

3)尿路异物:异物可以作为核心诱发尿液中各种成石物质的沉淀和附着。

2. 环境因素

(1)气候:在热带和亚热带以及其他地区的夏季,结石的发生率较高,主要原因是气温高、湿度大,人体通过出汗和呼吸丢失的水分大为增加,结果导致尿液浓缩,使成石物质浓度增高。

(2)饮食:①水分:水分摄入不足可致尿液浓缩;②蛋白质:大量食入动物蛋白可引起高钙尿;③钙:摄钙过量可致高钙尿;④钠:钠摄入过多也会导致高钙尿;⑤维生素:维生素 A、维生

素 B_6 缺乏时草酸合成增加。

(3)药物:药物性结石非常少见。①糖皮质激素,长期使用可导致高钙尿。②维生素:补充维生素 C 超过 500 mg 时,可能会诱发草酸钙结石形成;长期过量服用维生素,最终可能引发肾结石或肾钙化。③磺胺,可直接形成磺胺结石。

五、病理

尿路结石在肾或膀胱内形成。绝大多数结石起源于肾乳头,脱落后可移至尿路任何部位并继续长大,膀胱结石既可起源于膀胱,也可能是来自上尿路的结石。结石直接刺激可致尿路黏膜充血、水肿,甚至糜烂或脱落。结石阻塞尿路后最为重要的病理性改变是肾积水和肾功能损害,这取决于梗阻的部位和程度。输尿管梗阻程度往往较重,容易导致进行性肾损害。肾盂和膀胱结石对肾的损害程度较输尿管结石为轻。结石合并梗阻时,有时可能会并发尿路感染。

六、护理评估

1.术前评估

(1)健康史及相关因素:了解患者的年龄、职业、生活环境、饮食饮水习惯及特殊爱好。疼痛性质,有无血尿、排尿困难、膀胱刺激症状和尿路感染的表现。了解患者的既往史和家族史;有无泌尿系统梗阻、感染和异物史,有无甲状旁腺功能亢进、痛风、肾小管酸中毒、长期卧床病史。了解止痛药物、钙剂等药物的应用情况。

(2)身体状况

1)局部:叩痛部位。

2)全身:肾功能状态和营养状况,有无其他合并疾病的体征。

3)辅助检查:包括实验室、影像学和有关手术耐受性方面的检查,了解结石情况及对尿路的影响,判断总肾功能和分肾功能。

(3)心理和社会状况:结石复发率较高;肾、输尿管结石梗阻可引起肾功能进行性衰退,特别是双肾结石,最终可发展为尿毒症。此类患者对疾病的预后有很多心理问题,希望能经非手术办法使结石排出。体外冲击波碎石技术在临床的应用,拓宽了治疗的范围,但治疗的周期较长,有时疗效不明显,患者可能产生焦躁心理,故应了解患者及家属对相关知识的掌握程度和对治疗的期望。

2.术后评估

(1)康复状况:结石排出、尿液引流和切口愈合情况,有无尿路感染。

(2)肾功能状态:尿路梗阻解除程度,肾积水和肾功能恢复情况,残余结石对泌尿系统功能的影响。

七、护理问题

1.疼痛

疼痛与结石刺激引起的炎症、损伤及平滑肌痉挛有关。

2.排尿形态异常

排尿形态异常与结石或血块引起的尿路梗阻有关。

3.潜在并发症

潜在并发症如血尿、感染。

八、护理措施

1.缓解疼痛

(1)观察:密切观察患者疼痛的部位、性质、程度、伴随症状有无变化及与生命体征的关系。

(2)休息:发作期患者应卧床休息。

(3)镇痛:指导患者采用分散注意力、深呼吸等非药物性方法缓解疼痛,不能缓解时,遵医嘱应用镇痛药物。

2.保持尿路通畅和促进正常排尿

(1)多饮水、多活动:鼓励非手术治疗的患者大量饮水,在病情允许的情况下,适当做一些跳跃或其他体育运动,以促进结石排出。体外冲击波碎石(ESWL)后以及手术治疗后患者均可出现血尿,嘱患者多饮水,以免形成血块堵塞尿路。

(2)体位:结石位于中肾盏、上肾盏、输尿管上段者,碎石后取头高脚低位,上半身抬高;结石位于下肾盏者碎石后取头低位。

左肾结石取右侧卧位,右肾结石取左侧卧位,同时叩击肾区,利于碎石由肾盏进入输尿管。

巨大肾结石碎石后可因短时间内大量碎石突然充填输尿管而发生堵塞,引起"石街"和继发感染,严重者引起肾功能改变。

因此,碎石后应采取患侧卧位,以利结石随尿液逐渐排出。非开放手术的患者经内镜钳夹碎石后,也应适当变换体位,增加排石。

(3)观察排石效果:观察尿液内是否有结石排出,每次排尿于玻璃瓶或金属盆内,可看到或听到结石的排出。用纱布过滤尿液,收集结石碎渣予以成分分析;定期摄腹部 X 线片观察结石排出情况。

3.并发症观察、预防和护理

(1)血尿:观察血尿变化情况。遵医嘱应用止血药物。肾实质切开者,应卧床 2 周,减少出血机会。

(2)感染

1)加强观察:注意患者生命体征、尿液颜色和性状及尿液检查结果。

2)饮水:鼓励患者多饮水,可起到内冲刷作用,也有利于感染的控制。

3)做好伤口及引流管护理:经皮肾镜取石术后常规留置造瘘管,必要时放置输尿管引流管,开放性手术后常见引流管有伤口引流、尿管、肾盂造瘘管、输尿管支架管、膀胱造瘘管等,应保持通畅和做好相应护理。

4)有感染者:遵医嘱应用抗菌药物控制感染。

九、护理评价

1.患者疼痛程度是否减轻或消失,有无痛苦表情。

2.患者排尿形态和功能是否正常。

3.患者是否出现并发症,若出现是否得到及时发现和处理。

十、健康教育

根据结石成分、代谢状态及流行病学因素,坚持长期预防,对减少或延迟结石复发十分重要。

1. 大量饮水

大量饮水以增加尿量，稀释尿液，可减少尿中晶体沉积。成人保持每日尿量在 2 000 mL 以上，尤其是睡前及半夜饮水，效果更好。

2. 活动与休息

有结石的患者在饮水后多活动，以利结石排出。

3. 解除局部因素

尽早解除尿路梗阻、感染、异物等因素，可减少结石形成。

4. 饮食指导

根据所患结石成分调节饮食。含钙结石者宜食用含纤维丰富的食物，限制含钙、草酸成分多的食物，如牛奶、奶制品、豆制品、巧克力、坚果等含钙高；浓茶、菠菜、番茄、土豆、芦笋等含草酸量高。避免大量摄入动物蛋白、精制糖和动物脂肪。尿酸结石者不宜食用含嘌呤高的食物，如动物内脏、豆制品、啤酒。

5. 药物预防

根据结石成分，血、尿钙磷、尿酸、胱氨酸和尿 pH 值，应用药物降低有害成分、碱化或酸化尿液，预防结石复发。维生素 B_6 有助减少尿中草酸含量，氧化镁可增加尿中草酸溶解度。枸橼酸钾、碳酸氢钠等可使尿 pH 值保持在 6.5～7，对尿酸和胱氨酸结石有预防意义。口服别嘌醇可减少尿酸形成，对含钙结石有抑制作用。口服氯化铵使尿液酸化，有利于防止磷酸钙及磷酸镁铵结石的生长。

6. 预防骨脱钙

伴甲状旁腺功能亢进者，必须手术摘除腺瘤或增生组织。鼓励长期卧床者功能锻炼，防止骨脱钙，减少尿钙含量。

7. 复诊

定期行尿液检查、X 线或 B 超检查，观察有无复发及残余结石情况。若出现剧烈肾绞痛、恶心、呕吐、寒战、高热、血尿等症状，应及时就诊。

（孙冬梅）

第九章　妇产科疾病护理

第一节　女性生殖系统炎症的一般护理

一、护理评估

(一)健康史及相关因素

了解患者的年龄、月经史、婚育史、生殖系统手术史、性生活史、肺结核病史及糖尿病史,了解有无接受大剂量雌激素治疗或长期应用抗生素治疗史;宫腔内手术操作后、产后、流产后有无感染史,个人卫生及月经期卫生保健情况等。

(二)症状体征

1.全身情况评估

生命体征及有无发热、精神不振、食欲减退、乏力、头痛、四肢疼痛等。

2.专科情况评估

外阴有无瘙痒、疼痛、肿胀、烧灼等,阴道分泌物的量、性状、气味,阴道出血的部位、出血量、出血时间、伴随症状、盆腔部下坠痛等炎症扩散症状。

(三)辅助检查

了解妇科检查、阴道分泌物检查、宫颈刮片、聚合酶链反应、阴道镜检查、局部组织活检、妇科 B 超等阳性结果。

(四)心理和社会支持状况

通过与患者接触、交谈,观察其行为变化,以了解患者情绪、心理状态的改变。多数患者在出现典型的临床症状后,出于无奈被迫就医。有些未婚或未育女性,常因害羞、恐惧、担心遭人耻笑等原因未及时就诊,导致病情延误。

二、护理措施

1.生活护理

嘱患者多休息,避免劳累。急性炎症期如急性盆腔炎时应卧床休息。指导患者增加营养,进食高热量、高蛋白、高维生素饮食。发热时多饮水。

2.会阴护理

指导患者保持会阴部清洁,勤换内裤,定时更换消毒会阴垫。便后冲洗及会阴擦洗时遵循由前向后、从尿道到阴道,最后达肛门的原则。

3.体位护理

炎症急性期患者宜采取半卧位,以利于分泌物积聚于子宫直肠陷窝而使炎症局限。

4.症状护理

疼痛症状明显者,按医嘱给予止痛剂。局部奇痒难忍时,酌情给予止痒药膏,并告知患者避免搔抓。

5. 发热护理

做好物理降温并及时更换衣裤及床单。定时监测体温的变化。

6. 及时、正确收集各种送检标本，协助医师完成诊疗过程。

7. 心理护理

由于炎症部位处于患者的隐私处，患者往往有害羞心理，不愿及时就医，护理人员应耐心向患者进行解释，告知及时就医的重要性，并鼓励坚持治疗和随访。对待慢性患者要及时了解其心理问题，尊重患者，耐心倾听其诉说，主动向患者解释各种诊疗的目的、作用、方法、不良反应和注意事项，与患者及其家属共同讨论治疗、护理方案，减轻患者的恐惧和焦虑，争取家人的理解和支持，必要时提供直接帮助。

8. 健康教育

(1)指导妇女注意个人卫生，保持会阴部清洁，穿棉织品内裤，以减少局部刺激。

(2)治疗期间勿去公共浴池、游泳池，浴盆、浴巾等用具应消毒，并禁止性生活。注意经期、孕期、分娩期和产褥期的卫生。

(3)教会患者自己局部用药的方法及注意事项，并向患者讲解有关药物的作用、不良反应，以保证疗程和疗效。

(赵金荣)

第二节　非特异性外阴炎的护理

一、定义

非特异性外阴炎(non-specific vulvitis)主要指外阴部的皮肤与黏膜的炎症。

二、治疗原则

(一)病因治疗

积极寻找病因，若发现糖尿病应及时治疗糖尿病，若有尿瘘、粪瘘应及时行修补术。

(二)局部治疗

可用0.1%聚维酮碘液或1∶5 000高锰酸钾液坐浴，每日2次，每次15～30 min。坐浴后涂抗生素软膏或紫草油。也可选用中药水煎熏洗外阴部，每日1～2次。急性期还可选用微波或红外线局部物理治疗。

三、护理

(一)护理评估

1. 健康史及相关因素

了解生殖系统手术史、性生活史、糖尿病史、个人卫生情况等。

2. 症状体征

外阴皮肤瘙痒、疼痛、红肿、灼热感，于性交、活动、排尿、排便时加重。检查见局部充血、肿胀、糜烂,常有抓痕,严重者形成溃疡或湿疹。

3.辅助检查

了解妇科检查、阴道分泌物检查、宫颈刮片等阳性结果。

4.心理和社会支持状况

评估患者出现症状后相应的心理反应,有无害羞、恐惧等心理。

(二)护理措施

1.用药指导

教会患者坐浴的方法,包括浴液的配置、温度、坐浴的时间及注意事项。取高锰酸钾结晶加温开水配成 1∶5 000 约 40 ℃溶液,肉眼观为淡玫瑰红色。通常使用 1∶5 000 的高锰酸钾溶液坐浴,每日 2 次,每次 15～30 min,5～10 次为一疗程。坐浴后涂抗生素软膏或紫草油。注意提醒患者正确配置溶液,浓度不宜过浓,以免灼伤皮肤。坐浴时要使会阴部浸没于溶液中,月经期停止坐浴。

2.健康教育

(1)指导患者注意个人卫生,保持会阴清洁、干燥,穿纯棉内裤并经常更换。

(2)局部严禁搔抓,勿用刺激性药物或肥皂擦洗。

(3)外阴破溃者使用柔软无菌会阴垫,减少摩擦和混合感染的机会。

(4)指导勿饮酒,少进辛辣食物。

(5)做好经期、孕期、分娩期及产褥期卫生。

(赵金荣)

第三节　前庭大腺炎的护理

一、定义

病原体侵入前庭大腺引起的炎症称为前庭大腺炎(Bartholinitis)。

二、治疗原则

根据病原体选择敏感的抗生素控制急性炎症;脓肿或囊肿形成后可切开引流并作造口术。

三、护理

(一)评估要点

1.健康史及相关因素

了解个人卫生及患者的全身情况,测量生命体征等。

2.症状体征

炎症多发生于一侧,局部肿胀、疼痛、灼烧感,行走不便,有时会致大小便困难。检查见局部皮肤红肿、发热、压痛明显。

当脓肿形成时,疼痛加剧,脓肿直径达 3～6 cm,可触及波动感。部分患者出现发热等全身症状,腹股沟淋巴结可呈不同程度增大。

3.辅助检查

了解妇科检查、前庭大腺开口处分泌物细菌培养和药敏实验等阳性结果。

4.心理和社会支持状况

评估患者出现症状后相应的心理反应,有无害羞、恐惧等心理。

(二)护理措施

1.急性期患者应卧床休息,保持局部清洁。

2.按医嘱给予抗生素及镇痛剂。

3.脓肿或囊肿切开术后,局部用引流条引流,引流条必须每日更换。外阴用 0.05％醋酸洗必泰棉球擦洗,每日 2 次。伤口愈合后,可改用 1：5 000 高锰酸钾溶液坐浴。

4.健康教育。

(1)指导患者注意个人卫生,保持外阴清洁干燥,排便后用清水冲洗。

(2)穿宽松、柔软的纯棉内裤,每天更换。内裤清洗后在阳光下晾晒。

四、出院指导

1.自我监测

若出现阴道分泌物增多、外阴肿胀、疼痛等不适应及时就诊。

2.饮食指导

清淡饮食,营养均衡,保持排便通畅。

3.活动与休息

劳逸结合,避免过度劳累,不宜盆浴。

4.定期复诊。

(赵金荣)

第四节　前庭大腺囊肿的护理

一、定义

前庭大腺囊肿(Bartholin cyst)是指前庭大腺腺管开口部阻塞、分泌物积聚于腺腔而形成。

二、治疗原则

行前庭大腺囊肿造口术。

三、护理

(一)评估要点

1.健康史及相关因素

了解个人卫生及患者的全身情况,测量生命体征等。

2.症状体征

前庭大腺囊肿多由小逐渐增大,若囊肿小且无感染,患者可无自觉症状;若囊肿大,可有外阴坠胀感或性交不适。检查见囊肿多呈椭圆形,大小不等,位于外阴部后下方,可向大阴唇外侧突起。

3.辅助检查

了解妇科检查、阴道分泌物检查等阳性结果。

4.心理和社会支持状况

通过与患者接触、交谈,了解患者精神心理状况,有无害羞、焦虑、恐惧等心理。

(二)护理措施

1.急性期患者应卧床休息,暴露局部,以减轻刺激。

2.按医嘱给予抗生素及镇痛剂。

3.脓肿或囊肿切开造口术后,局部用引流条引流,需每日更换引流条。用 0.05% 醋酸洗必泰棉球擦洗外阴,每日 2 次。切口愈合后,改用 1:5 000 高锰酸钾溶液坐浴,每日 2 次。

4.积极治疗诱发因素,如阴道炎、宫颈炎、糖尿病等。

5.保持外阴清洁干燥,排便后用清水冲洗。

6.应穿宽松、柔软的纯棉内裤,每天更换。换下的内裤应用消毒液浸泡后再清洗。

7.健康教育。

(1)指导患者每日更换内裤,清洗后在阳光下晾晒。保持外阴清洁,排便后用清水冲洗。

(2)嘱患者患病期及术后 1 月内不可进行性生活,减少局部刺激。

四、出院指导

1.自我监测

若出现阴道分泌物增多、疼痛等异常现象及时就诊。

2.用药指导

在医生指导下服用抗生素进行抗感染治疗,用 1:5 000 高锰酸钾溶液坐浴,每日 2 次。

3.饮食指导

清淡饮食,营养均衡,保持排便通畅。

4.活动与休息

多卧床休息,切忌劳累,不宜盆浴。

（赵金荣）

第五节 滴虫性阴道炎的护理

一、定义

滴虫性阴道炎(trichomonal vaginitis)是由阴道毛滴虫引起的常见的阴道炎。

二、治疗原则

(一)全身用药

甲硝唑 400 mg,每日 2 次,7 d 为一个疗程;初期患者单次口服甲硝唑 2 g 或替硝唑 2 g。

(二)局部用药

甲硝唑阴道泡腾片 200 mg 每晚塞入阴道 1 次,7 d 为一疗程。

三、护理

(一)评估要点

1.健康史及相关因素

了解既往阴道炎病史,发作与月经周期的关系,治疗经过,了解个人卫生习惯,分析感染途径。

2.症状体征

外阴瘙痒、灼热、疼痛。白带量增多,脓样、有泡沫、腥臭味。检查见阴道黏膜充血,严重者有散在出血斑点,甚至宫颈有出血斑点,形成"草莓样"宫颈,后穹隆有液性泡沫状或脓性泡沫状分泌物。

3.辅助检查

了解妇科检查、阴道分泌物检查等阳性结果。

4.心理和社会支持状况

评估患者出现症状后的心理反应,是否有治疗效果不佳致反复发作造成的烦恼,接受盆腔检查的顾虑,丈夫同时治疗的障碍等。

(二)护理措施

1.外阴卫生护理

在经期、孕期、产褥期,每天清洗外阴,保持外阴清洁、干燥,并更换内裤。

2.用药护理

按医嘱局部用药或全身用药,注意不良反应。口服甲硝唑可有食欲缺乏、恶心、呕吐、头痛、皮疹、白细胞减少等不良反应。告知各种剂型的阴道用药方法,酸性药液冲洗阴道后再塞药的原则。月经期间暂停坐浴、阴道冲洗及阴道用药。用药期间禁止饮酒,哺乳期不宜用药。

3.心理护理

由于反复治疗而复发产生的不良情绪,护士应给予患者心理疏导,解释坚持治疗的重要性,使患者调节好心态,积极配合治疗。

4.健康教育

(1)指导感染滴虫者不要进入游泳池或洗浴场所。

(2)指导患者做好自我护理,保持外阴清洁、干燥,避免搔抓外阴以免皮肤破损。每天更换内裤,擦洗外阴,内裤及洗涤用物应煮沸消毒 5～10 min 以消灭病原体,避免交叉和重复感染的机会。

(3)指导患者取分泌物前 24～48 h 避免性交、阴道灌洗或局部用药。分泌物取出后应及时送检并注意保暖。

(4)滴虫性阴道炎主要由性行为传播,性伴侣应同时进行治疗,治疗期间禁止性交。

(5)嘱患者月经干净后要复查滴虫,连续 3 个月阴性为治愈标准。

(赵金荣)

第六节 外阴阴道假丝酵母菌病的护理

一、定义

外阴阴道假丝酵母菌病（vulvovaginal candidiasis，VVC）是由假丝酵母菌引起的外阴阴道炎症。

二、治疗原则

（一）消除诱因

积极治疗糖尿病，及时停用广谱抗生素、雌激素及皮质类固醇激素。

（二）局部用药

选用抗真菌药物放于阴道内，可用咪康唑栓剂、克霉唑栓剂、制霉菌素栓剂。

（三）全身用药

对不能耐受局部用药、未婚妇女及不愿采用局部用药者，可选用口服抗真菌药物。

三、护理

（一）评估要点

1. 健康史及相关因素

了解有无糖尿病，使用抗生素、雌激素的种类、时间，是否在妊娠期，了解个人卫生习惯等。

2. 症状体征

外阴瘙痒、灼痛、性交痛以及尿痛。典型的白带为白色、凝乳块或豆渣样。小阴唇内侧面及阴道黏膜附有白色薄膜，擦去后，可见阴道黏膜红肿或糜烂面及浅表溃疡。

3. 辅助检查

了解妇科检查、阴道分泌物检查等阳性结果。

4. 心理和社会支持状况

评估患者出现症状后的心理反应，是否有治疗效果不佳致反复发作造成的烦恼，接受盆腔检查的顾虑等。

（二）护理措施

1. 按滴虫性阴道炎的护理常规。

2. 与本病相关的其他护理

（1）用药护理：按医嘱给予口服药或阴道置药治疗，向患者说明用药的目的与方法。需要阴道用药的患者应洗手后戴手套，用食指将药沿阴道后壁推进达阴道深部，宜在晚上睡前放置。为提高用药效果，可用 $2\% \sim 4\%$ 碳酸氢钠液坐浴或阴道冲洗后用药。

（2）心理护理：阴道及外阴瘙痒致使患者痛苦万分，有些患者不愿表达，内心充满矛盾，护士应多与患者交流，解答疑惑，疏导患者情绪，减轻压力，使患者积极配合治疗。

（3）健康教育

1）指导患者积极治疗糖尿病，正确使用抗生素、雌激素，避免诱发此病。

2）嘱患者养成良好的卫生习惯，每天清洗外阴、换内裤。切忌搔抓。用过的内裤、盆及毛巾均应用开水烫洗。

3)指导患者如自行阴道灌洗应注意药液浓度和治疗时间,灌洗药液要充分融化,温度一般为 40 ℃,切忌过烫,以免皮肤烫伤。

4)指导孕妇要积极治疗,否则阴道分娩时新生儿易传染为鹅口疮。

(赵金荣)

第七节　功能失调性子宫出血的护理

一、定义

功能失调性子宫出血(dysfunctional uterine bleeding,DUB)简称功血,是指由于生殖内分泌轴功能紊乱造成的异常子宫出血,而全身及内外生殖器官无明显器质性病变存在。分为无排卵性功血和排卵性功血两类。

二、治疗原则

功血的一线治疗是药物治疗。青春期及生育年龄无排卵性功血以止血、调整月经周期、促排卵为主;绝经过渡期功血以止血、调整周期、减少经量,防止子宫内膜病变为治疗原则。常采用性激素止血和调整月经周期。

(一)药物治疗

1. 止血

需根据出血量选择合适的制剂和使用方法。对少量出血患者,使用最低有效量激素,减少药物不良反应。

对大量出血患者,要求性激素治疗 8 h 内见效,24～48 h 内出血基本停止。

(1)性激素:常用雌孕激素联合用药(如去氧孕烯炔雌醇片、复方孕二烯酮片、炔雌醇环丙孕酮片等)、单纯雌激素、单纯孕激素等。

(2)辅助治疗:一般止血药如氨甲环酸、酚磺乙胺、维生素 K 等对症治疗。出血严重时矫正凝血功能和贫血,并及时应用抗生素抗感染治疗。

2. 调整月经周期

常用方法有雌、孕激素序贯法(人工周期)、雌孕激素联合法、孕激素法、促排卵、宫内孕激素释放系统等。

(二)刮宫术

既可迅速止血,同时也具有诊断价值,可了解子宫内膜病理,除外恶性病变。对于绝经过渡期及病程长的生育年龄患者应首选考虑刮宫术。

(三)手术治疗

适用于药物治疗效果不佳或不宜用药且无生育要求的患者,可做子宫内膜切除术或子宫切除术。

三、护理

(一)护理评估

1. 健康史及相关因素

(1)详细询问发病年龄、月经周期、经期变化、出血持续时间、出血量、出血性质、病程长短及伴随症状,并与发病前月经周期相比较。

(2)了解出血前有无停经,有无早孕反应。

(3)了解有无慢性病,如肝病、高血压、血友病等。

(4)了解孕产史、避孕情况,有无不良精神刺激。

(5)了解就诊前是否接受过内分泌治疗,有无感染和贫血征象。

2. 症状体征

(1)无排卵性功血:表现为子宫不规则出血,特点是月经周期紊乱,经期长短不一,出血量时多时少。出血多或时间长的患者常伴贫血甚至休克。

(2)有排卵性功血:表现为月经过多或月经间期出血。

3. 辅助检查

了解全血细胞计数、凝血功能检查、盆腔 B 超检查、诊断性刮宫、宫腔镜检查、基础体温测定、血清性激素测定等阳性结果。

4. 心理和社会支持状况

常因害羞或其他顾虑而不及时就诊,随着病程延长并发感染或止血效果不佳,易产生恐惧和焦虑的心理。

(二)护理措施

1. 出血护理

护士应密切观察出血量,注意收集会阴垫,准确计算出血量。积极观察药物使用效果:性激素治疗 8 h 内见效,24~48 h 出血基本停止,若 96 h 以上仍不止血,应立即报告医生,及时给予处理。

2. 防治休克

对大量出血患者,应快速建立静脉通道,遵医嘱给予输血、补液治疗,维持正常血压并纠正贫血状态。密切观察生命体征变化情况,发现问题,及时报告,及时处理。

3. 诊断性刮宫护理

刮宫后注意观察患者阴道出血情况,并嘱患者卧床休息,避免过度疲劳和剧烈运动,保证充分的休息。给予抗生素预防感染,出血时间长者适当应用凝血药物以减少出血量。

4. 会阴护理

注意保持会阴部卫生清洁,每日给予会阴擦洗 1 次,出血多时根据病情增加擦洗次数,防止发生感染。

5. 预防感染

严密观察与感染有关的征象,如体温、脉搏、子宫体压痛等,检测白细胞计数和分类,同时做好会阴部护理,保持局部清洁。

6. 按医嘱使用性激素

(1)按时按量正确服用性激素,保持药物在血中的稳定水平,不得随意停服或漏服。

（2）药物减量必须按医嘱规定在血止后才能开始，每 3 d 减量一次，每次减量不得超过原剂量的 1/3，直至维持量。

7.指导患者测基础体温，观察有无排卵性双向曲线。

8.饮食护理

患者体质往往较差，呈贫血貌，应加强营养，改善全身状况，给予含铁剂、维生素 C 和蛋白质较多的饮食。

9.心理护理

鼓励患者表达内心感受，耐心倾听患者的诉说，了解患者的疑虑。向患者解释病情及提供相关信息，帮助患者澄清问题，解除思想顾虑，摆脱焦虑。也可交替使用放松技术，如看电视、听广播、看书等分散患者的注意力。

10.手术治疗护理

手术治疗者按妇科手术护理常规。

四、出院指导

1.自我监测

告知患者出现超过月经量的阴道出血、下腹疼痛及时就诊。

2.卫生指导

出血时注意外阴清洁，勤换内裤及会阴垫。避免盆浴，已婚妇女在出血期要避免性生活。

3.用药指导

遵医嘱按时服药，并应严密观察药物反应。

4.饮食指导

均衡营养，宜多清淡饮食，注意补充含铁、维生素 C 和蛋白质丰富的食物。避免暴饮暴食，忌食辛辣及过于寒凉之品。贫血严重者注意补充含铁丰富的食物。

5.活动与休息

避免过度疲劳和剧烈运动，保证充分的休息。

6.定期复诊。

（陈　萍）

第八节　闭经的护理

一、定义

闭经（amenorrhea）是妇科常见的症状，表现为无月经或月经停止。根据既往有无月经来潮分为原发性闭经和继发性闭经两类。原发性闭经（primary amenorrhea）指年龄超过 13 岁，第二性征未发育；或年龄超过 15 岁，第二性征已发育，月经还未来潮。继发性闭经（secondary amenorrhea）指正常月经建立后月经停止 6 月，或按自身原有月经周期计算停止 3 个周期以上者。

二、治疗原则

（一）病因治疗

1.低体重或因过度节食、消瘦所致闭经者,应调整饮食结构,加强营养。

2.运动性闭经者应适当减少运动量及强度。

3.下丘脑、垂体肿瘤及卵巢肿瘤引起的闭经,应手术去除肿瘤。

4.生殖道畸形经血引流障碍引起的闭经,手术矫正使经血流出畅通。

（二）心理学治疗

因神经、精神应激起因的患者给予有效的心理疏导疗法。

（三）激素治疗

明确病变环节及病因后,给予相应激素治疗以补充体内激素不足或拮抗其过多,达到治疗目的。主要治疗方法有雌激素补充治疗、雌孕激素人工周期疗法、孕激素疗法、促排卵(氯米芬、促性腺激素、促性腺激素释放激素)及其他激素治疗等。

（四）辅助生育治疗

对于有生育要求,诱发排卵后未成功妊娠,或合并输卵管问题的闭经患者或男方因素不孕者可采用辅助生殖技术治疗。

三、护理

（一）护理评估

1.健康史及相关因素

(1)了解有无先天性缺陷。

(2)详细询问月经史,包括初潮年龄、第二性征发育情况、月经周期、经期、经量、闭经前月经情况、闭经期限及伴随症状等。

(3)了解有无精神因素、环境改变、体重增减、疾病及用药影响等诱因。

2.症状体征

无月经或月经停止。

3.辅助检查

了解妇科检查、子宫功能检查(诊断性刮宫、子宫输卵管碘油造影、子宫镜检查、药物撤退试验)、卵巢功能检查(基础体温测定、阴道脱落细胞检查、宫颈黏液结晶检查、激素测定、B超监测、卵巢兴奋试验)、垂体功能检查(血 PRL、FSH、LH 放射免疫测定、垂体兴奋试验及其他)等阳性结果。

4.心理和社会支持状况

评估有无心理压力,常表现为情绪低落,对治疗和护理丧失信心。

（二）护理措施

1.心理护理

向患者提供诊疗信息,解释各种检查的必要性及意义等,帮助其澄清一些观念,解除患者担心疾病及其影响的心理压力。鼓励患者与同伴、亲人交流,积极配合治疗。

2.用药指导

说明性激素的作用、剂量、具体用药方法、不良反应、时间等问题。

3.健康教育

(1)鼓励参与力所能及的社会活动,保持心情舒畅,正确对待疾病。

(2)鼓励加强锻炼,提供足够的营养,保持标准体重,增强体质。

(陈　萍)

第九节　痛经的护理

一、定义

痛经(dysmenorrhea)是指行经前后或月经期出现下腹疼痛、坠胀、腰酸或合并头痛、乏力、头晕、恶心等不适,严重者可影响生活和工作质量。

二、治疗原则

(一)一般治疗

重视心理治疗,说明月经时的轻度不适是生理反应,消除紧张和顾虑可缓解疼痛。足够的休息和睡眠、规律而适度的锻炼、戒烟均对缓解疼痛有一定的帮助。疼痛不能忍受时可辅以药物治疗。

(二)药物治疗

1.前列腺素合成酶抑制剂

月经来潮即开始服用药物效果佳,连服 2～3 d。常用的药物有:布洛芬、酮洛芬、甲氯芬那酸、双氯芬酸、甲芬那酸、萘普生。布洛芬 200～400 mg,每日 3～4 次;或酮洛芬 50 mg,每日3 次。

2.口服避孕药

口服避孕药适用于要求避孕的痛经妇女。

三、护理

(一)护理评估

1.健康史及相关因素

了解年龄、月经史、婚育史、诱发痛经的因素、疼痛与月经的关系、疼痛发生的时间、部位、性质、程度、伴随症状及用药情况等。

2.症状体征

月经期下腹痛,以坠痛为主,重者呈痉挛性。可伴随恶心、呕吐、头晕、乏力等症状,严重时面色苍白、出冷汗。

3.辅助检查

妇科检查无阳性体征。可做超声检查、腹腔镜检查、宫腔镜检查等。

4.心理和社会支持状况

评估有无因疼痛引起的心理反应,有些患者对疼痛较为敏感,反应强烈,甚至出现神经质的性格。

（二）护理措施

1.疼痛护理

（1）腹部局部热敷和进食热的饮料如热茶或热汤。

（2）疼痛不能忍受时应按医嘱给予镇痛、解痉药物减轻疼痛。

2.用药指导

说明口服避孕药和前列腺素合成酶抑制剂的正确用药方法。

3.健康教育

（1）加强月经期保健：包括注意经期清洁卫生，经期禁止性生活，加强经期保护，预防感染，注意合理休息和充足睡眠，加强营养。

（2）讲解有关痛经的生理知识，疼痛不能忍受时提供非麻醉性镇痛治疗。

（陈　萍）

第十节　经前期综合征的护理

一、定义

经前期综合征（premenstrual syndrome，PMS）又称经前综合征，是指妇女反复在月经周期黄体期出现生理、精神以及行为方面改变，严重影响学习、工作和生活质量，月经来潮后，症状可自然消失。

二、治疗原则

（一）非药物治疗

心理安慰与疏导，使精神松弛，重新调整生活状态。

（二）药物治疗

镇静剂、抗抑郁药、利尿剂、口服避孕药及维生素 B_6 等以解除症状。

三、护理

（一）护理评估

1.健康史及相关因素

了解患者生理、心理方面的疾病史，既往妇科、产科等病史。

2.症状体征

焦虑型或抑郁型精神症状、水钠潴留症状、疼痛等躯体症状以及思想不集中，工作效率低等行为改变。

3.辅助检查

全身检查有水肿体征，但妇科检查常无异常。

4.心理和社会支持状况

评估心理方面的症状包括紧张、焦虑、沮丧、不安、情绪起伏不定等，更严重者自杀、出现叛逆性或虐待儿童的行为。

（二）护理措施

1. 健康教育

（1）指导患者均衡饮食，有水肿者限制盐分、糖分、咖啡因、乙醇，多摄取富含维生素 B_6 的食物，如猪肉、牛奶、蛋黄和豆类食物。

（2）鼓励加强有氧运动，如舞蹈、慢跑、游泳等。

（3）指导应对压力的技巧，如腹式呼吸、生物反馈训练、渐进性肌肉松弛。

（4）讲解造成经前期综合征的原因和处理措施，指导患者记录月经周期，增加自我控制的能力。

2. 用药指导

说明抗抑郁药、利尿剂、激素类药物等的正确服用方法及不良反应。

3. 心理护理

理解患者，给予心理疏导和安慰，主动、热情、真挚地与患者沟通，鼓励其表达内心感受，并耐心解答患者的提问，帮助其克服各种心理障碍，从困扰中解脱出来。还应鼓励家属给予患者更多的关爱和体贴，多陪伴患者，帮助其摆脱精神症状，正确面对月经来潮。

（陈　萍）

第十一节　过期妊娠的护理

一、病因常见因素

①如头盆不称，胎先露对子宫下段及宫颈的压迫刺激较弱；②胎儿畸形如无脑儿、羊水过多；③前列腺素和雌二醇分泌不足而孕酮水平较高；④另外，与遗传因素也有关。

二、病理

1. 胎盘功能正常

除胎盘重量略有增加外，其外观及镜检均与足月妊娠胎盘相似，胎儿继续生长，成为巨大儿。颅骨钙化，不易变形，导致分娩困难，母儿受伤增加。

2. 胎盘功能减退

外观见胎盘母体面呈片状或多灶性梗死及钙化，胎儿面及胎膜常被胎粪污染，呈黄绿色。镜下表现为胎盘绒毛内血管床减少，间质纤维化增加，绒毛表面钙化、血管梗死等。因胎盘灌注量减少，胎儿不再继续生长发育，其皮下脂肪减少，皮肤多皱褶，头发浓密，指（趾）甲长，身体瘦长，貌似"小老人"。此胎儿对缺氧的耐受性低下，易发生胎儿宫内窘迫，甚至胎死宫内，新生儿窒息发生率增加。另一方面，42 周后羊水减少迅速，甚至 <300 mL，羊水污染率明显增加。

三、诊断

1. 核实预产期

判断妊娠是否真正过期：①月经周期正常，根据末次月经计算孕周；②月经周期不规律或末次月经不详者,根据开始出现早孕反应时间(孕 6 周出现)、首次胎动时间加以估计;③妊娠早期曾做妇科检查者,按当时子宫大小推算;④B 超检查,妊娠早期测定妊娠囊直径,孕中期以后测定胎儿头臀长、双顶径、股骨长等,以及晚期根据羊水量的变化推算预产期;⑤根据子宫底高度判断孕周;⑥根据妊娠前基础体温升高的排卵期推算预产期;⑦夫妇两地分居,应根据性交日期推算。

2.子宫大小

子宫符合妊娠足月大小,宫颈已成熟,羊水量渐减少,孕妇体重不再增加或减轻,应视为过期妊娠。

3.确定胎儿宫内安危

①进行胎儿监护仪检测,无应激试验(NST)有反应型提示无缺氧,无反应型需做宫缩应激试验(OCT),若出现胎心频发晚期减速,提示胎儿缺氧;②羊膜镜检查,观察羊水量及胎粪污染程度,确定有无胎儿窘迫;③12 h 胎动次数<10 次或逐日下降 50% 且不能恢复者为胎儿窘迫。

4.判断胎盘功能是否正常

①B 超测定羊水量及胎盘成熟度;②进行胎盘功能检查,通过胎动计数、尿雌三醇测定、尿雌三醇/肌酐(E/C)比值测定;③羊膜镜观察羊水量及性状来了解。

四、处理

避免过期妊娠发生,一旦确定妊娠过期,尽早根据胎儿大小及安危、胎盘功能、宫颈成熟度决定分娩方案。并做好抢救新生儿准备,及时发现和处理新生儿并发症。

1.胎盘功能尚好

无胎儿缺氧征象:①宫颈尚未成熟促宫颈成熟后引产;②宫颈已消失人工破膜,破膜后羊水清亮、量多,严密监护阴道分娩;③胎儿宫内窘迫、羊水量少且混有胎粪应剖宫产术;④因过期妊娠易发生胎儿宫内窘迫,临产后应特别注意胎心变化,胎心监护仪进行监护;⑤发现胎心率异常宫口已开全,可行阴道助产术,宫口未开全,应行剖宫产术。

2.胎盘功能减退

胎儿宫内窘迫无论宫颈条件如何,均应立即终止妊娠,以剖宫产较为安全。

五、护理诊断及合作性问题

1.知识缺乏

知识缺乏与缺乏对过期妊娠危害的知识有关。

2.围生儿受伤的危险

知识缺乏与手术及胎盘功能减退有关。

六、护理措施

1.一般护理

定期产前检查,临近预产期遵医嘱产前检查,超过预产期 1 周未临产必须检查,并做好住院治疗准备;适当活动,从事力所能及的工作,坚持散步每日 1～2 次,每次约 30 min。

2.病情监测

加强监护,勤听胎心音,自我监测胎动,必要时胎儿电子监护,发现异常立即报告医生;遵医嘱及时送检血、尿标本并配合其他检查,了解胎儿宫内安危。

3.医护治疗

配合需要手术者遵医嘱给药、做好剖宫产术(或阴道助产手术)术前准备、新生儿窒息抢救准备;产科处理配合,严密观察产程进展和胎心率变化,氧气吸入,发现异常及时报告医生,新生儿按高危儿加强护理。

4.心理护理

向孕产妇及家属说明过期妊娠对母儿的危害,终止妊娠的必要性,使孕妇接受并配合医护人员处理。

5.健康指导

强调加强产前检查的必要性,准确核实预产期,避免过期妊娠的发生。加强新生儿护理。

(郑家琼)

第十二节　妊娠剧吐的护理

妊娠 5～10 周出现频繁恶心呕吐,不能进食,排除其他疾病引发的呕吐,体重较妊娠前减轻＞5％、体液及电解质失衡及新陈代谢障碍,需住院输液治疗者,称为妊娠剧吐,发生率为 0.5％～2％。

一、病因病理

病因不明,多数认为与妊娠体内 HCG 水平增高有关。部分神经系统功能不稳定孕妇妊娠剧吐多见,说明本病与大脑皮质及皮质下中枢功能失调也有关。病理主要是由于增多的雌激素对胃肠道平滑肌刺激所致。

二、临床表现及诊断

年轻初孕妇多见,多在停经 40 d 左右出现早孕反应且逐渐加重,直至呕吐频繁不能进食,严重时呕吐物有胆汁或咖啡样物质。因严重呕吐,导致脱水及电解质紊乱。长久不能进食,脂肪代谢加快,酮体积聚,引起代谢性酸中毒。孕妇疲乏,皮肤、黏膜干燥,眼球下陷,脉搏增快。尿量减少、比重增加,尿中出现蛋白和管型。血红蛋白及血细胞比容升高。病情发展,眼底视网膜可出血,孕妇意识模糊呈昏睡状态。根据病史及临床表现不难诊断。应排除葡萄胎、肝炎、胃炎等疾病,判断病情轻重,测定尿量、尿比重、尿酮体,血红细胞计数、血细胞比容,二氧化碳结合力、钾、钠、氯、尿素氮等,必要时还应进行眼底检查。

三、处理

病情轻者选择患者接受的易消化食物,少量多餐。给予心理支持和对症治疗,了解思想情绪,解除顾虑。病情严重应禁食、住院治疗,每日静脉补充液体 3 000 mL,可加入氯化钾、维生素 C 及维生素 B_6。保证每日尿量 1 000 mL 以上。代谢性酸中毒者静脉滴注碳酸氢钠溶液。一般治疗 2～3 d 病情多迅速好转。呕吐停止可进食,若进食不足,仍需适当补液。病情仍不见好转,体温持续升高达 38 ℃以上,心率＞120 次/分,出现黄疸或蛋白尿,甚至抽搐者应考虑终止妊娠。

四、护理诊断及合作性问题

1. 体液不足与频繁呕吐、不能进食有关。

2. 焦虑与担心自身安全和胎儿发育等有关。

五、护理措施

1. 一般护理

保持病室舒适、清洁,消除可能引起呕吐的因素。避免食用易引起呕吐的食物,鼓励轻症患者少量多餐,重症患者禁食。

2. 医护治疗

配合密切观察呕吐物及尿液量、颜色和性状,准确记录液体出、入量;按时测体温、脉搏、呼吸、血压;遵医嘱及时采集血尿等标本送检;观察皮肤和巩膜,发现异常及时报告医生。

3. 心理护理

与患者及家属沟通,解除思想顾虑。关心、体贴患者,介绍疾病相关知识,帮助树立战胜疾病的信心,主动配合治疗和护理,争取早日康复。

（郑家琼）

第十三节　妊娠期高血压的护理

妊娠期高血压疾病是妊娠与血压升高并存的一组疾病,发病率为 5%～12%。多数病例在妊娠期出现一过性高血压、蛋白尿症状,分娩后随之消失。该病严重影响母婴健康,是孕产妇和围生儿病死率升高的主要原因。

一、病因

病因至今尚不清楚,目前有以下几种学说。

1. 异常滋养层细胞侵入子宫肌层

研究发现子痫前期患者胎盘有不完整的滋养层细胞侵入子宫动脉,使子宫螺旋动脉发生广泛改变,最终发展为动脉粥样硬化,同时导致螺旋动脉腔狭窄、闭锁。动脉粥样硬化使螺旋动脉不能适应常规功能,引起胎盘血流量灌注减少,引发妊娠期高血压疾病一系列症状。

2. 免疫机制

妊娠是自然同种异体移植。免疫学说认为,妊娠期高血压疾病是因为胎儿某些抗原物质引起母体的免疫反应。

3. 血管内皮细胞受损

来源于胎盘及蜕膜的炎性介质产生大量毒性因子,引起胎盘血管内皮损伤,并提高血管紧张素Ⅱ的敏感性,使血压升高,导致全身,特别是胎盘的一系列病理变化。

4. 遗传因素

妊娠期高血压疾病的家族多发性提示遗传因素与该病发生有关。

5.营养缺乏

已发现多种营养障碍如低清蛋白血症、钙、镁、锌、硒等缺乏与子痫前期发生发展有关。特别是细胞内钙离子升高,血清钙下降,导致血管平滑肌细胞收缩,血压上升。

6.胰岛素抵抗

近年研究发现妊娠期高血压疾病患者存在胰岛素抵抗,认为胰岛素抵抗与妊娠期高血压疾病的发生密切相关。此外,本病还和以下高危因素有关:①初产妇;②孕妇年龄>40 岁;③多胎妊娠;④高血压;⑤慢性肾炎;⑥糖尿病。

二、病理生理

该病基本病理生理变化是全身小血管痉挛,内皮损伤及局部缺血。全身各系统各脏器灌流减少,对母儿造成危害,重者可导致母儿死亡。

1.脑

脑血管痉挛,通透性增加,导致脑水肿、充血、局部缺血、血栓形成及出血等。患者可出现感觉迟钝、混乱、头痛、头晕、恶心、呕吐,甚至抽搐、昏迷等症状。

2.肾

肾小球毛细血管痉挛缺氧,肾小球内皮细胞肿胀,管腔狭窄,使肾血流量减少,肾小球滤过率下降,出现少尿、水肿、蛋白尿及管型尿等,严重者可出现肾衰竭,尿蛋白的多少标志着妊娠期高血压疾病的严重程度。

3.肝

肝内小动脉痉挛,肝细胞不同程度缺血、坏死,引起黄疸。肝内小动脉扩张,血管充血,静脉窦压力升高,出现肝包膜下出血。

4.心血管

血管痉挛,外周阻力增加,血压升高。心肌收缩力和射血阻力增加,心排出量明显减少,加之心肌缺血、间质水肿、心肌点状出血或坏死、肺水肿,严重时导致心力衰竭。

5.血液

①血液容量:由于全身小血管痉挛,血管壁渗透性增加,血液浓缩,血细胞比容上升。当血细胞比容下降时,多合并贫血或红细胞受损或溶血。②凝血机制:妊娠期高血压疾病患者多伴有一定量的凝血因子缺乏或变异所致的高凝血状态。另外,血小板减少,红细胞破坏可出现网状红细胞增多、血红蛋白尿及血红蛋白症。

6.内分泌及代谢

妊娠晚期钠潴留,患者细胞外液可超过正常,出现水肿,但与妊娠期高血压疾病的严重程度及预后关系不大。子痫抽搐导致酸中毒。

7.子宫胎盘

子宫血管痉挛使子宫胎盘血流减少,致胎儿发育迟缓(UGR)甚至死亡。严重时螺旋小动脉栓塞,蜕膜坏死出血导致胎盘早期剥离。

三、预测及诊断

1.预测应在妊娠中期进行

预测为阳性者,应密切随诊。①平均动脉压测定。计算公式为:平均动脉压(MAP)=(收缩压+2×舒张压)/3。当 MAP≥85 mmHg 时,有子痫前期倾向。当 MAP≥140 mmHg,易脑血管意外。②翻身试验。测定方法为：孕妇左侧卧位测血压直至血压稳定后，翻身仰卧5 min再测血压，若仰卧位舒张压较左侧卧位平均动脉压高 20 mmHg，提示有发生子痫前期倾向。③还可以进行尿酸、尿钙测定，血液流变学实验均有预测价值。

2.诊断同时应检查有无并发症及凝血机制障碍

(1)病史：患者有妊娠期高血压疾病的高危因素和以上表现，询问时应注意有无上腹不适、头痛、视物模糊等症状。

(2)高血压：同一手臂 2 次或 2 次以上测量，持续血压升高达收缩压≥140 mmHg 和(或)舒张压≥90 mmHg。特别是舒张压，是妊娠期高血压诊断和评估预后的重要指标。如间隔4 h或 4 h 以上两次测量舒张压均≥90 mmHg 可诊断。

(3)尿蛋白：指 24 h 内尿液中蛋白含量≥300 mg，或随机尿蛋白≥0.3 g/L，或尿蛋白定性＞(＋)。监测标本中避免被羊水或阴道分泌物污染。

(4)水肿：体重异常增加是首发症状，孕妇体重突然增加每周＞0.9 kg，或每 4 周＞2.7 kg为子痫前期。水肿表现为自足踝渐向上延伸，凹陷性水肿，休息不缓解。水肿在膝以下"＋"，延及大腿"＋＋"，延及外阴及腹壁"＋＋＋"，全身水肿或伴有腹腔积液"＋＋＋＋"。

(5)辅助检查：①血液。血细胞计数、血红蛋白含量、红细胞比容、血黏度、凝血功能，可反复检查。②尿液。尿比重、尿常规，尿比重＞1.020 为尿液浓缩，尿蛋白(＋)为尿蛋白含量达 300 mg/24 h，尿蛋白为尿蛋白(4＋或＋＋＋＋)含量达 5 g/24 h。③肝、肾功能测定。肝功能受损时 ALT、AST 升高，低蛋白血症，白/球蛋白比值倒置；肾功能受损时血清肌酐、尿素氮、尿酸升高；重度子痫前期与子痫测电解质与二氧化碳结合力。④眼底检查。视网膜小动脉痉挛程度能反映全身小血管痉挛程度，可反映本病的严重程度。眼底检查可见视网膜痉挛、水肿、渗出或出血，严重时发生视网膜脱离。⑤其他。心电图、超声心动图、脑血流图，胎盘功能、胎儿成熟度检查等。

四、鉴别诊断

子痫前期与慢性肾炎合并妊娠相鉴别，子痫与癫痫、脑炎、脑肿瘤、脑血管畸形破裂出血、糖尿病高渗性昏迷、低血糖昏迷相鉴别。

五、预防

①建立健全三级妇幼保健网，积极加强围生期保健。加强健康教育，使孕妇掌握孕期卫生基础知识，自觉进行产前检查。②指导孕妇合理饮食与休息。进食富含蛋白质、维生素、铁、钙、镁、硒、锌等微量元素的食物及新鲜蔬菜水果，减少动物脂肪的摄入，防止盐的过量，但不限盐和液体。保持足够休息，心情愉快，休息时左侧卧位。③补钙。国内外研究表明，每日补钙1～2 g 能降低妊娠期高血压疾病发生率。

六、处理

目的是争取孕妇完全恢复健康，胎儿出生后能够存活。采取对母儿影响最小方式终止妊娠。

(1)妊娠期高血压门诊治疗即可：①休息。左侧卧位，保证充足睡眠，每日＞10 h。②镇静。精神紧张、焦虑或睡眠欠佳给予镇静药，如地西泮睡前口服。③加强监护。注意自觉症状，如头痛、视物不清、上腹不适。每日测体重及血压，每 2 d 查一次尿蛋白。定期监测血液、胎儿发育状况和胎盘功能。④间断吸氧,2 次/天,每次 30 min 至 1 h。⑤饮食。充足蛋白质、热量,不限盐和液体,全身水肿者适当限制盐的摄入。

(2)子痫前期住院治疗,防止子痫及并发症发生。基本治疗原则为休息、镇静、解痉,有指征地降压、利尿,并密切监测母儿状态,适时终止妊娠。

1)休息:同妊娠期高血压。

2)解痉:首选硫酸镁。A.作用机制:①镁离子抑制运动神经末梢释放乙酰胆碱,阻断神经肌肉接头间的传导,使骨骼肌松弛;②镁离子刺激血管内皮细胞合成前列环素,抑制内皮素合成,降低机体对血管紧张素Ⅱ的反应,缓解血管痉挛状态;③镁离子通过阻断谷氨酸通道阻止钙离子内流,解除血管痉挛,减少血管内皮损伤;④镁离子可提高孕妇和胎儿血红蛋白亲和力,改善氧代谢。B.用药方法:静脉给药结合肌内注射。①静脉给药:首次负荷,首先 25%硫酸镁 20 mL 加入 10%葡萄糖注射液 20 mL 中,5~10 min 推完;继之 25%硫酸镁 60 mL 加入 5%葡萄糖注射液 500 mL 静脉滴注,滴速为 1~2 g/h。②肌内注射:25%硫酸镁 20 mL 加入 2%利多卡因 2 mL,臀肌深部注射。每日硫酸镁总量为 25~30 g。疗程为 1~2 d。C.不良反应:当血清镁离子浓度超过 3.5 mmol/L 可发生镁中毒。首先出现膝反射减弱或消失,继之出现全身肌张力减退、呼吸困难、复视、语言不清,严重者可出现呼吸肌麻痹,甚至呼吸停止、心搏骤停,危及生命。D.注意事项:定时检查膝腱反射是否减弱或消失;呼吸不少于 16 次/分,尿量每小时不少于 17 mL 或每 24 h 不少于 400 mL;硫酸镁治疗时需备钙剂,一旦出现中毒反应,立即静脉注射 10%葡萄糖酸钙 10 mL。

3)镇静:适当镇静可消除焦虑和紧张情绪,达到降低血压、缓解症状及预防子痫发作的作用。①地西泮:具有较强镇静、抗惊厥、肌肉松弛作用,对胎儿及新生儿影响小。2.5~5 mg 口服,3 次/天或 10 mg 肌内注射。必要时间隔 15 min 后重复给药,24 h 总量不超过 100 mg。②冬眠药物:哌替啶 100 mg,氯丙嗪 50 mg,异丙嗪 50 mg 加入 10%葡萄糖液 500 mL 内静脉滴注;紧急情况可 1/3 量加入 25%葡萄糖液 20 mL 缓慢静脉推注(>5 min)。余 2/3 加入 10%葡萄糖液 250 mL 静脉滴注。应注意防止出现体位性低血压。冬眠药物仅应用于硫酸镁治疗效果不佳者。

4)降压:①降压目的,预防子痫、心脑血管意外和胎盘早剥等严重母胎并发症。②降压对象,血压>160/110 mmHg 或舒张压>110 mmHg 或平均动脉压>140 mmHg,以及原发性高血压、妊娠前高血压已用降压药者。③常用降压药,如拉贝洛尔、肼屈嗪、硝苯地平、尼莫地平、甲基多巴、硝普钠等。④目标血压,无并发脏器功能损害的孕妇,收缩压控制在 130~155 mmHg,舒张压控制在 80~105 mmHg;并发脏器功能损害的孕妇,收缩压控制在 130~139 mmHg,舒张压应控制在 80~89 mmHg;为确保子宫胎盘血流灌注,血压不可低于 130/80 mmHg,降压过程中血压波动不易过大。

5)利尿:仅用于全身性水肿、急性心力衰竭、肺水肿、血容量过多且伴有潜在性肺水肿者。常用利尿药有呋塞米、甘露醇等。

6)适时终止妊娠:是治疗的有效措施。终止妊娠指征:①子痫前期患者经积极治疗 24~48 h 仍无明显好转者;或孕周>34 周;或孕龄<34 周,胎盘功能减退,胎儿已成熟者;或孕龄<34 周,胎盘功能减退,胎儿尚未成熟者,可用地塞米松促胎肺成熟;②子痫者抽搐控制 2 h 后。终止妊娠方法:①引产,适用于病情控制后,宫颈条件成熟者。人工破膜后给缩宫素静脉滴注引产。第一产程密切观察产程进展,使产妇安静和充分休息。第二产程会阴侧切后胎头

吸引或低位产钳助产缩短产程。第三产程预防产后出血。分娩中加强母儿安危及血压监测，病情加重，立即剖宫产结束分娩。②剖宫产，适用有产科指征，宫颈条件不成熟，不能在短时间内经阴道分娩，引产失败，胎盘功能明显减退，或已有胎儿窘迫征象者。

（3）子痫处理应积极，子痫是疾病最严重阶段，是导致母儿死亡最主要原因。处理原则是控制抽搐、控制血压、纠正缺氧酸中毒，抽搐控制后终止妊娠。

同时，密切观察病情变化，及早发现心力衰竭、脑出血、肺水肿、HELLP 综合征、肾衰竭、DIC 等并发症，并积极处理。

七、护理诊断及合作性问题

1．体液过多

体液过多与水钠潴留、低蛋白血症有关。

2．母儿受伤的危险

母儿受伤的危险与胎盘血流量减少，子痫抽搐、昏迷，硫酸镁应用有关。

3．焦虑

焦虑与担心疾病对母儿影响有关。

4．潜在并发症

急性肾衰竭、胎盘早剥、脑出血、DIC 等。

5．知识缺乏

缺乏疾病相关知识。

八、护理措施

1．一般护理

保证充足睡眠；适当控制盐、脂肪摄入，增加蛋白质、维生素、铁、钙及其他微量元素摄入；定时产前检查；症状严重住院治疗。

2．病情监测

①监测生命体征，每小时测血压、脉搏、呼吸各 1 次，体温每 4 h 测 1 次。随时观察和询问孕妇有无头晕、头痛、眼花，恶心等自觉症状；②监测子痫表现，观察记录抽搐发作时间、持续时间、间隔时间、发作状态及频率、神志表现，有无舌咬伤、摔伤、骨折，窒息、吸入性肺炎等；③监测分娩先兆，用手触摸腹部，了解宫底高度和子宫收缩强度及频率。监测胎心率、阴道流血、宫口扩张、胎先露下降等情况。

3．子痫急救护理

①防止受伤，专人护理，加用床档，防止患者坠床。②保持呼吸通畅，昏迷或未完全清醒者应禁食、禁水，头偏向一侧，防止呕吐物吸入窒息或造成吸入性肺炎。备好气管插管和吸引器，以便及时吸出呕吐物及分泌物。③防咬伤，备好开口器，用缠有纱布的压舌板或竹筷插于患者上、下磨牙之间。④防舌后坠堵塞呼吸道，取出患者义齿，必要时以缠有纱布的卵圆钳牵拉舌头。⑤避免一切刺激，保持环境安静，避免声、光刺激，患者置于单人暗室。一切治疗与护理操作尽量集中进行，动作轻柔。⑥严密监测生命体征及尿量，及时记录液体出入量等。

4．医护治疗配合

①使用硫酸镁时护理中应监测孕妇血压、膝腱反射、呼吸、尿量。备好 10％葡萄糖酸钙注射液。②使用氯丙嗪时注意少数患者可出现直立性低血压，应加以预防。

5.心理护理

①本病的病理变化是可逆的,在产后多能恢复正常,帮助患者树立战胜疾病的信心,缓解紧张、焦虑情绪。②耐心倾听孕妇倾诉,了解心理变化,并对其表示理解。③解释所采取治疗及护理措施的目的和意义。

6.健康指导

①加强妊娠期健康教育,切实开展产前检查、妊娠期宣教,使孕妇及家属了解妊娠高血压疾病对母儿的危害,做到自觉主动地从早孕期开始检查,及时发现、及时治疗。②产褥期宣教,嘱患者出院后要定期复查血压、尿蛋白,有异常及时到医院就诊。③本次妊娠胎儿死亡,嘱其血压正常 1～2 年后再妊娠,孕早期应到高危门诊检查,接受产前检查和妊娠期保健指导。

（郑家琼）

第十四节　前置胎盘的护理

妊娠 28 周后,胎盘附着于子宫下段,甚至胎盘下缘达到或覆盖宫颈内口,其位置低于胎儿先露部者,称前置胎盘。本病是妊娠晚期出血的主要原因之一,处理不当危及母儿生命。

一、病因病理

目前尚不清楚。可能与下列因素有关:①子宫内膜炎和子宫内膜损伤,子宫内膜蜕膜发育不良,胎盘为了摄取足够的营养不断扩大面积,延伸到子宫下段;②孕卵发育迟缓,孕卵到达子宫腔,滋养层发育尚不具有着床能力,则孕卵继续下行着床于子宫下段;③胎盘面积过大使胎盘延伸至子宫下段。妊娠晚期子宫开始不规则收缩,附着于子宫下段及宫颈内口上的胎盘不能相应地随之扩展,引起胎盘部分剥离,血窦破裂而出血。随着子宫下段继续扩张,剥离面逐渐扩大,导致出血可反复多次发生。孕妇及胎儿表现为缺血缺氧,胎儿宫内窘迫甚至死亡。因阴道反复流血而致贫血、休克,甚至生命受到威胁。

二、分类

胎盘边缘与宫颈内口关系是随孕周和诊断时间不同而改变的,分类也随之发生改变,分类不同决定治疗方案不同,目前以处理前最后一次检查来确定分类。根据胎盘边缘与子宫颈内口的关系,前置胎盘可分为 3 种不同类型:①完全性(中央性)前置胎盘,胎盘组织完全覆盖子宫颈内口。②部分性前置胎盘,胎盘组织部分覆盖子宫颈内口。③边缘性前置胎盘,胎盘附着于子宫下段或边缘接近子宫颈内口。

三、临床表现

1.症状

典型症状是妊娠晚期或临产时发生无诱因、无痛性、反复的阴道流血。出血时间早晚、出血量多少、间隔时间、发作次数与分类关系密切。完全性前置胎盘初次出血时间多在妊娠 28 周左右,且出血量多,有时一次大出血即可致患者休克。边缘性前置胎盘初次出血时间较晚,有时在分娩开始后才发生出血,出血量也较少。部分性前置胎盘出血时间和出血量介于两者之间。

2.体征

①全身情况,大量出血者面色苍白,脉搏微弱、血压下降甚至休克;反复出血者可出现贫血,贫血程度与失血量成正比。②腹部检查,子宫软,无压痛,大小与妊娠周数相符。胎位、胎心音清楚。出血量多时可引起胎儿窘迫,甚至胎死宫内。因子宫下段有胎盘附着,胎头不易入盆,约1/3患者出现胎位异常。有时在耻骨联合上可听到胎盘杂音。

3.对母儿影响

前置胎盘产妇易发生产后出血,产褥感染,胎盘植入,羊水栓塞等。胎儿宫内窘迫或胎死宫内。早产及围生儿病死率也较高。

四、诊断

妊娠晚期无诱因、无痛性、反复发生的阴道流血是前置胎盘的特点。依据出血时间、出血量确定前置胎盘的种类,结合B超检查及分娩后胎盘检查可以确诊。B超检查可清楚显示子宫壁、胎盘、胎先露部及宫颈位置,并可根据胎盘下缘与宫颈内口的关系确定前置胎盘类型,还可了解胎儿情况。产后检查胎盘边缘有凝血块,胎盘边缘与胎膜破口距离<7 cm,此对剖宫产者无意义。前置胎盘须与胎盘早期剥离相鉴别。前置胎盘患者严禁肛查及阴道检查。实验室检查失血患者多有血红蛋白、红细胞水平降低。

五、处理

治疗原则是抑制宫缩、止血、纠正贫血和预防感染,适时终止妊娠。根据孕妇一般情况、孕周、产次、胎位、胎儿是否存活、是否临产、前置胎盘类型及产道情况等综合分析,制订具体方案。

1.期待疗法

确保母体安全前提下,等待胎儿达到或接近足月,提高胎儿存活率。适用阴道流血量不多,全身情况好,妊娠<34周、胎儿体重<2 000 g、胎儿存活。具体方法:①住院观察,绝对卧床休息,左侧卧位,给予镇静及止血药物,纠正贫血;②必要时应用宫缩抑制药;③治疗期间严密观察阴道流血,配血备用;④反复出血需提前终止妊娠,用地塞米松促胎儿肺成熟;⑤广谱抗生素预防感染。

2.终止妊娠

阴道大量流血或反复多次出血甚至休克,无论胎儿成熟与否,为确保孕妇安全均应终止妊娠;胎儿存活且已达36周以上,或检查胎儿已成熟;胎儿未成熟,但已窘迫,或有胎儿难以存活的畸形应终止妊娠。终止妊娠方式:①剖宫产术,是目前处理前置胎盘最安全有效的手段。可短时间结束分娩,减少胎儿损伤,直视下处理产后出血,达到迅速止血的目的,对母儿均较安全。适用于完全性前置胎盘,部分性或初产妇边缘性前置胎盘也倾向行剖宫产术。②阴道分娩,适用于部分性或边缘性前置胎盘,枕先露,经产妇出血不多产程进展快者。不论哪种处理,均应预防产后出血及感染。胎儿娩出及早使用宫缩药以防产后大出血。抗生素预防感染,并注意纠正贫血。

3.紧急情况转运

患者阴道大量流血又无条件进行手术,应迅速建立静脉通道,立即转送,不可冒险做阴道检查及肛门检查。

六、护理诊断及合作性问题

1.组织灌注量不足

组织灌注量不足与阴道出血有关。

2.潜在并发症

胎儿窘迫、失血性休克。

3.恐惧

恐惧与出血所致休克,危及母儿生命有关。

4.有感染的危险

有感染的危险与失血、贫血,胎盘剥离面接近宫颈外口有关。

七、护理措施

1.一般护理

①卧床休息,增加营养。绝对卧床,左侧卧位为宜,每日吸氧,提高胎儿血氧供应。进食高蛋白、高营养食物。②避免各种刺激,减少出血机会。腹部检查动作轻柔,禁做阴道检查及肛门检查。③勤换卫生垫,保持外阴清洁干燥。④将病情及手术治疗必要性如实告诉患者及家属,取得配合。

2.急救护理

阴道大流血者,立即建立静脉通路,及时输血、输液,吸氧、保暖,做好剖宫产术前准备,无条件手术迅速护送转院治疗。

3.监测病情

①监测生命体征,严密监测体温、脉搏、呼吸、血压变化,发生异常及时记录并报告医生;②严密观察阴道出血时间及出血量,判断前置胎盘类型;③及时听取胎心,确定胎儿宫内安危。

4.医护治疗配合

①出血性休克患者,遵医嘱及时采取抢救措施。②期待疗法护理,定时监测生命体征,观察阴道出血量;指导孕妇左侧卧位或前置胎盘同侧卧位;定时听胎心,必要时做胎儿电子监护;观察体温,有异常及时报告医生;必要时遵医嘱给镇静药、止血药、宫缩抑制药;选择最佳时机终止妊娠。③终止妊娠护理,剖宫手术是目前处理前置胎盘最好方法,做好相应的术前准备、术后护理工作;阴道分娩应做好接产及抢救新生儿准备。胎儿娩出后,及早应用宫缩药,预防产后出血。

5.心理护理

与患者和家属建立良好关系,尽量解除患者及家属焦虑、恐惧感。期待疗法孕妇需卧床休息,活动受限,自我保护能力下降,加之各项检查、观察和监测,护理人员应提供心理支持,解释目的,增加患者的信心和安全感。

6.健康指导

期待疗法有效孕妇出院后,嘱多休息,避免剧烈活动,指导自我监测胎动。按时产前检查,再次出血、出现宫缩或胎儿异常随时就诊。进行计划生育指导,推广避孕措施,避免多产、多次刮宫。

(郑家琼)

第十五节　胎盘早期剥离的护理

妊娠 20 周后或分娩期,附着于正常位置的胎盘在胎儿娩出之前部分或全部从子宫壁剥离者称胎盘早剥。国内发病率为 0.45%～2.1%,是妊娠晚期严重并发症,若不及时处理可危及母儿生命。

一、病因

可能与下列因素有关:①血管病变,胎盘早剥常并发于妊娠期高血压疾病、慢性高血压和慢性肾炎者。②宫腔内压力骤然改变,羊水过多突然破膜或双胎第一胎儿娩出过快,宫腔内压力突然降低引起。③机械因素,腹部受到猛烈撞击、外倒转术纠正胎位等。脐带过短或脐带绕颈,胎儿下降时牵拉脐带引起。④全身性疾病,血液凝固功能异常,叶酸或维生素缺乏等严重出血倾向者。⑤子宫静脉压突然升高,妊娠晚期或分娩时,孕妇长期取仰卧位,导致蜕膜静脉淤血或破裂均可引起胎盘早剥。

二、病理

主要病理变化为底蜕膜出血,形成胎盘后血肿,使胎盘自附着处剥离。胎盘早剥的出血分为显性、隐性和混合性 3 种。若胎盘后血肿使胎盘剥离面不断扩大,血液冲开胎盘边缘及胎膜,沿胎膜与宫壁间经宫颈向外流出,为显性出血或外出血。当胎盘边缘或胎膜仍附着于子宫壁上,血液不能向外流出而积聚在胎盘与子宫壁之间,为隐性出血或内出血。当内出血量过多,胎盘后血肿压力增大,冲破胎盘边缘或胎膜,经宫颈口流出,为混合性出血。当内出血严重时,血液渗入子宫肌层,肌纤维分离、断裂、变性,致使子宫呈紫蓝色,使子宫收缩能力减弱甚至无收缩能力称子宫胎盘卒中。严重者胎盘处的绒毛及蜕膜释放大量组织凝血活酶,进入母体血液循环,引起弥散性血管内凝血(DIC),造成难以控制的产后大出血,危及产妇生命。

三、临床表现

根据病情严重程度,将胎盘早剥分为 3 度。Ⅰ度:多见于分娩期,胎盘剥离面小,患者无腹痛或轻微腹痛,贫血不明显。腹部检查,子宫软,大小与妊娠月份相符,胎位清楚,胎心率正常。产后检查胎盘母体面有凝血块及压迹。Ⅱ度:胎盘剥离面占胎盘面积 1/3 左右。表现为突然出现持续性腹痛、腰酸或腰背痛,疼痛程度与胎盘后积血量成正比。无阴道流血或流血量不多,贫血程度与阴道流血量不相符。腹部检查,子宫大于妊娠月份,子宫底随胎盘后血肿增大而升高。胎盘附着处压痛明显。宫缩有间歇,胎位可扪及,胎儿尚存活。Ⅲ度:胎盘剥离面超过胎盘面积 1/2。临床表现较Ⅱ度重。患者恶心、呕吐、面色苍白、四肢湿冷、脉搏细数、血压下降,休克程度与阴道流血量不成正比。腹部检查子宫硬如板状,宫缩无间歇,胎位扪不清,胎心消失。重者有凝血功能障碍。

四、诊断与鉴别

有导致胎盘早剥的病因,如妊娠期高血压疾病。表现为突然发生腹部持续性疼痛,伴有或不伴有阴道流血。Ⅰ度患者症状不典型可借助 B 超检查,B 超显示胎盘与子宫壁之间出现液性暗区。Ⅱ、Ⅲ度患者因有典型临床表现,诊断不难。实验室检查可以了解患者贫血程度、凝血功能及肾功能。Ⅲ度患者应进行血常规、血小板计数、出凝血时间及纤维蛋白原等有关 DIC 检查。全血凝块观察及溶解试验为急诊患者的简便凝血功能检测方法。

胎盘早剥须与前置胎盘、先兆子宫破裂、宫颈病变等鉴别。

五、预防

①加强产前检查，及时防治妊娠高血压疾病，对合并高血压与慢性肾炎者积极治疗。②妊娠晚期孕妇应避免长时间仰卧、性交与外伤。③外倒转术应掌握适应证和禁忌证，严格按操作规程进行操作。④避免宫腔压力骤降，如羊水过多破膜时应高位破膜使羊水缓慢流出，双胎妊娠分娩时避免第 1 胎娩出过快。

六、处理

原则是一旦确诊，立即终止妊娠。

1. 纠正休克

Ⅱ、Ⅲ度胎盘早剥休克患者，立即开放静脉通道，补充血容量、输新鲜血，尽快改善组织血液灌流状态并吸氧。

2. 终止妊娠

(1)剖宫产手术指征：①Ⅱ、Ⅲ度胎盘早剥，产妇病情继续恶化，胎心消失，宫口未开全，估计短时间内不能结束分娩；②Ⅰ度胎盘早剥，有胎儿窘迫征象；③破膜后产程无进展。手术中取出胎儿、胎盘后应及时给予宫缩药并按摩子宫。

(2)阴道分娩适应证：①初产妇宫口已开全，估计短时间内可经阴道分娩者；②经产妇出血不多，局部压痛轻，无板状腹。分娩中先人工破膜使羊水缓慢流出，促进子宫收缩同时加快产程进展，并使宫腔容积缩小，降低宫腔压力，防止凝血活酶进入子宫血液循环，阻断或预防 DIC 发生。

胎膜破裂后，用腹带包裹腹部，压迫胎盘止血，同时静脉滴注缩宫素，密切观察血压、脉搏、宫底高度、胎心及出血情况等。

3. 防治并发症

①分娩后及时应用子宫收缩药，持续按摩子宫防止产后出血；②对凝血功能障碍者，迅速终止妊娠，阻断促凝物质继续进入母体血液循环，早期应用肝素或根据血液化验结果补充凝血因子和选用纤溶抑制药防治凝血功能障碍。

七、护理诊断及合作性问题

1. 潜在并发症

失血性休克、DIC、肾衰竭、子宫胎盘卒中等。

2. 恐惧与担心

与自身及胎儿生命安全有关。

3. 有胎儿受伤的危险

有胎儿受伤的危险与胎盘功能障碍和胎盘剥离面积有关。

4. 预感性悲哀

预感性悲哀与胎儿死亡、子宫切除有关。

八、护理措施

1.急救护理

①迅速建立静脉通道,遵医嘱输血、输液、补充血容量、尽快恢复正常血压。②立即吸氧,纠正缺氧状态。

2.病情监测

①定时测量孕妇的血压、脉搏、呼吸、心率、尿量并及时记录。②严密监测阴道出血量、颜色、性状、有无凝块、出血量与失血程度是否相符。③注意子宫高度与妊娠月份是否相符,有无压痛、反跳痛、判断宫缩强度。④检查胎方位是否清楚,胎心率是否正常,有无胎儿宫内窘迫表现。

3.医护治疗配合

①协助分娩,阴道分娩者做好接产及抢救新生儿准备。剖宫产分娩者积极做好术前准备,术中做好配合。②防止产后出血,胎盘娩出后遵医嘱加强宫缩(用宫缩药、按摩子宫),必要时做好子宫切除术前准备。③预防感染,遵医嘱应用抗生素。

4.一般护理

①指导产妇进食高热量、高维生素、高蛋白、富含铁剂食物。嘱绝对卧床休息,做好床边护理。②定时用1%的苯扎溴胺清洁外阴,勤更换会阴垫,保持外阴清洁。

5.心理护理

关心患者,给予解释,尽快消除恐惧,取得治疗和护理配合。胎儿(新生儿)死亡或产妇因产后出血处理无效行子宫切除,应安排产妇在没有新生儿的房间,允许家人陪伴,注意安慰产妇。

6.健康指导

注意休息,加强营养,促使身体早日康复。加强产前检查,预防和及时治疗妊娠期高血压疾病、慢性肾炎等诱因,妊娠晚期避免腹部受伤及长时间仰卧,预防胎盘早剥的发生。保持外阴清洁,预防感染。

(郑家琼)

第十六节　多胎妊娠的护理

一次妊娠宫腔内同时有两个或两个以上胎儿称多胎妊娠,其中以双胎妊娠最为常见。此属高危妊娠,孕产妇并发症及胎儿围生期病死率均高。双胎妊娠发生与地区、种族、胎次及家族遗传有关。近年来,由于辅助生育技术广泛应用,双胎妊娠发生率有所升高。本节主要讨论双胎妊娠。

一、双胎类型及特点

1.双卵双胎

两个卵子分别受精形成的双胎妊娠,称双卵双胎,占双胎妊娠70%。其两个胎儿的性别和血型可相同或不同,容貌似兄弟姐妹。受精卵着床后分别形成各自胎盘、羊膜和绒毛膜,发育中可融合成一个大胎盘,但胎盘血液循环互不相通,胎儿各自位于自己胎囊中,两胎囊之间有两层羊膜和绒毛膜。

2.单卵双胎

由一个受精卵分裂形成的双胎妊娠,称为单卵双胎,占双胎妊娠30％。一个受精卵分裂形成两个胎儿,遗传基因相同,故血型、性别及外貌等相同。发生与种族、遗传、医源性影响无关,胎盘和胎膜因受精卵复制时间不同而有差异,两个胎儿血液循环通过胎盘相通,可以发生双胎输血综合征,引起受血胎儿心脏负担过重,尿量过多而致羊水过多,而供血胎儿因自身血液供应不足发育不良或死亡。

二、临床表现

1.妊娠期

妊娠早期早孕反应较重;妊娠晚期子宫增大明显,常有压迫症状。因两个胎儿同时发育,营养需要量增加而易出现缺铁性贫血。妊娠期并发症增加,易发生妊娠期高血压疾病、羊水过多、前置胎盘、胎盘早剥、早产等。

2.分娩期

由于子宫肌纤维过度延伸,易宫缩乏力使产程延长;当伴羊水过多、胎儿较小或胎位异常时易发生胎膜早破及脐带脱垂;第1个胎儿娩出后第2个胎儿易发生胎位异常或胎盘早剥;第1个胎儿胎臀先露,第2个胎儿胎头先露,分娩时两个胎头可以交锁或碰撞;因胎盘剥离面积较大、宫缩乏力易发生产后大出血。

3.产褥期

产程延长、手术操作产褥感染机会增加。

三、诊断

家族中有多胎史,曾使用过促排卵药,早孕反应较重。妊娠10周后腹部检查子宫增大较同期单胎妊娠明显,孕晚期腹围＞100 cm,可触及多个小肢体,以及3个以上的胎体(即胎头或胎臀)。在不同部位听到两个不同节律胎心音,速率每分钟相差10次以上,响亮区中间有一无音区。妊娠7～8周时B超检查可见到两个妊娠囊,妊娠13周以后可见到两个胎头和躯干,妊娠12周后可听到两个不同节律的胎心音则诊断不难。需与葡萄胎、羊水过多、巨大儿、畸形儿、妊娠合并子宫肌瘤或卵巢囊肿等鉴别。

1.妊娠期

争取早期确诊,按高危妊娠对待,防治并发症。妊娠晚期注意休息、加强营养,避免过劳。以下情况应终止妊娠:①合并急性羊水过多,压迫症状明显;②胎儿畸形;③孕妇有严重并发症不宜继续妊娠;④预产期已到尚未临产,胎盘功能减退。

2.分娩期

①第一产程:严密观察,做好抢救准备。明确胎位,第1个胎儿纵产式可自然分娩,第1个胎儿横位宜行剖宫产术。②第二产程:第1个胎儿娩出后立即断脐,夹紧胎盘端脐带,防单卵双胎时第2个胎儿失血。第1个胎儿娩出后,助手在腹部用手固定第2个胎儿,保持纵产式,并明确第2个胎儿的胎位和胎心,无异常可等待第2个胎儿在20～30 min自然娩出。若等待15 min无宫缩,可行人工破膜促进子宫收缩,如胎心异常及时结束分娩,头位胎儿用胎头吸引器或产钳助产,臀位可行臀位牵引术。若分娩时第1个胎儿为臀位,第2个胎儿为头位,为避

免胎头交锁,第1个胎儿胎头娩出前,助手从腹部上推第2个胎儿的胎头,并向侧方做移动。如已发生胎头交锁可在试行缓解失败后,行剖宫产术。当两胎儿均为头位,第1个胎儿娩出时,助手应从腹部推开第2个胎儿,以免妨碍第1个胎儿的胎肩娩出。③第三产程:为预防产后出血及休克,第2个胎儿娩出立即行腹部包扎或腹部放置沙袋,防腹压突然降低引发休克。第2个胎儿前肩娩出后静脉给予缩宫素加强宫缩,胎盘娩出后持续按摩子宫,防止产后出血。④产后:详细检查胎盘是否完整,识别是单卵或双卵双胎。

四、护理诊断及合作性问题

1. 舒适度改变

舒适度改变与子宫增大有关。

2. 潜在并发症

胎膜早破、宫缩乏力、产后出血、产褥感染。

3. 焦虑

焦虑与担心分娩时母儿安危有关。

五、护理措施

1. 一般护理

①饮食指导,少食多餐,食高蛋白、高热量、高维生素食物,增加铁、钙、叶酸供给,防治贫血。②缓解症状,腰背酸痛应卧床休息,可局部热敷。下肢水肿及坠胀可适当垫高下肢或臀部。

2. 病情监测

①双胎妊娠期易发生贫血、前置胎盘等,督促孕妇配合产前检查及治疗。②分娩期及产后易发生并发症,嘱孕妇一旦胎膜早破绝对卧床休息,抬高臀部。立即听胎心、观察羊水性状,并报告医生。临产后注意观察产程进展,如宫缩强度、宫口扩张及胎先露下降情况。定时听诊胎心音,及时发现胎儿窘迫。

(郑家琼)

第十七节　自然流产的护理

妊娠不足28周、胎儿体重未达1 000 g终止者称为流产。发生在12周以前为早期流产,发生在12周或之后者为晚期流产。流产分自然流产和人工流产,本节仅讲述自然流产。

一、病因

病因较多,主要有以下几方面。

1. 胚胎及附属物异常

①胚胎发育异常。多为遗传基因缺陷或染色体数目结构异常,是早期自然流产的主要原因。②胎盘异常。滋养层发育不全或绒毛变性,导致胎盘功能减退或胎儿血液循环障碍引起

胚胎死亡。

2.母体方面

①全身性疾病。孕妇患全身性疾病,如严重感染、严重贫血、高热、慢性消耗性疾病、慢性肝肾疾病、高血压、心力衰竭等疾病。②生殖器官疾病。子宫畸形、子宫肌瘤、宫腔粘连等,均可影响胚胎着床发育而引发流产。宫颈重度裂伤、宫颈内口松弛所致宫颈功能不全易引起晚期流产。③内分泌失调。黄体功能不全、高催乳素血症、甲状腺功能减退、糖尿病血糖控制不良等。④创伤、过劳刺激子宫收缩均可导致流产。

3.免疫因素

母儿血型不合、孕妇抗磷脂抗体存在可引发流产。

4.其他因素

过多接触有害化学毒物及放射线,过量吸烟、酗酒、滥用有害药物。

二、病理

妊娠8周以前的流产,绒毛与母体蜕膜联系不牢,胎囊易从子宫壁完全脱落排出,流产发生时出血不多。妊娠8~12周的流产,因绒毛深植蜕膜之中,与蜕膜联系较牢固,妊娠物不易完整剥离排出,影响子宫收缩,出血较多。妊娠12周后,胎盘已形成,流产先出现腹痛,然后排出胎儿及胎盘。

三、分类及临床表现

流产主要症状是停经后阴道流血和腹痛。按流产发展的不同阶段,分为以下临床类型。

1.先兆流产

先阴道少量流血,继之下腹出现轻微胀痛,也可无腹痛。妇科检查:宫口未开,子宫大小与停经周数相符,无妊娠物排出,尿妊娠试验阳性。B超检查胚囊大小与停经周数相符,胎心、胎动存在。经休息及治疗流血可逐渐停止,腹痛消失,妊娠继续。若出血增加,或腹痛加重可发展为难免流产。

2.难免流产

难免流产指流产已不可避免,多由先兆流产发展而来。阴道流血量增多,下腹疼痛加剧。如胎膜破裂有阴道流水。妇科检查:宫颈口已扩张,见胎囊膨出或妊娠物堵塞宫颈口。子宫大小与停经周数相符或略小于停经周数。B超检查宫腔内多无组织,子宫大小与停经周数基本相符或略小。

3.不全流产

难免流产继续发展,妊娠物部分排出,还有部分残留宫腔内或嵌顿于宫颈口处。残留组织影响子宫收缩,阴道流血不止,可反复间歇出血,有时可大出血,甚至发生失血性休克。妇科检查:宫颈口已扩张,有持续性出血,宫口可见妊娠物堵塞,子宫小于停经周数。B超可见宫腔内有残留妊娠物,子宫大小小于停经周数。尿妊娠试验阴性。

4.完全流产

妊娠物已完全排出,阴道流血逐渐停止,腹痛逐渐消失。妇科检查:宫颈口已关闭,子宫接近正常大小。B超显示宫腔无妊娠物残留。尿妊娠试验阴性。

此外,流产还有以下3种特殊情况。

1)稽留流产:胚胎或胎儿已死亡滞留宫腔内未能及时自然排出者,又称过期流产。因胚胎组织机化,与宫壁粘连而不易完全剥离,坏死组织稽留宫腔过久可释放凝血活酶,引起弥散性血管内凝血。临床表现为阴道流血时有时无,子宫小于停经周数,尿妊娠试验阴性,B超检查胎心、胎动消失。流产发生在妊娠早期子宫不增大反而缩小,早孕反应消失,发生在妊娠中期,腹部不见增大,胎动消失。

2)复发性流产:自然流产连续发生 3 次或 3 次以上者为复发性流产。特点为每次流产发生流产的时间、病因相同。其临床经过与一般流产相同。早期流产多为免疫因素、黄体功能不全、甲状腺功能低下、染色体异常等。晚期流产常见宫口松弛、子宫畸形、肌瘤等。

3)流产合并感染:流产过程中因流血时间过长或宫腔内组织残留均可引起宫腔内感染,常为厌氧菌和需氧菌混合感染。如不及时治疗感染可扩散到盆腔、腹腔或全身,引起盆腔炎、腹膜炎、败血症及感染性休克。

四、诊断

根据病史、临床表现、辅助检查(妊娠试验、B超等)判断,还应与异位妊娠、子宫肌瘤、葡萄胎、痛经、功能失调性子宫出血等疾病鉴别。

五、处理

根据流产类型的不同进行恰当处理。

1.先兆流产

①绝对卧床休息,出血停止 3~5 d 后可下床活动。一经确诊后不做阴道检查,禁性生活。②必要时镇静。精神过度紧张可选对胎儿影响小的镇静药,如苯巴比妥 0.03 g,2~3 次/天。③黄体酮支持。黄体酮 20 mg,每日肌内注射,至阴道流血停止后 3~7 d,仅对黄体功能不全者有效。④预防感染。⑤观察病情,腹痛加剧或阴道出血量增多,表明病情加重,应及时报告医生。

2.难免流产

一经确诊,应立即促使胚胎及附属物完全排出,防止出血和感染。早期流产及时行清宫术。晚期流产,子宫较大,出血较多,用缩宫素 10~20 U 加入 5% 葡萄糖液 500 mL 中静脉滴注,促进子宫收缩,胎儿及附属物排出后,检查是否完全排出。

3.不全流产

一旦确诊,立即清除宫腔残留组织,防止大出血和感染。阴道大量出血伴休克者,应同时补液输血,并给予抗生素预防感染。

4.完全流产

无感染征象多不须处理,但排出物必须检查,以确保妊娠物完全排出,并明确流产原因。

5.稽留流产

常规进行凝血功能检查,如发现凝血功能障碍,应尽早用肝素、纤维蛋白原,输新鲜血液,待凝血功能障碍纠正后,再行刮宫术或引产术。妊娠<12 周,行刮宫术,术中预防子宫穿孔,一次刮不净,5~7 d 后 2 次刮宫,妊娠≥12 周,口服己烯雌酚 5~10 mg,3 次/天,共 5 d,提高子宫平滑肌对缩宫素敏感性,然后静脉滴注缩宫素(5~10 U 加 5% 葡萄糖液 500 mL),也可用前列腺素或依沙吖啶等引产。

6.复发性流产

预防为主,受孕前夫妇双方均做全面检查,针对病因进行治疗。再次受孕应注意休息,加强营养,禁止性生活;黄体功能不足,给黄体酮支持治疗至孕 10 周或超过以往流产发生月份再停药;宫颈内口松弛,在妊娠 14～16 周时行宫颈内口环扎术,术后随诊,提前住院待产,于分娩前拆除缝线。

7.流产合并感染

各种流产均可合并感染,以不全流产多见。治疗原则以控制感染的同时行清宫术。出血不多,先抗生素治疗 2～3 d,感染控制后再刮宫。出血量多,紧急应用抗生素和输血的同时,卵圆钳夹出大块组织,控制出血,此时勿搔刮宫壁,以免炎症扩散,感染控制后再彻底清宫。

六、护理诊断及合作性问题

1.潜在并发症

失血性休克。

2.有感染的危险

有感染的危险与阴道出血、组织残留及手术有关。

3.焦虑

焦虑与担心母儿安全有关。

七、护理措施

1.制止出血,防止休克

(1)先兆流产:①绝对卧床休息,禁止性生活,禁忌灌肠和肛查,减少各种刺激,以免诱发出血量增多。②提供必要的生活护理。③根据需要遵医嘱给予镇静药、孕激素等药物。④随时评估孕妇的病情变化,如腹痛是否加重,阴道出血是否增多。

(2)难免流产及不全流产:①流产合并大量出血,患者取头低足高位,保护重要脏器,吸氧并注意保暖;立即测量血压、脉搏,正确估计出血量;建立静脉通道,备血,做好输血准备。②及时做好终止妊娠手术准备,根据需要开放静脉,必要时输血;严密监测孕妇生命体征,术中及术后注意阴道流血及宫缩情况,刮出组织常规送病理检查。

2.预防感染

①监测患者的体温、血象,观察阴道分泌物的性状、颜色、气味等,加强会阴护理,会阴擦洗 2 次/天,每次大小便后及时清洗会阴,保持外阴清洁。②发现感染迹象及时报告医生,并按医嘱给予抗感染处理。

3.减轻焦虑

失去胎儿产妇往往表现为伤心、悲哀、自责,应予以同情与理解,帮助产妇及家属接受现实,顺利渡过悲伤期。此外,还应与产妇分析此次流产的原因,以防再次流产的发生。

4.健康指导

保持外阴清洁,禁止性生活 1 个月。纠正贫血,加强营养,提高机体抵抗力。清宫术后若阴道流血淋沥不尽,流血量超过平素月经量,分泌物有异味,或伴有腹痛发热等症状应及时就诊。有复发性流产史的孕妇,未孕前应积极治疗,确诊妊娠后积极保胎治疗。保胎时间应超过以往流产发生的妊娠周数。

(郑家琼)

第十八节　异位妊娠的护理

正常妊娠受精卵着床在子宫腔内膜,当受精卵在子宫腔以外部位着床发育时称异位妊娠,俗称宫外孕。发病率约 2%,是妇产科常见急腹症之一,如不及时诊治可危及生命。根据受精卵着床部位,异位妊娠分为输卵管妊娠、卵巢妊娠、腹腔妊娠、阔韧带妊娠及子宫颈妊娠。因输卵管妊娠最多见,占异位妊娠 95% 左右,故本节只叙述输卵管妊娠。

一、病因

任何妨碍孕卵正常运行的因素均可造成输卵管妊娠。

1. 慢性输卵管炎

慢性输卵管炎是最常见的致病因素。慢性炎症使输卵管管腔黏膜粘连、管腔变窄,或输卵管周围粘连,蠕动减弱,从而影响孕卵顺利通过和运行。

2. 输卵管手术史

输卵管绝育术后可因输卵管瘘或再通而导致输卵管妊娠。

3. 输卵管发育不良或功能异常

输卵管过长、双输卵管、输卵管憩室或蠕动异常使孕卵在输卵管腔内停留时间过长,可导致输卵管妊娠。

4. 盆腔肿瘤压迫

子宫肌瘤或卵巢肿瘤压迫输卵管,影响宫腔通畅,使受精卵运行受阻。

5. 其他

近年来辅助生殖技术应用,使输卵管妊娠发生率增加。宫内节育器避孕失败,发生输卵管妊娠机会增大。子宫内膜异位症,内分泌异常也可引发。

二、病理

输卵管妊娠以壶腹部最多见,其次是峡部,间质部及伞端妊娠较少见。由于输卵管管腔狭小,管壁肌层薄且缺乏黏膜下组织,妊娠时不能形成完整的蜕膜,不利于胚胎发育,因此,在妊娠发展到 6~8 周后就会发生输卵管妊娠破裂、流产。

1. 输卵管妊娠

(1)输卵管妊娠流产:多见输卵管壶腹部妊娠,常发生在妊娠 8~12 周,可出血不多,也可引起腹腔内大出血。

(2)输卵管妊娠破裂:多见输卵管峡部妊娠,常发生在妊娠 6 周左右,往往引起腹腔内大出血,导致患者休克。

(3)继发性腹腔妊娠:输卵管妊娠流产或破裂胚囊偶尔也会存活,存活胚胎的绒毛依附在输卵管或到腹腔后获得营养而继续生长形成阔韧带妊娠或腹腔妊娠。

(4)陈旧性宫外孕:输卵管妊娠流产或破裂后,如未及时手术,反复出血,腹腔内积血形成血肿,以后机化变硬并与周围组织粘连形成包块,临床上称陈旧性宫外孕。

2. 子宫的变化

输卵管妊娠后,体内激素与正常妊娠有同样变化,因此使子宫增大、变软、子宫内膜发生蜕膜样反应。异位妊娠绒毛产生 HCG 促使子宫内膜发生蜕膜样变。当胚胎死亡,蜕膜即坏死脱落,呈碎片状排出,引起子宫出血,时有时无,量不多。病检为蜕膜管型或蜕膜碎片,无绒毛结构,无滋养细胞。

三、临床表现

1.症状

典型症状为停经后突然腹痛与阴道流血。

(1)停经:多数患者有 6～8 周停经史,间质部妊娠停经可达 12 周以上。少数患者可将不规则阴道流血误认为月经。

(2)腹痛:是输卵管妊娠患者就诊的主要症状。输卵管妊娠发生流产或破裂前,因胚胎生长使输卵管膨胀而产生一侧下腹部隐痛或酸胀感。当破裂或流产发生时,常突感一侧下腹部撕裂样疼痛,血液积聚直肠子宫陷凹产生肛门坠胀感,患者因疼痛和内出血可引起恶心、呕吐、昏厥及休克。

(3)阴道流血:当胚胎死亡后可有不规则阴道流血,少于月经量、色暗红,子宫蜕膜剥离出血时伴蜕膜管型或蜕膜碎片排出。阴道流血量与病情严重程度不成正比。

(4)昏厥与休克:由腹腔内出血所致,患者头晕眼花,恶心呕吐,心慌,出冷汗,并伴面色苍白,脉搏细弱,血压下降,严重者出现失血性休克。

(5)腹部包块:输卵管妊娠流产或破裂形成血肿或与周围组织粘连,在下腹部可以触到有压痛的肿块,反复出血时包块可不断增大。

2.体征

(1)一般情况:腹腔内出血多时,患者呈贫血貌,面色苍白、脉快而细弱、血压下降等休克表现。体温一般正常。

(2)腹部检查:流产或破裂后,腹部多有明显压痛、反跳痛及腹肌紧张,患侧下腹部最为显著。出血多时腹部叩诊可有移动性浊音。

(3)妇科检查:宫颈口可见少量暗红色血液流出。后穹窿饱满、有触痛,宫颈有明显举痛或摇摆痛。子宫稍大变软,内出血多时子宫有漂浮感。子宫一侧可扪及触痛阳性的包块。

四、诊断与鉴别诊断

多有停经史,突然发作的撕裂样剧痛,自下腹一侧开始向全腹扩散。阴道出血量少,暗红色,可有蜕膜管型排出。休克程度与外出血不成正比。妇科检查阴道后穹窿饱满有触痛,宫颈举痛或摇摆痛,子宫稍大而软。腹腔内出血多时子宫可有漂浮感,子宫一侧或后方可触及压痛明显包块。输卵管妊娠应与流产、急性输卵管炎、急性阑尾炎、黄体破裂、卵巢囊肿蒂扭转鉴别。临床表现不典型,可借助以下辅助检查。

1.妊娠试验

用放射免疫法测定血中的 HCG 是早期诊断异位妊娠的重要方法。

2.B超检查

宫腔内无妊娠物,宫旁可见轮廓不清的液性或实质性包块,如包块内见有囊胚或胎心搏动,则可以确诊。

3.阴道后穹窿穿刺术

阴道后穹窿穿刺术是判断有无盆腔内出血最为简单可靠的诊断方法。用 18 号穿刺针自阴道后穹窿刺入直肠子宫陷凹抽吸,如抽出暗红色血液放置 10 min 后不凝固,或为陈旧性不凝固血液,支持内出血诊断。穿刺阴性不能排除输卵管妊娠,有移动性浊音时可做腹腔穿刺术。

4.腹腔镜检查

该项检查不仅可以诊断异位妊娠,而且可在诊断确定情况下进行治疗。适用于输卵管妊娠尚未流产或破裂的早期患者及诊断有困难的患者。大量内出血或伴有休克者,禁忌腹腔镜检查。

5.子宫内膜病理检查

宫腔排除物送病检,仅见蜕膜组织不见绒毛。现已很少依靠诊断性刮宫协助诊断异位妊娠,仅用于阴道出血量较多的患者。

五、处理

输卵管妊娠的处理包括期待疗法、药物治疗和手术治疗。

1.期待疗法

期待疗法适用于少数输卵管妊娠可能发生自然流产或被吸收,症状较轻而无需手术或药物治疗者。

在期待过程中应注意观察生命体征和腹痛的变化,并进行 B 超检查和血 HCG 监测。若期待过程中发现患者血 HCG 水平下降不明显或又升高,或患者出现内出血征象,均应及时改行药物治疗或手术治疗。

2.药物治疗

药物治疗包括化学药物治疗和中医治疗,又称"保守治疗"。适用于输卵管妊娠早期未破裂、有生育要求的年轻妇女,或内出血少、无休克、病情较轻者:①化学药物治疗:局部用药采用 B 超引导下穿刺将甲氨蝶呤(MTX)50 mg 直接注入输卵管妊娠囊内;②中药治疗:全身用药,采用中医活血化瘀、消炎杀胚。

3.手术治疗

诊断明确有休克表现者应在抗休克的同时尽快手术。根据病情选择输卵管切除术或修补术。①保守手术:即输卵管修补术。适用于有生育要求的年轻患者,特别是对侧输卵管已切除或有明显病变者。②根治手术:即输卵管切除术。适用于无生育要求的输卵管妊娠内出血并发休克急症患者,在积极抗休克的同时进行。③腹腔镜手术:目前腹腔镜手术已广泛应用,是近年来治疗异位妊娠的主要方法。

六、护理诊断及合作性问题

1.组织灌注量不足

组织灌注量不足与内出血及输卵管破裂有关。

2.潜在并发症

潜在并发症:失血性休克,与非手术治疗中输卵管破裂有关。

七、护理措施

1.尚未确诊的护理

应配合做好辅助检查,以协助诊断。同时密切观察生命体征,注意腹痛情况,观察阴道出血的量、颜色、性状等。

2.期待治疗的护理

①嘱患者绝对卧床休息,协助完成日常生活护理;②密切观察病情变化,若腹痛突然加重,或出现面色苍白、脉搏细速等变化,应立即报告医生,并做好抢救准备;③宜给予高营养,富含维生素的半流质饮食;④保持大便通畅,避免使用腹压,以免诱发出血;⑤若有阴道排出物,必须送病理检查;⑥经常巡视孕妇,了解需要。

3.手术治持的护理

一旦决定手术,应在短时间内完成术前准备。术后严密监测生命体征,尤其应注意阴道出血和腹腔内出血情况。

4.急性内出血的护理

①严密观察生命体征,每 $10\sim15$ min 观察并记录 1 次。注意腹痛情况,如腹痛部位、性质、伴随症状。观察阴道流血量、颜色、性状。②抽血做交叉配血试验,并做好输血准备。③保持静脉通畅,遵医嘱输液、输血补充有效循环量。④吸氧。⑤注意记录 24 h 液体出、入量。

5.药物治疗的护理

做好化学药物治疗或中药治疗的配合。

6.减轻焦虑

给患者解释病情,以减轻恐惧心理。开导患者生育只是女性全部能力的一部分,而不是唯一能力,且今后还有受孕的可能,并允许家属陪伴,提供心理安慰,帮助其度过悲哀期。

(郑家琼)

第十九节　早产的护理

妊娠满 28 周至不满 37 周之间分娩称为早产。此期间娩出的新生儿称早产儿。由于早产儿各器官尚未发育成熟,故易于死亡。据不完全统计,75％新生儿死亡与早产有关,所以防治早产对降低围生儿病死率有重要意义。

一、病因

1.孕妇方面

①生殖器官异常,如子宫畸形、肌瘤、宫口过松等;②妊娠合并症与并发症,如心脏病、母儿血型不合、慢性肾炎、严重贫血、感染性疾病等;③其他,如外伤、过劳、性生活不当,特别是妊娠晚期性生活引发胎膜炎。

2.胎儿、胎盘因素

前置胎盘、胎盘早剥、胎膜早破、双胎妊娠、羊水过多等。

3.其他

30％早产原因不明。

二、临床表现

1.先兆早产

先兆早产指有规律或不规律宫缩,伴有进行性宫颈管缩短。

2.早产临产

符合下列条件即可诊断。①出现规律宫缩（每 20 min＞4 次或每 60 min＞8 次），伴有宫颈的进行性改变；②宫颈扩张 1 cm 以上；③宫颈展平＞80％。

三、预防

①加强营养，避免精神创伤。妊娠晚期禁止性交，预防感染，防止胎膜早破。②注意休息，左侧卧位。定期产前检查，积极治疗妊娠合并症，预防妊娠并发症发生。③子宫颈口松弛者妊娠 14～18 周时行子宫颈内口环扎术。

四、处理

根据孕周、胎儿大小，结合孕妇情况决定处理方案。

1.先兆早产

以保胎治疗为主。如胎心率正常、无阴道出血或体温升高者使用药物治疗。常用药物有宫缩抑制药如硫酸镁、钙拮抗药等。同时嘱孕妇绝对卧床休息，取左侧卧位，避免性生活、劳累、提举重物或护理乳房等。每日测量体温，及早发现感染征象。

2.早产临产

应尽力设法提高早产儿成活率。①分娩前给地塞米松 5 mg 肌内注射，预防新生儿呼吸窘迫综合征；②产前给孕妇肌内注射维生素 K_3 10 mg，连用 3 d，降低新生儿颅内出血发生率；③分娩时避免大剂量使用镇静药以防抑制呼吸建立；④吸氧；⑤产时适时会阴切开，缩短第二产程。

五、护理诊断及合作性问题

1.有围生儿受伤的危险

有围生儿受伤的危险与早产儿发育不成熟、生活能力低下有关。

2.焦虑

焦虑与担心分娩结局和孩子健康有关。

六、护理措施

1.一般护理

绝对卧床休息，左侧卧位。

2.医护治疗配合

①先兆早产保胎应严密观察和记录胎心、胎动、宫缩、阴道流血、胎膜破裂等，有异常情况及时报告医生。②保持外阴清洁，遵医嘱使用抗生素预防感染。③临产后吸氧，严密观察胎心音，做好抢救新生儿准备。④行会阴切开并协助胎头娩出，防止早产儿颅内出血。⑤胎儿娩出后立即清理呼吸道，吸氧，按高危儿监护。

3.心理护理

介绍早产相关知识，减轻焦虑情绪，积极面对现实，并取得患者及家属配合。如围生儿死亡，耐心开导，使产妇尽快摆脱忧郁心情。

4.健康指导

加强孕期监护和保健指导，识别早产征象。出现临产征兆应及时就诊。指导避孕措施，有生育计划者至少半年后可再次妊娠,妊娠时必须加强产前保健和监护。向产妇及家属传授早产儿的喂养和护理知识。

(郑家琼)

第二十节　死胎的护理

妊娠 20 周后,胎儿在宫腔内死亡为死胎。胎儿在分娩过程中死亡为死产,死产也是死胎的一种。

一、病因病理

常因遗传基因突变和染色体畸变或胎儿宫内缺氧。相关因素有:①胎盘及脐带因素,如前置胎盘、胎盘早剥、脐带帆状附着血管前置、脐带打结、扭转、脱垂;②胎儿因素,如胎儿畸形、遗传性疾病、宫内发育迟缓、宫内感染、母儿血型不合等;③孕妇因素,全身性疾病如妊娠期高血压疾病、过期妊娠、糖尿病、慢性肾炎、心血管疾病、严重感染等。

胎儿死亡后 3 周仍未排出,胎盘组织即可发生退行性变,释放凝血活酶进入母体血液循环,激活血管内凝血系统,引起弥散性血管内凝血(DIC),导致分娩时和分娩后严重出血,威胁产妇生命。

二、临床表现及诊断

孕妇自觉胎动停止、子宫不再继续增大、听诊胎心音消失。宫高及腹围缩小、体重下降、乳房缩小、胀感消失。胎死时间长者,孕妇可有全身疲乏,食欲缺乏,腹部下坠,产后大出血或弥散性血管内凝血(DIC)。

自觉胎动消失,子宫停止增长,比妊娠周数小,听不到胎心可考虑为死胎。诊断不明时可结合辅助检查,B 超发现胎心搏动和胎动消失是诊断死胎的可靠依据。孕妇 24 h 尿 E_3 含量在 3 mg 以下或突然下降 50%,也提示胎儿可能死亡。

三、处理

一经确诊、尽早引产。经羊膜腔注入依沙吖啶引产。促宫颈成熟基础上,也可用缩宫素静脉滴注或米非司酮配伍前列腺素引产。胎儿死亡超过 4 周尚未排出应做凝血功能检查。纤维蛋白原含量 <1.5 g/L,血小板 $<100×10^9$/L,肝素治疗,当纤维蛋白原和血小板恢复至有效止血水平,再进行引产,术前配好新鲜血备用。产后预防出血和感染,检查胎盘、脐带及胎儿,尽可能明确死胎原因,及时退奶,可口服己烯雌酚或用炒麦芽煎后代茶饮。

四、护理诊断及合作性问题

1.悲哀、自尊紊乱

悲哀、自尊紊乱与失去胎儿、担心是否还能生育健康孩子有关。

2.感染

感染与死胎宫内滞留时间过长有关。

3.潜在并发症

产后大出血、弥散性血管内凝血(DIC)。

五、护理措施

如胎儿已排出,进行心理疏导。如胎儿未排出,协助完善相关检查,特别是凝血功能检查,备血,配合引产。产后指导退奶、保持外阴清洁。

(郑家琼)

第二十一节　羊水过多的护理

妊娠期间羊水量超过 2 000 mL 者称为羊水过多。羊水在数周内缓慢增多为慢性羊水过多,羊水在数日内迅速增加为急性羊水过多。羊水过多发生率为 0.5%～1.0%。

一、病因

1/3 病因不明,2/3 可能与以下病因有关:①妊娠期糖尿病、母儿血型不合、妊娠期高血压疾病、重度贫血等。②胎儿畸形,如无脑儿、脊椎裂、脑脊膜膨出、先天食管闭锁或幽门梗阻。③胎盘、脐带病变,如巨大胎盘、脐带帆状附着等。④特发性羊水过多。

二、临床表现及诊断

1.临床表现

通常羊水量达 3 000 mL 才出现症状:①急性羊水过多,多发生在妊娠 20～24 周,由于羊水急剧增多,数日内子宫迅速增大,产生一系列压迫症状,出现呼吸困难,不能平卧,甚至引起发绀,腹部张力过大感到疼痛,食量减少,发生便秘。由于增大的子宫压迫下腔静脉,影响静脉回流,引起下肢及外阴部水肿和静脉曲张。子宫明显大于妊娠月份,胎位不清,胎心音遥远或听不清。②慢性羊水过多,约占 98%,多发生在妊娠 28～32 周,羊水在数周内逐渐增多,多数孕妇能适应,常在产前检查发现宫高、腹围均大于同期孕妇。检查见腹部膨隆大于妊娠月份,腹壁皮肤发亮变薄,触诊时皮肤张力大,有液体震动感,胎位不清,胎儿部分有浮、沉感,胎心遥远或听不到。

羊水过多孕产妇常并发妊娠期高血压疾病、胎位异常、胎膜早破、早产。胎膜破裂后因子宫骤然缩小,可引起胎盘早剥。胎膜破裂时脐带可随羊水滑出造成脐带脱垂。产后因子宫过大容易引起子宫收缩乏力导致产后出血;羊水过多常引起胎儿畸形、新生儿发育不成熟,并发胎儿窘迫,围生儿病死率增高。

2.辅助检查

辅助检查包括:①B 超检查,最大羊水池深度(AFV)＞7 cm,羊水指数(AFI)＞21 cm 为羊水过多。②甲胎蛋白(AFP)较正常值显著增高者提示胎儿有严重神经管缺陷。

羊水过多应与腹腔积液、巨大儿、双胎妊娠、卵巢囊肿及葡萄胎等相鉴别。

三、处理

主要取决于胎儿有无畸形及压迫症状的严重程度。

1. 胎儿畸形

处理原则为及时终止妊娠。①人工破膜引产。用高位破膜器,自宫颈口沿胎膜向上送入 15~16 cm 刺破胎膜,使羊水以每小时 500 mL 速度缓慢流出,以免宫腔内压力骤减引起胎盘早剥。此过程中注意血压、脉搏及阴道流血。放羊水后,腹部放置沙袋或加腹带包扎防休克。胎膜破裂 12 h 后无宫缩,应用抗生素预防感染。24 h 仍无宫缩,促宫颈成熟,或催产素、前列腺素等引产。②经羊膜腔穿刺放出部分羊水,注入依沙吖啶 50~100 mg 引产。

2. 正常胎儿

根据羊水过多程度与胎龄决定处理方法。①症状严重,孕妇无法忍受(胎龄<37 周),穿刺放羊水。用 15~18 号腰椎穿刺针行羊膜腔穿刺,以每小时 500 mL 的速度放出羊水,一次放羊水量<1 500 mL,以孕妇症状缓解为度。放羊水应在 B 超监测下进行,防止损伤胎盘及胎儿。严格消毒防止感染,酌情用镇静保胎药以防早产。3~4 周后重复放羊水以降低宫腔内压力。②前列腺素抑制药治疗,抑制胎儿排尿,但不宜广泛应用。③妊娠已近 37 周,确定胎儿已成熟,行人工破膜,终止妊娠。④症状轻,可以继续妊娠,注意休息,低盐饮食,酌情用镇静药,严密观察羊水量的变化。

四、护理诊断及合作性问题

1. 舒适改变

舒适改变与子宫异常增大引起呼吸困难、不能平卧、下肢及外阴水肿等有关。

2. 焦虑

焦虑与担心母儿安危及胎儿畸形有关。

3. 有围生儿受伤危险

有围生儿受伤危险与羊水过多易并发胎盘早剥、胎膜早破、脐带脱垂、早产有关。

五、护理措施

1. 一般护理

一般护理包括:①卧床休息,左侧卧位。压迫症状严重可半卧位,改善呼吸情况。减少下床活动,防止胎膜早破。若胎膜已破,立即平卧,抬高臀部,防止脐带脱垂。②吸氧,改善胎儿缺氧症状。③指导低盐饮食,保持大便通畅,防止用力排便诱发胎膜早破。

2. 病情监测

病情监测包括:①加强产前检查,及早发现妊娠期高血压疾病、糖尿病、胎儿异常等及时处理。②定期测量宫高、腹围、体重。B 超监测羊水量变化及胎儿发育情况。③分娩期严密监测胎心变化、羊水性状、子宫收缩、胎位及产程进展情况。④胎儿娩出立即遵医嘱给予缩宫素,仔细检查胎儿有无畸形并详细记录。胎儿畸形引产者,胎儿应送病理检查明确诊断。⑤产后继续观察有无宫缩乏力,出血多者立即协助医生进行止血、防治休克。

3. 医护治疗配合

(1)羊膜腔穿刺放羊水:①向孕妇和家属介绍穿刺的目的、过程,取得其知情同意和配合。②术前测生命体征,做好输液、输血准备及腹部皮肤准备。③嘱患者排空膀胱,取平卧位或半卧位,协助 B 超检查,确定穿刺部位。④配合医生羊膜腔穿刺,缓慢放出羊水。严格执行无菌操作规程,防止感染。⑤注意自觉症状,观察生命体征、宫缩、胎心音、宫高、腹围、阴道流血等。及时发现胎盘早剥、早产等异常情况。⑥必要时遵医嘱使用镇静药、宫缩抑制药防早产,使用抗生素预防感染。

（2）人工胎膜破裂：较严重羊水过多，可高位破膜并预防并发症发生。①做好输液、输血准备。②严格无菌操作，协助医生高位人工破膜，使羊水缓慢流出，防止脐带脱垂。③放羊水同时腹部放置沙袋或加腹带包扎，防腹压骤降引起胎盘早剥、休克，同时注意从腹部固定胎儿为纵产式。④观察血压、脉搏、阴道流血及羊水性状、量、胎心音和胎位变化。⑤破膜 24 h 无宫缩，遵医嘱静脉滴注缩宫素引产；破膜 12 h 未分娩，给予抗生素预防感染；产后注射宫缩药预防产后出血。

（郑家琼）

第二十二节　胎儿窘迫的护理

胎儿窘迫是指胎儿在宫内因急性或慢性缺氧危及其健康和生命的综合症状。发病率为 2.7%～38.5%。急性胎儿窘迫多发生在分娩期。慢性胎儿窘迫常发生在妊娠晚期，但在临产后常表现为急性胎儿窘迫。

一、病因

病因包括：①母体血氧含量不足：胎儿所需的氧来自母体，通过胎盘绒毛间隙交换，任何引起母体血氧含量不足的因素均可导致胎儿窘迫。如妊娠合并高血压、慢性肾炎、重度贫血、心脏病；妊娠期高血压疾病、前置胎盘、胎盘早剥；高热、吸烟等。②母儿间血氧运输及交换障碍：如脐带打结、缠绕、脐带扭转、脐带脱垂、脐带过长或过短、胎盘功能减退等。由于脐带和胎盘是母儿间氧和营养物质的输送传递通道，其功能障碍必然影响胎儿氧的供应而致胎儿窘迫。③胎儿因素：胎儿自身如先天性心脏病、呼吸系统疾病、胎儿畸形、母儿血型不合等均可导致胎儿窘迫。

二、病理

基本病理变化是缺氧，因缺氧引起一系列变化。当胎儿轻度缺氧时，由于二氧化碳蓄积及呼吸性酸中毒，表现为交感神经兴奋，肾上腺儿茶酚胺及肾上腺素分泌增加，使心率加快、血压升高。重度缺氧时，转为迷走神经兴奋，心率减慢，无氧酵解增加，酸性代谢产物聚积，胎儿 pH 下降，出现酸中毒。缺氧使肠蠕动亢进，肛门括约肌松弛，胎粪排出污染羊水，呼吸运动加深，羊水吸入，出生后可出现新生儿吸入性肺炎。妊娠期慢性缺氧，可使胎儿生长受限，分娩时急性缺氧可导致颅内出血、缺血缺氧性脑病及脑瘫等终生残疾，甚至导致新生儿死亡。

三、临床表现及诊断

1.急性胎儿窘迫

①胎心率变化：胎心率＞160 次/分，尤其是＞180 次/分，为胎儿缺氧的初期表现；胎心率＜120 次/分，尤其是＜100 次/分，为胎儿严重缺氧的危险征象。胎心改变不能只凭一次听诊确定，应多次检查并改变为侧卧位后再继续检查；②胎动异常：胎儿缺氧早期表现为胎动过频，是胎儿挣扎状态。如缺氧继续加重，胎动逐渐由强变弱，次数逐渐减少直至完全消失。胎

动消失一般出现在胎心音消失之前。③羊水胎粪污染:胎儿缺氧引起迷走神经兴奋,肠蠕动亢进,肛门括约肌松弛,使胎粪排入羊水中,羊水呈绿色、黄绿色,进而呈混浊的棕黄色。羊水污染可分为 3 度:Ⅰ度浅绿色,质薄,常见慢性缺氧,胎儿有一定的代偿功能;Ⅱ度深绿色或黄绿色,提示胎儿急性缺氧;Ⅲ度呈棕黄色,稠厚糊状,污染胎儿皮肤、指甲及脐带,以及胎盘、胎膜等,提示胎儿缺氧严重,且缺氧时间一般>6 h。破膜后羊水流出,可直接观察羊水的性状。也可羊膜镜窥视,透过胎膜了解羊水性状。④胎儿电子监护异常:急性胎儿窘迫缩宫素激惹试验(OCT)出现多发晚期减速,重度变异减速,胎心率<100 次/分,基线变异<5 次/分,伴频繁晚期减速提示胎儿缺氧严重,可随时死亡。⑤胎儿头皮血 pH 测定:pH < 7.20,PO_2 < 1.3 kPa(10 mmHg),PCO_2>8.0 kPa(60 mmHg)。此项检查须在胎膜破裂、宫口开大 1.5 cm 以上进行。

2.慢性胎儿窘迫

①胎动减少或消失,每 12 h 胎动计数<10 次为胎动减少,临床上常见胎动消失 24 h 后胎心音消失,应予警惕。胎动异常是慢性胎儿宫内窘迫最早的信号。②胎儿电子监护异常,无激惹试验(NST)基线平直,基线变异频率<5 次/分;OCT 可见频繁重度变异减速或晚期减速。③胎盘功能减退,测定 24 h 尿 E_3 值并动态连续观察,急剧减少 30%~40%,或 24 h 尿 E3 值在 10 mg 以下者。

四、处理

1.急性胎儿窘迫

采取果断处理,改善胎儿缺氧状态:①一般处理:左侧卧位,面罩吸氧,10 L/min,每次 30 min。②缓解宫缩:不协调子宫收缩过强,或缩宫素使用不当引起强直性子宫收缩时,停用缩宫素,同时使用宫缩抑制药,如硫酸镁或哌替啶等。③尽快终止妊娠:宫口未开全,胎心率<120 次/分或>180 次/分,伴羊水污染Ⅱ度;羊水污染Ⅲ度,伴羊水过少或胎儿电子监护宫缩应力试验(CST)或 OCT 出现频繁晚期减速或重度变异减速,胎儿头皮血 pH<7.20,立即行剖宫产。如宫口已开全,胎头位置在坐骨棘以下尽快经阴道助娩。无论阴道分娩或剖宫产分娩均须做好抢救新生儿准备。

2.慢性胎儿窘迫

根据孕周、胎儿成熟度和窘迫程度决定处理方案。①一般处理:左侧卧位,间断吸氧,2 次/天,每次 30~60 min。积极治疗各种并发症或合并症,密切监护病情变化。②期待治疗:孕周小,胎儿娩出后存活可能性小,尽量保守治疗以期延长胎龄,同时促进胎儿成熟,等待胎儿成熟后终止妊娠。③终止妊娠:胎儿近足月,胎动减少,OCT 出现频繁晚期减速或重度变异减速,以剖宫产终止妊娠。

五、护理诊断及合作性问题

1.气体交换受损(胎儿)

气体交换受损(胎儿)与胎盘功能减退、脐带受压等有关。

2.焦虑

焦虑与担心胎儿安危有关。

3.预感性悲哀

预感性悲哀与胎儿死亡有关。

六、护理措施

1.观察病情

指导孕妇自数胎动,进行计数。勤听胎心音,每 15 min 听一次胎心音,或用胎儿监护仪监测胎心变化。同时观察羊水量、颜色和性状。

2.医护治疗

配合指导孕产妇采取左侧卧位,面罩吸氧,10 L/min,每次 30 min,间隔 5 min。因缩宫素引起子宫收缩过强者立即停用缩宫素,遵医嘱静脉给药快速纠正胎儿缺氧。因脐带脱垂者,改变体位或徒手还纳脱垂脐带。积极治疗未缓解者,协助医生阴道助产或剖宫产,同时做好抢救新生儿准备。

3.一般护理

卧床休息,保证充足睡眠,有利于改善胎儿缺氧。关心孕产妇饮食和大小便情况,鼓励进食营养丰富易消化食物。

4.心理护理

提供信息,以解疑虑,取得配合。对胎儿死亡的患者及家属,尽量避免独处,并安排在远离其他婴儿的单人病房,鼓励诉说悲伤,接纳哭泣,陪伴并提供支持及关怀,帮助度过悲伤期。

(郑家琼)

第二十三节　产力异常的护理

产力是分娩的动力,其中子宫收缩力贯穿于分娩全过程,是最为重要的产力。在分娩过程中,子宫收缩的节律性、对称性及极性不正常或强度、频率有改变,称为子宫收缩力异常,简称产力异常。子宫收缩力异常临床上分为子宫收缩乏力(简称宫缩乏力)和子宫收缩过强(简称宫缩过强)两类,每类又分为协调性子宫收缩和不协调性子宫收缩。

一、子宫收缩乏力

(一)病因

1.头盆不称或胎位异常

由于胎儿先露部不能入盆或下降受阻,不能紧贴子宫下段及宫颈,不能引起反射性子宫收缩,是导致继发性子宫收缩乏力的主要原因。

2.子宫局部因素

子宫肌壁过度膨胀(如多胎妊娠、巨大胎儿、羊水过多等)使子宫肌纤维失去正常的收缩能力。经产妇的子宫肌纤维发生变性,结缔组织增生影响子宫收缩,子宫的急慢性炎症、子宫肌瘤、子宫发育不良、子宫畸形(如双角子宫)等,均可导致宫缩乏力。

3.产妇的精神因素

产妇的精神因素多见于初产妇,尤其是高龄初产妇,对分娩有恐惧心理、精神过度紧张,使大脑皮质功能紊乱,加上临产后进食及睡眠少、体力消耗大、水及电解质紊乱,产妇疲惫等均可导致子宫收缩乏力。

4.内分泌失调

妊娠末期参与分娩过程的雌激素、孕激素比例失调、缩宫素与前列腺素合成释放减少、分泌不足,均可影响子宫收缩,导致宫缩乏力。

5.药物影响

临产后使用大剂量镇静药、镇痛药及麻醉药,如吗啡、氯丙嗪、硫酸镁、哌替啶、苯巴比妥钠等,可以使宫缩受到抑制。

6.其他因素

营养不良、贫血和其他慢性疾病,膀胱直肠充盈、前置胎盘等均可影响子宫收缩。

(二)临床表现及诊断

1.协调性宫缩乏力

协调性宫缩乏力又称低张性宫缩乏力,其特点为子宫收缩具有正常的节律性、对称性和极性,但收缩力弱,宫腔压力低,低于 30 mmHg,持续时间短,间歇期长且不规律,宫缩<2 次/10 分钟。在收缩的高峰期,子宫体隆起变硬不明显,按压宫底部肌壁仍可出现凹陷。此种宫缩导致宫口不能如期扩张、胎先露不能如期下降,使产程延长,甚至停滞。协调性宫缩乏力多属继发性宫缩乏力,指产程开始时子宫收缩正常,在产程进展到第一产程活跃期后期或第二产程后出现,使产程进展缓慢,甚至停滞,多因中骨盆与骨盆出口平面狭窄、持续性枕横位或枕后位等引起。

2.不协调性宫缩乏力

不协调性宫缩乏力又称高张性宫缩乏力,多见于初产妇,尤其是精神较紧张者,特点为子宫收缩的极性倒置,宫缩的兴奋点不是起自两侧子宫角部,而是来自子宫的一处或多处,收缩波小而不规律,频率高且节律不协调,可由下向上扩散。由于不能产生向下的合力,致使胎先露不下降,宫颈亦无法扩张。宫缩间歇期子宫壁不能完全松弛,在子宫收缩高峰期,用手触摸腹部宫底部宫缩不是最强,而是中段或下段强。这种宫缩乏力多属于原发性宫缩乏力,即产程一开始即出现宫缩乏力,需与假临产鉴别。产妇自觉宫缩强,持续腹痛,拒按,精神紧张,烦躁不安,体力消耗,产程延长或停滞,严重者出现脱水、电解质紊乱、肠胀气、尿潴留;由于胎儿一胎盘循环障碍,可出现胎儿宫内窘迫。产科检查:下腹部有压痛,胎位触不清,胎心不规律,宫口扩张早期缓慢或停滞,胎先露下降延缓或停滞,产程延长。

3.产程曲线异常

产程进展的标志是宫口扩张和胎先露下降,产程图是监测产程和识别难产的重要手段。两种子宫收缩乏力均可导致产程曲线异常,有以下8种表现可单独出现,也可合并存在以下几方面。

(1)潜伏期延长:初产妇从临产开始至宫口扩张 3 cm 超过 16 h 为潜伏期延长。

(2)活跃期延长:初产妇从宫口扩张 3 cm 开始至宫口开全超过 8 h 为活跃期延长。

(3)活跃期停滞:进入活跃期后,宫口不再扩张达 4 h 以上,为活跃期停滞。

(4)第二产程延长:第二产程初产妇超过 2 h,经产妇超过 1 h 尚未分娩,为第二产程延长。

(5)胎头下降延缓:活跃期晚期及第二产程,胎头下降速度初产妇<1 cm/h,经产妇<2 cm/h,称胎头下降延缓。

(6)胎头下降停滞:活跃期晚期胎头停留在原处不下降达 1 h 以上,称胎头下降停滞。

（7）滞产：总产程超过 24 h 称为滞产。

（三）对母儿的影响

1. 对产妇的影响

产程延长可直接影响产妇的休息及进食，精神和体力消耗增加，可出现精神疲惫、全身乏力，严重者引起产妇脱水、酸中毒或低钾血症的发生，影响子宫收缩。由于第二产程延长，膀胱、尿道被压迫于胎先露部（特别是胎头）和耻骨联合之间，使组织缺血、水肿、坏死，产后引起排尿困难、尿潴留，甚至形成膀胱阴道瘘或尿道阴道瘘。产程中肛查和阴道检查次数增多，易增加感染机会。产后宫缩乏力影响胎盘剥离、娩出和子宫壁血窦的关闭导致产后出血，手术产率高，产褥期并发症亦增多。

2. 对胎儿、新生儿的影响

协调性宫缩乏力影响胎头的俯屈和内旋转，继发胎位异常，胎儿手术产概率增加，产伤增加。此外，由于胎儿在产道内受压过久，或不协调性宫缩乏力影响胎盘－胎儿循环，导致胎儿宫内窘迫、新生儿窒息、新生儿颅内出血及吸入性肺炎等危险性增加。

（四）处理原则

1. 协调性子宫收缩乏力

出现协调性宫缩乏力，首先应寻找原因，可行阴道检查了解宫颈扩张和胎先露下降情况，确定有无头盆不称与胎位异常。若发现有头盆不称，估计不能经阴道分娩者，应及时行剖宫产术；若判断无头盆不称和胎位异常，估计能经阴道分娩者，应采取措施加强宫缩。

（1）第一产程

1）一般处理，恢复产妇体力：消除产妇精神紧张，给予精神安慰，增强分娩信心。鼓励产妇排空膀胱、休息并进食，注意营养与水分的补充。不能进食者静脉补充营养，可给予 10% 葡萄糖液 500～1 000 mL 加维生素 C 2 g 静脉滴注，伴有酸中毒时应补充 5% 碳酸氢钠。若产妇过度疲劳，可在潜伏期给予哌替啶 100 mg 肌内注射，活跃期给予地西泮 10 mg 缓慢静脉推注，促进睡眠，缓解紧张与疲劳，经过一段时间充分休息，可使子宫收缩力转强。

2）加强子宫收缩：协调性宫缩乏力，经上述一般处理，产程无进展，可选用以下方法加强宫缩：①人工破膜，宫颈扩张 3 cm 或 3 cm 以上，无头盆不称，胎头已衔接者，可行人工破膜，使胎头直接紧贴子宫下段及宫颈内口，引起反射性子宫收缩以加速产程。破膜应选择在宫缩间歇期进行，破膜前必须除外脐带先露，破膜后观察羊水的量及性状，听诊胎心，并记录破膜时间。②缩宫素静脉滴注。③温肥皂水灌肠，初产妇宫口开大不足 4 cm、经产妇宫口开大不足 2 cm，胎膜未破、胎头已衔接者，可给予温肥皂水灌肠以促进肠蠕动，排空粪便，刺激子宫收缩。加强宫缩无效后，应剖宫产结束分娩。

（2）第二产程：若无头盆不称，可静脉滴注缩宫素促进产程进展。当胎头双顶径已通过坐骨棘平面，等待经阴道自然分娩；若胎头仍未衔接或伴有胎儿宫内窘迫者，应行剖宫产术。

（3）第三产程：为预防产后出血，当胎儿前肩娩出后立即肌内注射缩宫素。产程长、胎膜早破及手术产者应给予抗生素预防感染。

2. 不协调性子宫收缩乏力

重点是调节子宫收缩，使其恢复协调性。可给予强镇静药哌替啶 100 mg 肌内注射或地西泮 10 mg 静脉推注，使产妇充分休息后多能恢复协调性宫缩，在宫缩未恢复为协调性之前，禁用缩宫素。经上述处理，不协调性宫缩乏力未能得到纠正，或伴有胎儿窘迫及头盆不称者，应尽早行剖宫产术。

(五)护理

1.护理诊断

(1)疼痛:与子宫收缩异常有关。

(2)疲乏:与产程延长、孕妇体力消耗、水电解质紊乱有关。

(3)有体液不足的危险:与产程延长、过度疲乏影响摄入有关。

(4)有感染的危险:与产程延长、胎膜早破、多次肛查和阴道检查有关。

(5)潜在并发症:子宫破裂、胎儿窘迫、产后出血。

2.护理措施

(1)生活护理:提供安静的休息环境,空气流通,保证孕妇充分休息,保持左侧卧位。

(2)协调性子宫收缩乏力者:①第一产程的护理,充分休息补充营养;按医嘱加强子宫收缩,人工破膜及缩宫素静脉滴注;产程进展缓慢甚至停滞,或胎儿宫内窘迫,产妇体力衰竭等可立即行剖宫产。②第二产程应做好阴道助产和抢救新生儿的准备。③第三产程主要是预防产后出血及感染;凡破膜时间超过 12 h,总产程超过 24 h,肛查或阴道助产操作多者,应按医嘱给予抗生素预防感染。

(3)不协调性宫缩乏力者:按医嘱给予哌替啶 100 mg 肌内注射,确保产妇充分休息,减轻疼痛,减轻产妇的焦虑,稳定其情绪。多数产妇经以上处理多能恢复为协调性宫缩。若宫缩仍不能恢复正常或伴胎儿窘迫、头盆不称等,应及时通知医师,并做好剖宫产术和抢救新生儿的准备。

(4)心理护理:为减少产妇的焦虑与恐惧,护士必须准确评估产妇的心理状况,及时给予耐心解释和心理支持,防止其精神过度紧张。可用语言和非语言性沟通技巧加强与产妇沟通。

二、子宫收缩过强

(一)病因

1.药物影响

缩宫素应用不当,如剂量过大、滴速过快等。

2.精神因素

产妇的精神过度紧张、产程延长、极度劳累、胎膜早破及粗暴的产科操作等,均可引起不协调性宫缩过强。

(二)临床表现及诊断

1.协调性子宫收缩过强

子宫收缩的节律性、对称性和极性均正常,仅子宫收缩力过强、过频,宫腔压力>60 mmHg,宫缩 10 min 内>5 次,且持续时间>60 s,若产道无阻力,宫口迅速开全,分娩在短时间内结束。如果总产程不足 3 h,则称为急产,多见于经产妇。若伴头盆不称、胎位异常或瘢痕子宫时有发生子宫破裂的可能,威胁母儿生命。

2.不协调性子宫收缩过强

不协调性子宫收缩过强包括强直性子宫收缩和子宫痉挛性狭窄环。

(1)强直性子宫收缩:均由外界因素造成,如临产后缩宫素使用不当或产妇对缩宫素敏感、胎盘早剥血液浸润子宫肌层等。子宫强力收缩,宫缩间歇期短或无间歇,导致宫颈口以上部分的子宫肌层出现强直性痉挛性收缩。产妇表现为烦躁不安、持续腹痛、拒按。胎方位触诊不清，胎心音听不清。严重情况下还可出现病理性缩复环、肉眼血尿等先兆子宫破裂征象。

（2）子宫痉挛性狭窄环：子宫壁某部位肌肉呈痉挛性、不协调性收缩所形成的环状狭窄，称子宫痉挛性狭窄环，多因精神紧张、过度疲劳、不恰当地使用缩宫素及粗暴地进行阴道内操作引起。狭窄环可发生在宫颈、宫体的任何部位，但以子宫上下段交界处或胎体某一狭窄部如胎颈、胎腰处最多见。产妇持续性腹痛、烦躁、宫颈扩张缓慢、胎先露下降停滞、胎心律不规则。此环特点是不随宫缩上升，因此，不致发生子宫破裂。

（三）对母儿的影响

子宫收缩过强发生急产可造成软产道损伤、产后出血及产褥感染；若发生子宫破裂，直接威胁母儿生命。对胎儿及新生儿易引起胎儿窘迫、新生儿窒息甚至胎死宫内，新生儿颅内出血及感染，急产可致新生儿骨折、外伤等。

（四）处理原则

1. 协调性子宫收缩过强

有急产史的孕妇，预产期前1～2周提前入院待产。临产后提前做好接产及抢救新生儿窒息的准备，慎用缩宫素、人工破膜，禁忌灌肠。如急产来不及消毒、新生儿坠地者，新生儿肌内注射维生素 K_1 10 mg 预防颅内出血，肌内注射破伤风抗毒素 1 500 U。产后常规检查软产道，如有宫颈、阴道、外阴撕裂伤应及时缝合。未消毒接产应用抗生素预防产后感染。

2. 不协调性子宫收缩过强

一旦确诊为强直性子宫收缩，应立即停用缩宫素并给予宫缩抑制剂，如25％硫酸镁20 mL加于25％葡萄糖注射液 20 mL 内缓慢静脉推注（不少于5 min），或肾上腺素 1 mg 加于5％葡萄糖注射液 250 mL 内静脉滴注，胎死宫内者可用乙醚吸入麻醉，经以上措施宫缩不能缓解时应行剖宫产术。子宫痉挛性狭窄环出现时，应停止阴道内操作及缩宫素的使用，认真查找原因并及时纠正。

无胎儿窘迫征象，可给予哌替啶 100 mg 或吗啡 10 mg 肌内注射，也可给予沙丁胺醇4.8 mg口服以抑制宫缩，等待异常宫缩自然消失。如宫缩恢复正常可阴道助产或等待自然分娩，上述处理无效，子宫痉挛性狭窄环不能缓解，或伴有胎儿窘迫征象，应立即行剖宫产术；如胎死宫内，宫口已开全，可行乙醚麻醉，经阴道分娩。

（郑家琼）

第二十四节　产道异常的护理

产道异常包括骨产道异常和软产道异常，临床上以骨产道异常多见。产道异常可导致胎儿娩出受阻。

一、骨产道异常

骨盆径线过短或形态异常，致使骨盆腔小于胎先露可通过的限度，阻碍胎先露下降，影响产程顺利进展，称为骨产道异常，又称狭窄骨盆。狭窄骨盆是造成难产的主要原因之一。

（一）临床分类

1.骨盆入口平面狭窄

骨盆入口平面狭窄常见于扁平骨盆,以骨盆入口前后径狭窄为主,可在产前检查时发现。临床上主要根据骨盆外内测量中的对角径(入口前后径)进行诊断。根据狭窄程度分3级。

扁平骨盆常见以下两种类型。

(1)单纯扁平骨盆:骨盆入口呈横扁圆形,骶岬向前下突出,骨盆入口前后径短而横径正常。

(2)佝偻病性扁平骨盆:多因童年佝偻病导致,骶岬被压向前,骨盆入口前后径明显缩短,呈横的肾形。骶骨下段后移变直,尾骨前勾。由于髂骨外展致髂嵴间径<髂棘间径;由于坐骨结节外翻,耻骨弓角度增大,出口横径变宽。

2.中骨盆平面狭窄

中骨盆平面狭窄较入口平面狭窄更常见,主要见于男型骨盆及类人猿型骨盆,以坐骨棘间径及中骨盆后矢状径狭窄为主。根据狭窄程度分为3级。

3.骨盆出口平面狭窄

骨盆出口平面狭窄常与中骨盆平面狭窄相伴行,以男型骨盆为主,以坐骨结节间径及骨盆出口后矢状径狭窄为主,耻骨弓角度<90°。根据狭窄程度分为3级。

中骨盆平面狭窄和出口平面狭窄常见于以下两种类型。

(1)漏斗骨盆:骨盆入口各径线数值正常,两侧盆壁向内倾斜,状似漏斗得名。其特点是中骨盆及出口平面都狭窄,使坐骨棘间径、坐骨结节间径缩短。耻骨弓角度<90°,坐骨结节间径与后矢状径之和<15 cm,常见于男型骨盆。

(2)横径狭窄骨盆:与类人猿型骨盆相似,特点为骨盆入口、中骨盆及骨盆出口横径缩短,前后径稍长,坐骨切迹宽,骶耻外径正常,髂棘间径和髂嵴间径均缩短。因中骨盆及出口平面横径狭窄,胎头下降影响转成枕前位,形成持续性枕横位或枕后位,造成难产。

4.骨盆3个平面狭窄

骨盆形态正常,属女型骨盆,但骨盆入口、中骨盆及骨盆出口平面均狭窄,各平面径线均较正常值小2 cm或更多,称为均小骨盆,多见于身材矮小(身高<145 cm)、体形匀称的妇女。

（二）狭窄骨盆的临床表现

1.骨盆入口平面狭窄的临床表现

(1)胎头衔接受阻。一般情况下初产妇在预产期前1~2周、经产妇在临产后胎头衔接,若骨盆入口平面狭窄,则胎头不能如期衔接,经检查胎头跨耻征阳性。胎位异常的发生率也较骨盆正常者发生率增加,如臀先露、面先露或肩先露等胎位异常的发生率是正常骨盆的3倍。由于胎先露与骨盆衔接不良,脐带脱垂的发生率较正常骨盆增加6倍。

(2)临界性狭窄的产妇,胎儿不大,胎位及产力正常者,胎儿多取后不均倾势,即矢状缝衔接在骨盆入口前后径上,后顶骨先入盆,可造成潜伏期及活跃早期延长,而活跃后期进展顺利。若胎头迟迟不能入盆,胎膜早破的发生率是正常骨盆的4~6倍,并易发生继发性宫缩乏力。骨盆绝对性狭窄的产妇,临产后常发生梗阻性难产,甚至造成子宫破裂。

2.中骨盆平面狭窄的临床表现

(1)胎头正常衔接:潜伏期及活跃期早期进展顺利。当胎头下降至狭窄的中骨盆时,内旋转受阻,常出现持续性枕横位或枕后位,同时可继发宫缩乏力,导致活跃晚期及第二产程延长甚至停滞。软产道组织受压缺血,导致水肿、坏死、脱落,产后形成生殖道瘘。

（2）胎头阻滞于中骨盆：可导致胎头受压变形,颅骨重叠,软组织水肿,产瘤较大,严重时发生胎儿脑组织损伤、颅内出血及胎儿宫内窘迫。若中骨盆狭窄程度严重,宫缩又较强,可发生先兆子宫破裂及子宫破裂。

3.骨盆出口平面狭窄的临床表现

临床中骨盆出口平面狭窄常与中骨盆平面狭窄同时存在。若单纯出口平面狭窄者,第一产程进展顺利,胎头达盆底受阻,第二产程停滞,继发宫缩乏力,胎头双顶径不能通过骨盆出口横径。强行阴道助产,可导致软产道、盆底肌肉及会阴严重损伤,胎儿亦可发生严重产伤,对母儿危害较大。

（三）狭窄骨盆对母儿影响

（1）对产妇的影响：当骨盆入口平面狭窄,影响胎先露部衔接,引发胎位异常并致继发性宫缩乏力,产程延长或停滞。由于胎头双顶径受阻于坐骨棘间径以上,强行阴道助产可导致严重的软产道损伤和新生儿产伤。中骨盆平面狭窄胎头内旋转受阻,致持续性枕横位或枕后位,手术助产、胎膜早破可增加感染机会。严重梗阻性难产若处理不当可造成先兆子宫破裂,甚至子宫破裂,危及产妇生命。

（2）对胎儿及新生儿的影响：骨盆狭窄易发生胎膜早破、伴脐带脱垂,致胎儿窘迫及死亡；产程延长,胎头受压过久加上手术助产,导致新生儿颅内出血,也增加产后新生儿感染机会。

（四）狭窄骨盆的处理

明确狭窄骨盆类型和程度,了解胎儿大小、胎位、胎心率、产力、产程进展状况等因素。结合产妇年龄、产次、既往分娩史进行综合判断,决定分娩方式。注意产妇休息、出入量、大小便及防止感染。

1.骨盆入口平面狭窄的处理

明显头盆不称（绝对性骨盆狭窄）者,足月活胎多不能入盆,临产后行剖宫产术。轻度头盆不称（相对性骨盆狭窄）,产妇一般状况好,胎儿体重适宜,胎心正常,可在严密监护下试产。

2.中骨盆平面狭窄

因中骨盆平面狭窄胎头俯屈及内旋转受阻,可造成持续性枕后位及枕横位。若宫口开全,胎头双顶径达坐骨棘水平或以下,可经阴道徒手旋转胎头为枕前位后等待自然分娩,也可行胎头吸引或产钳术阴道助产。

若胎头双顶径在坐骨棘水平以上或伴有胎儿窘迫征象,不应强行阴道助产,以剖宫产术结束分娩。

3.骨盆出口平面狭窄

诊断为骨盆出口平面狭窄后不应试产。临床上常用出口横径与出口后矢状径之和估计出口大小。

若两者之和＞15 cm 时,先露部可后移利用骨盆后三角经阴道娩出,有时须行阴道助产手术,并做较大的会阴后侧切开,以免造成严重会阴撕裂伤；若两者之和＜15 cm 时,尽早实行剖宫产术。

4.均小骨盆

主要根据胎儿体重,即头盆相称程度决定分娩方式。宫缩良好,估计胎儿不大、头盆相称、胎心正常,可以试产；若胎儿较大,不能通过产道应尽早行剖宫产术。

5.畸形骨盆

依据产妇骨盆种类、胎儿大小、产力等情况综合判断选择恰当分娩方式。若畸形严重、存在明显头盆不称者,应及时行剖宫产术。

(五)骨盆狭窄的护理

1.护理诊断

(1)疼痛:与子宫收缩异常有关。

(2)有感染的危险:与胎膜早破、产程延长、检查次数多有关。

(3)有新生儿窒息的危险:与产道异常、产程延长、脐带脱垂有关。

(4)潜在并发症:子宫破裂、胎儿窘迫。

2.护理措施

(1)减轻疼痛:提供安静的待产环境,对产妇进行背部按摩、改变体位等方法减轻疼痛。

(2)轻度头盆不称者在严密监视下可以试产,试产中注意以下几点。

1)保持产力正常:专人监护,鼓励产妇补充营养、水分,充分休息。必要时遵医嘱静脉补液。少肛查,禁灌肠。试产过程一般不用镇静药、镇痛药。

2)密切观察产妇及胎儿情况:密切观察产程进展及胎心、子宫收缩情况,及早发现不协调性子宫收缩过强、胎儿窘迫及子宫破裂先兆等情况。如有头盆不称、胎头无法入盆但胎膜已经破裂时,易造成脐带脱垂及胎儿宫内窘迫,需密切观察胎心率。

3)改变体位:可采取坐或者蹲踞式以纠正骨盆倾斜度,增加骨盆出口平面的径线,对先露下降缓慢的产妇有效。

4)减轻心理压力:耐心解释当前的产程进展情况、相关检查及治疗程序,以消除产妇及家属的焦虑。

(3)明显头盆不称者:按医嘱做好剖宫产术的术前准备与护理。

(4)做好新生儿抢救准备,预防新生儿颅内出血及感染,胎儿娩出后,及时按医嘱使用宫缩药、抗生素。

二、软产道异常

软产道包括子宫下段、宫颈、阴道、外阴。软产道异常所致难产较少,易被忽视,应于妊娠早期早发现、早处理确保分娩顺利进行。软产道异常的临床表现及处理原则如下。

(一)外阴异常

1.会阴坚韧

会阴坚韧常见于初产妇尤其是高龄初产妇,由于外阴缺乏弹性,会阴伸展性差,在胎儿娩出时需行会阴侧切术,以防严重撕裂伤。

2.外阴水肿

外阴水肿常见于重度贫血、妊娠高血压疾病及慢性肾炎孕妇。严重的外阴水肿影响组织弹性,分娩时使胎先露下降受阻,引起组织损伤和感染。临产前,局部可用50%硫酸镁液湿热敷;临产后,仍有严重水肿者,可在严格消毒下多点穿刺放液。分娩时可行会阴切开术,产后加强局部护理预防感染。

3.外阴瘢痕

瘢痕过大不能从阴道分娩者行剖宫产术,范围不大经阴道分娩时可行会阴切开术。

（二）阴道异常

1. 阴道横隔

阴道横隔坚韧,多位于阴道上、中段,横隔中央或一侧有一小孔,若横隔高且厚,阻碍胎先露下降,可行剖宫产术结束分娩;确诊横隔薄者,可自小孔处做"X"形切开,待分娩结束后再切除剩余的隔,缝合残端。

2. 阴道纵隔

阴道纵隔薄弱者,胎先露下降致使其自行断裂或被挤向一侧,胎儿顺利娩出;纵隔较厚者,可在其中间剪断,待胎儿娩出后,再剪除剩余的隔,缝合残端。

3. 阴道狭窄

阴道狭窄程度轻且位置低,行会阴侧切后可经阴道分娩;阴道狭窄程度重且位置高时应行剖宫产术。

4. 阴道囊肿和肿瘤

阴道壁囊肿较大时,阻碍胎先露下降,可行囊肿穿刺抽出其内容物,待产后再处理。阴道肿瘤切除困难者,应行剖宫产术,原有病变待产后处理。

（三）宫颈异常

1. 宫颈坚韧

宫颈坚韧多见于高龄初产妇及慢性宫颈炎产妇,宫颈组织缺乏弹性,可静脉推注地西泮 10 mg,也可于宫颈两侧各注入 0.5％利多卡因 5～10 mL 软化宫颈。如上述处理未缓解,应行剖宫产术。

2. 宫颈水肿

宫颈水肿多见于枕后位或滞产产妇,宫口未开全时过早运用腹压,使宫颈前唇过长时间受压于胎头与耻骨联合之间所致。

可抬高产妇臀部,减轻胎头对宫颈的压力,同时在宫颈两侧各注入 0.5％利多卡因 5～10 mL,待宫口继续扩张后,用手将水肿的宫颈前唇上推,使其缓慢越过胎头,可经阴道分娩。如上述处理效果不明显,应行剖宫产术。

3. 宫颈癌

宫颈缺乏伸展性,脆而硬,经阴道分娩可发生裂伤、出血、感染及癌肿扩散的危险,应行剖宫产术。

若为早期浸润癌,可先行剖宫产术,随即行宫颈癌根治术,或术后放疗。

4. 宫颈瘢痕

宫颈瘢痕可致分娩时宫颈扩张困难。如宫缩强宫口仍不扩张,应行剖宫产术。

5. 宫颈肌瘤

子宫下段及宫颈部位的较大肌瘤,影响入盆,应行剖宫产术。肌瘤在骨盆入口以上而胎头已入盆,不阻塞产道则可经阴道分娩,肌瘤产后处理。

（郑家琼）

第二十五节　胎位、胎儿发育异常的护理

一、胎位异常

胎位异常主要包括胎头位置异常、臀先露、复合先露等，是造成难产的常见原因之一。

（一）持续性枕后位及枕横位

正常头位分娩大多胎头以枕前位衔接，但有少数以枕后位或枕横位入盆，下降过程中，胎头枕部在强有力的宫缩作用下大多能向前转 135°或 90°，转成枕前位自然分娩。但有 5%～10%胎头枕骨持续位于母体骨盆后方或侧方，至分娩后期仍然不能转向前方，称为持续性枕后位或持续性枕横位。

1.病因

（1）骨盆异常：常发生于男型骨盆或类人猿型骨盆，因骨盆入口平面呈前窄后宽，易导致胎头以枕后位或枕横位衔接于宽敞的入口后半部。此型骨盆常有中骨盆平面及出口狭窄，阻碍胎头的内旋转，易致持续性枕后位或持续性枕横位。扁平骨盆前后径短小，均小骨盆各径线均小，而骨盆入口横径最长，胎头常以枕横位衔接，且胎头俯屈不良，也可造成持续性枕横位。

（2）胎头俯屈不良：影响胎头在骨盆腔内旋转。当胎头以枕后位入盆时，胎背与母体脊柱接近，不利于胎头俯屈，胎头前囟成为胎头下降的最低部位，而最低点又常转向骨盆前方。当前囟转至前方或侧方时，胎头枕部则位于后方或侧方，形成持续性枕后位或持续性枕横位。

（3）子宫收缩乏力：影响胎头下降、俯屈及内旋转，易造成持续性枕后位或枕横位。

（4）其他：头盆不称、前置胎盘、子宫中下段宫颈肌瘤、充盈的膀胱等均可影响胎头俯屈及内旋转，造成持续性枕后位或枕横位。

2.临床表现及诊断

（1）临床表现：临产后胎头衔接晚且俯屈不良，胎先露部不能紧贴子宫颈，导致宫缩乏力及宫口扩张缓慢，常致活跃期晚期及第二产程延长。枕后位时因胎儿枕部直接压迫直肠，产妇自觉肛门坠胀感及排便感，致宫口未开全时过早使用腹压，易引起宫颈前唇水肿和产妇疲劳，影响产程进展。

（2）腹部检查：宫底可触及胎臀，胎背偏向母体的后方或侧方，在对侧明显触及胎儿肢体。胎心音在母体脐下一侧偏外方听得最响亮。

（3）肛门检查或阴道检查：枕后位时，盆腔后部空虚，胎头矢状缝位于骨盆斜径或前后径上，小囟门在骨盆后方，大囟门在骨盆前方。持续性枕横位矢状缝与骨盆横径一致，小囟门位于骨盆左侧方或右侧方，至胎头俯屈困难，大囟门常低于小囟门。当囟门触不清时，可行阴道检查，借助胎儿耳廓或耳屏位置及方向判定胎方位，如耳廓朝骨盆后方为枕后位，如耳廓朝骨盆侧方为枕横位。

（4）B超检查：可准确探清胎头位置。

3.对母儿影响

（1）对产妇的影响：胎位异常导致继发性宫缩乏力及产程延长，常需手术助产，容易发生软产道损伤，并增加产后出血及产褥感染的概率；软产道受压过久导致组织缺血坏死脱落，可致生殖道瘘。

（2）对胎儿的影响：第二产程延长及手术助产增多，易致胎儿窘迫、新生儿窒息及产伤等。

4.处理原则

骨盆无异常、胎儿不大时，可以试产。试产时应严密观察产程，注意胎头下降，宫口扩张程度，宫缩强弱及胎心有无改变。若宫口开全，胎头双顶径达坐骨棘水平或以下，可经阴道徒手旋转胎头为枕前位后等待自然分娩，也可行胎头吸引或产钳术阴道助产；若胎头双顶径在坐骨棘水平以上或伴有胎儿窘迫征象，不应强行阴道助产，以剖宫产结束分娩。应做好新生儿复苏抢救准备，注意防治产后出血和感染。

5.护理

（1）护理诊断

1）疲乏：与宫缩乏力、产程延长、过早用力有关。

2）有感染的危险：与手术产机会增多有关。

3）潜在并发症：与新生儿窒息、胎儿窘迫及产伤、感染有关。

（2）护理措施

1）注意休息和补充营养，保证产妇充足的产力。

2）促进产程进展：鼓励产妇定时排空膀胱，减少膀胱充盈阻碍胎头下降。勿过早向下屏气用力，防止体力消耗及宫颈水肿。密切观察产程进展及胎心、胎位变化。指导产妇朝向胎背的对侧方向侧卧，利于胎头枕部转向前方。

3）预防产后出血和感染：胎儿前肩娩出后应按医嘱立即注射缩宫素，及时检查软产道，如有裂伤及时修补，并给予抗生素预防感染。

4）做好新生儿抢救复苏准备，并积极预防新生儿颅内出血。

5）健康指导：给予产后身体恢复和喂养新生儿及产后访视等健康指导。

（二）臀先露

臀先露是常见的异常胎位，占分娩总数的 $3\%\sim4\%$，因后出胎头娩出困难，围产儿病死率是枕先露的 $3\sim8$ 倍。

1.病因

多见于经产妇腹壁松弛或羊水过多等，致使胎儿在宫腔内活动范围过大；也可见于双胎妊娠、子宫畸形、羊水过少及脐带过短等所致的胎儿在宫腔内活动范围受限；胎头衔接受阻，如骨盆狭窄、前置胎盘、盆腔肿瘤等。

2.分类

（1）单臀先露或腿直臀先露：最多见，胎儿双髋关节屈曲及双膝关节伸直，胎儿臀部为先露。

（2）完全臀先露或混合臀先露：较多见，胎儿双髋关节及双膝关节均屈曲。

（3）不完全臀先露：较少见，以一膝或双膝、一足一膝、一足或双足为先露。

3.临床表现及诊断

（1）临床表现：孕妇常自感肋下有圆而硬的胎头。胎先露不能紧贴子宫下段与宫颈，常导致宫缩乏力、产程延长。

（2）腹部检查：子宫呈纵椭圆形，在宫底部触及圆而硬并有浮球感的胎头，在耻骨联合上方可触到软而宽、不规则的胎臀。胎心在脐左或脐上方胎背处听诊清楚。

（3）肛门检查及阴道检查：肛门检查时，可触到软而不规则的胎足、胎膝或胎臀。胎先露位置高肛查不能确定时,需行阴道检查。当宫口扩张 2 cm 以上胎膜已破时,阴道检查可触及胎臀、外生殖器及肛门,此时应注意与面先露区别:面先露时口与两颧骨呈三角形,手指入口可触及齿龈;而肛门与两坐骨结节呈直线排列,手指入肛门有环状括约感,手指取出可沾有胎粪。当触及胎足时需与胎手相鉴别:足趾短而平齐,趾端可连成一直线,足跟突出;胎手指长,指端不平齐。

(4)B超检查:可明确臀先露的种类,探查胎儿大小、胎头姿势、胎儿畸形等。

4.对母儿影响

(1)对母体的影响:易致胎膜早破、继发性宫缩乏力及产程延长,使产后出血与产褥感染增多,产伤和手术产伤机会增多。若宫口未开全强行牵拉胎头,可致宫颈和软产道撕裂,甚至造成子宫破裂。

(2)对胎儿的影响:胎膜早破引起早产、脐带脱出、受压致胎儿窘迫甚至胎死宫内。后出胎头使脐带受压于胎头与盆壁之间,易发生新生儿窒息、颅内出血或死产。臀位助产术增加臂丛神经损伤及骨折等产伤的机会。

5.处理原则

(1)妊娠期:若妊娠 30 周后仍为臀先露者应积极纠正(见护理措施)。

(2)分娩期:根据产妇年龄、胎产次、骨盆及胎儿大小、胎儿是否存活,准确查明臀先露的种类及有无并发症,选择正确的分娩方式。如有狭窄骨盆、软产道异常、胎儿体重大于 3 500 g、胎膜早破、胎儿窘迫、脐带脱垂、妊娠合并症、有难产史、高龄初产、不完全臀先露等,均应行剖宫产术结束分娩。

6.护理

(1)护理诊断

1)焦虑:与担心分娩的结果或不了解产程进展有关。

2)有感染的危险:与胎膜早破、多次肛查、手术等有关。

3)潜在并发症:胎儿受伤的危险、胎膜早破、脐带脱垂、胎儿窘迫、新生儿窒息、产后出血。

(2)护理措施:早发现异常胎位并纠正:妊娠 30 周后仍为臀先露者应予矫正。常用方法:①胸膝卧位,孕妇排空膀胱、松解裤带,做胸膝卧位,每日 2 次,每次 15 min,1 周后复查。②激光照射或艾灸至阴穴,每日 1 次,每次 15~20 min,5~7 次为 1 个疗程。③外倒转术,适用于上述方法无效腹壁松弛孕妇,一般在妊娠 32~34 周进行,因有发生胎盘早剥、脐带缠绕等并发症的可能,应慎用。术前半小时口服沙丁胺醇 4.8 mg,术时最好在 B 超监测下进行。

(3)有剖宫产指征者均应择期行剖宫产术,需做好术前准备和术后护理。

(4)选择阴道分娩产妇的护理

1)一般护理:产妇应充分休息,情绪紧张者可按医嘱给哌替啶或地西泮。鼓励产妇进食、饮水,必要时按医嘱静脉补液,使产妇保持良好的产力。

2)第一产程:产妇应侧卧位,尽可能少做肛查或阴道检查,禁灌肠,尽量避免胎膜破裂。一旦破膜,立即听胎心,并抬高臀部防脐带脱垂。胎心异常立即行肛查或阴道检查,有脐带脱垂,胎心尚好,宫口未开全,应立即行剖宫产术。

3)第二产程:接产前导尿排空膀胱。初产妇做会阴后一侧切开术,分娩方式有自然分娩、臀位助产、臀牵引术 3 种,应注意自脐部娩出后,一般应于 2~3 min 内娩出胎头,最长不超过 5 min。臀牵引术对胎儿损伤大,一般禁用。

4)第三产程：及时用缩宫素防止产后出血。胎盘娩出后，仔细检查软产道，及时修补裂伤，遵医嘱给予缩宫素和抗生素预防感染。新生儿按高危儿护理，预防颅内出血。

（三）胎头高直位

胎头为不屈不仰姿势，以枕额径衔接于骨盆入口，其矢状缝与骨盆入口前后径相一致者，称为胎头高直位，国内发病率为 1.08%。胎头枕骨向前靠近耻骨联合者称为胎头高直前位或枕耻位；胎头枕骨向后靠近骶岬者称为胎头高直后位或枕骶位。胎头高直位对母儿危害较大，应妥善处理。

1.病因

病因尚不清楚，可能与头盆不称（最常见的原因）、腹壁松弛及腹直肌分离、胎膜早破等有关。

2.临床表现及诊断

（1）临床表现：当高直前位时，胎头入盆困难，活跃早期宫口扩张延缓或阻滞；如胎头不能衔接，活跃期停滞；一旦胎头入盆，产程进展顺利。高直后位时，胎头不能通过骨盆入口，活跃期早期延缓和阻滞，即使宫口能开全，由于胎头高浮也易发生滞产、先兆子宫破裂或子宫破裂。

（2）腹部检查：胎头高直前位时，由于胎背靠近腹前壁，不易触及胎儿肢体，胎心位置稍高，在近腹中线听得最清楚。胎头高直后位时，胎儿肢体靠近腹前壁，有时在耻骨联合上方可触及胎儿下颏。

（3）阴道检查：胎头矢状缝与骨盆入口前后径一致，后囟在耻骨联合后，前囟在骶骨前，为胎头高直前位，反之为胎头高直后位。

（4）B超检查：进一步探明胎位及胎儿身体状况。

3.处理原则

胎头高直前位，若骨盆正常、胎儿不大、产力强，应予试产，加强宫缩促使胎头俯屈为枕前位，可经阴道分娩或阴道助产，若试产失败应行剖宫产术。胎头高直后位者阴道分娩很难，确诊应行剖宫产术。

（四）前不均倾位

枕横位的胎头（胎头矢状缝与骨盆入口横径一致）以前顶骨先入盆，矢状缝靠近骶骨称为前不均倾位。

1.病因

头盆不称、扁平骨盆、骨盆倾斜度过大、腹壁松弛、悬垂腹时易发生。

2.临床表现及诊断

（1）临床表现：胎头迟迟不衔接，产程延长或停滞。因前顶骨紧嵌于耻骨联合后方压迫尿道及宫颈前唇，导致尿潴留、宫颈前唇水肿、胎膜早破、胎头水肿及胎儿窘迫。因胎头下降受阻易导致继发性宫缩乏力，甚至先兆子宫破裂。

（2）腹部检查：胎头不易入盆。胎头与胎肩折叠于骨盆入口处使胎肩高于耻骨联合平面，此时耻骨联合上方只能触及一侧胎肩而触不到胎头，易误认为胎头已入盆。

（3）阴道检查：胎头矢状缝在骨盆入口横径上，并向后靠近骶岬，同时前后囟门一起后移；盆腔后半部空虚。

3.处理原则

处理的关键在早期诊断，一旦确诊，应尽快以剖宫产术结束分娩。

（五）面先露

面先露是由于胎头极度仰伸使枕骨与背部接触，以面部为先露时称为面先露，多于临产后发现。面先露以颏骨为指示点，可分为颏左（右）前、颏左（右）横、颏左（右）后6种胎位，以颏左前和颏右后位较多见。

1.病因

骨盆狭窄、头盆不称、腹壁松弛、脐带过短或脐带绕颈、胎儿畸形（无脑儿）等时易发生。经产妇多于初产妇。

2.临床表现及诊断

（1）临床表现：潜伏期延长、活跃期延长或阻滞，胎头迟迟不能入盆。

（2）腹部检查：因胎头极度仰伸，入盆受阻，胎体伸直，宫底位置较高。颏前位时，在孕妇腹前壁容易扪及胎儿肢体，胎心由胸部传出，故在胎儿肢体侧的下腹部听得清楚。颏后位时，于耻骨联合上方可触及胎儿枕骨隆突与胎背之间有明显凹沟，胎心较遥远而弱。

（3）肛门检查及阴道检查：可触到高低不平、软硬不均的颜面部，若宫口开大时可触及胎儿口、鼻、颧骨及眼眶，并依据颏部所在位置确定其胎位。

（4）B超检查：可以明确面先露并能探清胎位。

3.对母儿影响

（1）对产妇的影响：颏前位时，因胎儿颜面部不能紧贴子宫下段及宫颈内口，常引起宫缩乏力，致使产程延长；颜面部骨质不能变形，容易发生会阴裂伤。颏后位时，导致梗阻性难产，若不及时处理，造成子宫破裂，危及产妇生命。

（2）对胎儿及新生儿的影响：胎儿面部受压变形，颜面皮肤青紫、肿胀，尤以口唇为著，影响吸吮，严重时可发生会厌水肿影响吞咽。新生儿于生后保持仰伸姿势达数日之久。生后需加强护理。

4.处理原则

颏前位时，若无头盆不称，产力良好，有可能自然分娩；若出现继发性宫缩乏力，第二产程延长，可用产钳助娩，但会阴后一侧切开要足够大。若有头盆不称或出现胎儿窘迫征象，应行剖宫产术。持续性颏后位时，难以经阴道分娩，应行剖宫产术结束分娩。若胎儿畸形，无论颏前位或颏后位，均应在宫口开全后行穿颅术结束分娩。

（六）肩先露

胎儿纵轴与母体纵轴垂直，胎体横卧于骨盆入口之上，先露部为肩，称为肩先露，亦称横位。该胎位对母儿最不利，如处理不当，易造成子宫破裂，甚至母儿双亡。

1.病因

多产妇腹壁过度松弛；胎盘前置；子宫畸形或肿瘤，阻碍胎体纵轴衔接；羊水过多；骨盆狭窄；早产儿。

2.临床表现及诊断

（1）临床表现：胎肩对宫颈压力不均，易致胎膜早破；肩先露不能紧贴子宫下段及宫颈内口，易发生宫缩乏力；破膜后羊水外流，胎儿上肢或脐带容易脱出，造成胎儿窘迫甚至死亡。随着子宫收缩不断增强，胎肩和一部分胸廓被挤入骨盆腔内，而胎头与胎臀被阻于骨盆入口之上，胎体折叠弯曲，胎颈被拉长，胎臂脱出于阴道口之外，形成忽略性（嵌顿性）肩先露。若子宫收缩继续增强，子宫上段越来越厚，子宫下段被动扩张越来越薄，上下段之间形成环状凹陷，随宫缩缓慢上升，甚至可以高达脐上，形成病理缩复环，是子宫破裂的先兆，若不及时处理，将发生子宫破裂。

（2）腹部检查：子宫呈横椭圆形，宫底高度低于妊娠周数，宫体横径增宽，耻骨联合上方空虚，一侧可触及圆而硬的胎头，对侧可触及胎臀。肩前位时胎背朝向母体腹壁，触及胎背宽大平坦；肩后位时，胎儿肢体朝向母体腹壁，触及小肢体不规则，胎心在脐周最清楚。

（3）肛门检查与阴道检查：肩先露在分娩初期，先露部位于骨盆入口平面以上，肛查难以触及。如胎膜已破、宫口扩张者，阴道检查可触及胎儿手、臂、肩胛骨、锁骨、肋骨和腋窝。通过肩胛骨及腋窝辨别胎头、胎背方向。如果胎手已脱出阴道以外，可用握手方法鉴别是胎儿左手或右手，检查者的手只能与胎儿同侧的手相握。

（4）B超检查：能准确探清肩先露并能确定胎方位。

3.处理原则

（1）妊娠期：定期产前检查，及时发现并矫正横位，方法同臀先露，矫正无效应提前住院。

（2）分娩期：足月活胎临产后首选剖宫产术；出现先兆子宫破裂或子宫破裂征象者，无论胎儿死活，均应立即行剖宫产术；胎儿死亡、无先兆子宫破裂征象者，宫口开全后行碎胎术。

（3）分娩后：检查软产道有无裂伤，注意预防产后出血及产褥感染。

（七）复合先露

胎先露部（胎头或胎臀）伴有肢体（上肢或下肢）同时进入骨盆入口，称为复合先露。

1.病因

胎先露部不能完全填充骨盆入口或胎先露部周围有空隙时，均可发生。以经产妇腹壁松弛、早产、临产后胎头高浮、胎膜早破、骨盆狭窄、羊水过多及双胎妊娠者多见。

2.临床表现及诊断

仅胎手露于胎头旁，或胎足露于胎臀旁者，多能经阴道顺利分娩。若破膜后，上臂完全脱出则可阻碍分娩。下肢和胎头同时入盆，直伸的下肢会阻碍胎头下降，可导致梗阻性难产，威胁母儿生命。产程进展缓慢，行阴道检查发现胎先露旁有肢体可确诊，注意与臀先露、肩先露相鉴别。

3.处理原则

首先应查清有无头盆不称。若无头盆不称，让产妇向脱出肢体的对侧侧卧，肢体常可自然缩回。若脱出肢体与胎头已入盆，待宫口近开全或开全后上推肢体，将其回纳，然后经腹部下压胎头，使胎头下降，以产钳助娩。若有头盆不称或伴有胎儿窘迫，应尽早行剖宫产术。

二、胎儿发育异常

胎儿发育异常也可引起难产，如巨大儿及胎儿畸形。

（一）巨大胎儿

胎儿出生体重＞4 000 g者，称巨大儿。临床表现为妊娠期子宫增大较快，妊娠后期孕妇可出现呼吸困难，自觉腹部及肋两侧胀痛等症状。常导致头盆不称、肩难产、软产道损伤、新生儿产伤等。

（二）胎儿畸形

（1）无脑儿：是先天畸形胎儿中最常见的一种，女胎比男胎多4倍。由于无脑儿没有发育出头盖骨，至双眼外突，颈部很短，脑组织发育极其原始，脑髓暴露，无法成活。B超检查可以早期诊断。

（2）脑积水：胎头颅腔内、脑室内外有大量脑脊液（500～3 000 mL）潴留，使头颅体积增大，颅缝明显增宽，囟门增大，称为脑积水。脑积水可导致梗阻性难产、子宫破裂、生殖道瘘等，如不及时处理对母亲危害严重。

（3）其他：联体儿可经 B 超确诊。此外，胎儿颈、胸、腹等处发育异常或发生肿瘤，使局部体积增大致难产，通常于第二产程出现胎先露下降受阻，经阴道检查时被发现。

（三）处理原则及主要措施

1.处理原则

寻找病因，早期治疗。

2.主要措施

（1）预防措施如下。

1）建立并健全三级围产保健网，定期产前检查，及时发现高危因素，尽早处理。

2）加强孕期卫生宣教，注意营养，减少疾病，避免接触有害毒物，禁烟酒，孕期需在医生指导下用药，注意胎儿发育异常的诱发因素，积极防治妊娠合并症及并发症。

（2）治疗措施如下。

1）寻找病因：对临床怀疑胎儿发育异常的孕妇，应尽量找出可能的致病原因，如及早发现妊娠期高血压疾病，行 TORCH 感染检查、抗磷脂抗体测定，超声检查排除胎儿先天畸形，必要时脐血穿刺行染色体核型分析。

2）孕期治疗：治疗越早，效果越好。

一般治疗：卧床休息，左侧卧位，吸氧，均衡膳食。

补充营养物质：①10％葡萄糖注射液 500 mL 加维生素 C 或能量合剂，每日一次，连用 10 d；②口服复合氨基酸片 1 片，每日 1～2 次；③脂肪乳注射剂 250～500 mL 静脉滴注，3 d 1 次，连用1～2 周；④叶酸 5～10 mg，每日 3 次，连用 15～30 d；⑤适量补充维生素 E、B 族维生素、钙剂、铁剂、锌剂等。

（郑家琼）

第二十六节　异常分娩的护理

导致异常分娩的因素有产力、产道、胎儿及精神心理因素的异常，这几种因素的异常既相互影响又相互呈因果关系。臀先露或肩先露是单一胎位因素异常引起的难产，易于诊断。而最常见也最难诊断的是头位难产，是产力、产道、胎儿及精神心理因素相互作用的结果，多发生在分娩过程中，所以防治头位难产是防治异常分娩的关键。

一、病因

导致异常分娩的因素主要包括：产力异常、产道异常、胎儿异常。产力异常多表现为宫缩乏力，少数为宫缩过强；胎儿异常以胎位异常为主，如臀位、枕后位、横位等；产道异常以骨盆狭窄较多见，软产道异常少见。各原因间的关系密切，并相互影响。

二、诊断要点

明显的胎位异常、胎儿发育异常或产道异常,在产前易诊断。而多数难产发生在分娩过程中,因而必须认真仔细观察产程,绘制产程图,结合病史、体格检查,综合分析才能准确诊断。

(一)产前诊断

加强孕期管理和定期产前检查,了解孕妇年龄,有无病史,有异常分娩史者应了解难产原因、分娩经过、处理方法及母婴预后,孕早期常规进行阴道检查,以便及早发现可能造成原发性宫缩乏力和产道梗阻的因素,如子宫及软产道畸形、子宫下段或宫颈肌瘤等。孕中晚期及时发现并纠正异常胎位,临产前通过测量宫底高度、腹围及超声测量胎儿多个径线,尽可能准确估计胎儿体重,并注意有无头盆不称。

(二)产时诊断

难产的主要临床表现为产程进展缓慢、先露部不下降、宫口不开或开大缓慢、宫颈水肿、尿潴留等,因此要严密监视产程进展,便于及时发现以下异常情况。

1.产妇出现全身衰竭症状

由于产程延长,产妇烦躁不安,体力衰竭,甚至出现脱水、电解质紊乱现象,还可引起宫颈水肿、肠胀气和尿潴留等,应及时发现并纠正。

2.胎头下降受阻

一旦发现胎头下降受阻,应想到骨盆狭窄、胎位异常、软产道异常、子宫收缩乏力、胎头过大、胎儿畸形、子宫痉挛、狭窄环等的可能。潜伏期胎头迟迟不能入盆,需考虑头盆不称及宫缩乏力,应做胎头跨耻征检查。活跃期及第二产程,胎头下降速度<1 cm/h停留原处,最多见中骨盆狭窄及持续性枕后位或枕横位。

3.宫颈口扩张延缓或停滞

进入活跃期后,宫口扩张速度<1.2 cm/h或经产妇宫颈口扩张速度<1.5 cm/h甚至宫颈口停止扩张达2 h以上,产程无进展,提示可能有子宫收缩乏力、中骨盆或骨盆出口平面狭窄,头盆不称,胎位异常,宫颈水肿、宫颈坚韧或宫颈瘢痕等。

4.子宫收缩力异常

首先区别宫缩力异常的种类,然后区分单纯性子宫收缩乏力或其他原因造成的乏力,临床上多见继发性宫缩乏力。

产妇精神紧张或缩宫素运用不当,可造成子宫收缩不协调。双胎妊娠及羊水过多时,因子宫壁过度伸展易致宫缩乏力,产程延长。子宫收缩过强,胎头下降受阻,可发生先兆子宫破裂甚至子宫破裂。因此,必须及时发现子宫收缩力异常。

5.胎膜早破

头盆不称、胎位异常、羊水过多、双胎妊娠等,易发生胎膜早破,是异常分娩的征兆。破膜后应立即听胎心音,注意有无脐带脱垂,并及时查明原因及时处理。

6.胎儿窘迫

由于产程延长,导致胎儿缺氧,可出现胎儿窘迫,应及时处理。

三、处理要点

分娩出现异常时,首先应寻找原因,经过全面的衡量,决定处理方法。

(一)剖宫产

当出现先兆子宫破裂,骨盆明显狭窄或明显畸形,严重胎位异常,严重妊娠合并症,产程进展缓慢经积极处理仍无效者,宫颈口始终不能开全或出现胎儿窘迫者,胎儿特殊畸形等应行剖宫产术。

(二)经阴道分娩

如有轻度头盆不称,特别是骨盆入口平面临界性狭窄,要结合产力、胎位及胎儿大小等条件,给予充分试产的机会。中骨盆平面狭窄及有妊娠合并症者,试产时要慎重。单纯性骨盆出口平面狭窄禁止试产。

1.一般处理

首先缓解产妇焦虑,由专人陪伴。鼓励产妇进食,补充足够营养和水分,必要时静脉输液。温肥皂水灌肠排便,定时鼓励产妇排尿,出现尿潴留时行导尿术,保持盆腔器官排空以免妨碍胎头下降。

2.产程监护

(1)潜伏期延长:无头盆不称,用镇静药哌替啶 100 mg 肌内注射,或地西泮 10 mg 静脉推注,多数可很快转入活跃期,如还存在协调性宫缩乏力,可使用缩宫素。宫口扩张 3~5 cm 时,可行人工破膜,若胎头下降顺利,可经阴道分娩,如有明显头盆不称及明显胎位异常,仍需行剖宫产术。

(2)活跃期延长或停滞:应及时查找原因,估计胎儿大小,并了解头盆关系。若无明显头盆不称,可予人工破膜,并用缩宫素加强宫缩,在有效宫缩下试产 2~4 h。若发现胎头位置异常,可通过改变产妇体位,促进胎头旋转,必要时可徒手旋转胎头。在试产过程中出现胎心异常或产程无进展,应及时行剖宫产术结束分娩。

(3)第二产程延长:当第二产程延长或胎头下降延缓时,首先进行阴道检查,了解中骨盆及出口平面情况,并检查先露位置及颅骨重叠程度。在排除明显头盆不称及严重胎头位置异常后可试用缩宫素,并指导产妇配合宫缩施加腹压。当胎头双顶径通过坐骨棘,可行产钳及胎头吸引器助产。

四、护理

(一)护理诊断

1.疼痛

疼痛与子宫收缩异常有关。

2.潜在并发症

子宫破裂、胎儿窘迫。

3.有感染的危险

有感染的危险与产程延长、母体组织损伤、检查次数多有关。

(二)护理措施

1.一般护理

环境安静,注意休息、营养。

妊娠期发现胎位不正,应于妊娠 30 周后指导膝胸卧位进行纠正,骨盆狭窄、头盆不称者,应提前住院待产,并做好手术前准备。

2.疾病护理

产程中可进行背部按摩或协助产妇改变体位也可减轻产妇疼痛;第一产程减少检查次数破膜超过 12 h、总产程超过 24 h 应按医嘱给予抗生素。监测宫缩、胎心率,如有子宫破裂先兆、胎儿窘迫等征象,及时通知医生给予处理;评估是否有产后出血及感染的危险因素。

3.心理护理

产程中陪伴,护理人员态度和蔼,积极与产妇沟通,减轻产妇及家属的焦虑。新生儿出生后有颅骨变形、产瘤属暂时现象,1 周内会消失,护理人员应给予解释,消除其担心。

4.健康指导

分娩时鼓励产妇进水、进食,必要时静脉补液,增加产力。鼓励产妇每 2 h 排空膀胱 1 次。孕期提供产前、产时及产后相关保健知识。

(郑家琼)

第二十七节　胎膜早破的护理

胎膜早破是指胎膜在临产前自然破裂,妊娠满 37 周后发生率约占分娩总数的 10%,可引起早产、脐带脱垂及母儿感染。

一、病因

引起胎膜早破的原因较多,一般认为和以下因素有关。

1.胎膜受力不均

头盆不称、胎位不正、胎先露高浮使胎先露部不能衔接。

2.机械性刺激

妊娠晚期创伤或性生活,宫颈内口松弛,易导致感染和前羊膜囊受力不均而发生胎膜早破。

3.羊膜腔内压力升高

如多胎妊娠、羊水过多等。

4.生殖道感染

可由细菌、病毒、弓形虫和衣原体等感染引起胎膜炎。

5.孕妇缺乏微量元素

缺乏维生素 C、锌、铜,使胎膜抗张能力下降,可引起胎膜早破。

二、对母儿的影响

1.对产妇的影响

胎膜早破后阴道内细菌上行扩散,易导致宫内感染及产褥感染。

2.对胎儿及新生儿的影响

胎膜早破者易引起早产,早产儿易发生呼吸窘迫综合征。并发绒毛膜羊膜炎时,易引起新生儿吸入性肺炎,严重者发生败血症、颅内感染等危及新生儿生命。脐带受压、脐带脱垂可导致胎儿窘迫。

三、临床表现及诊断

1.症状及体征

孕妇突然感到有较多液体从阴道持续流出,不能控制,咳嗽、用力、负重时流液增多,流液中见到胎脂有助于诊断。肛查时触不到前羊膜囊,上推先露部有液体从阴道流出。

2.辅助检查

(1)阴道液酸碱度检查:正常阴道液 pH 为 4.5～5.5;羊水为弱碱性,pH 为 7.0～7.5,用石蕊试纸测定阴道流液,若 pH≥7.0 时提示胎膜早破,准确率达 90%。

(2)阴道液涂片检查:阴道液干燥涂片镜检呈羊齿状结晶出现为羊水,准确率达 95%。用 0.5%硫酸尼罗蓝染色,于镜下见橘黄色胎儿上皮细胞,用苏丹Ⅲ染色见黄色脂肪小粒,均可确定为羊水。

(3)羊膜镜检查:可直视胎先露部,看不到前羊膜囊,即可诊断。

四、处理

处理原则应根据破膜时间、胎儿情况及母体情况来决定。

1.期待疗法

期待疗法适用于妊娠 28～35 周,羊水流出量少,无感染者。

(1)防止脐带脱垂:孕妇住院,绝对卧床休息,抬高臀部,以减少羊水流出量和预防脐带脱垂。勤听胎心音,了解有无脐带脱垂。

(2)预防感染:禁止阴道检查,减少肛查次数;加强外阴护理,保持外阴清洁干燥;严密观察孕妇体温、脉搏、白细胞分类及计数;注意观察羊水性状。

(3)预防早产:遵医嘱应用宫缩抑制药,观察宫缩情况,避免刺激,间断吸氧。

(4)促进胎儿肺成熟:遵医嘱应用地塞米松 5 mg,肌内注射,4 次/天,共 2 d。

2.适时终止妊娠

(1)期待疗法过程中出现感染征象或发生脐带脱垂,应立即终止妊娠。

(2)妊娠 35 周以上或接近预产期产程自然发动者,无须干预,待其自然分娩,但应注意脐带脱垂的发生。

五、护理诊断及医护合作性问题

1.有感染的危险

有感染的危险与胎膜破裂后,下生殖道内病原体上行感染有关。

2.胎儿有受伤的危险

胎儿有受伤的危险与脐带脱垂和胎儿吸入感染的羊水发生吸入性肺炎、胎儿宫内窘迫等有关。

3.生活自理缺陷

生活自理缺陷与孕妇不能如厕及站立活动、胎膜早破需要卧床有关。

六、护理措施

1.一般护理

(1)住院治疗:绝对卧床,协助患者做好生活护理,如洗漱、进食、穿脱衣服。保持外阴清洁,用 0.1%的苯扎溴铵棉球擦洗会阴,2 次/天。

(2)观察孕妇的一般情况:观察生命体征,宫缩及羊水性质,查白细胞计数,排除是否感染。

2.病情监测

(1)严密观察胎心率的变化。

(2)记录破膜时间,定时观察羊水性状、颜色、气味等。

(3)胎先露部未衔接者应绝对卧床休息,以侧卧或抬高臀部为宜,防止脐带脱垂。

(4)监测胎儿 NST(无应激试验),阴道检查确定有脐带脱垂(隐性脐带脱垂,脐带先露),危险者应在数分钟内结束分娩。

3.预防护理

(1)对先露部尚未入盆者,如骨盆狭窄、头盆不称、胎位不正应在预产期前 2 周住院待产,临产后应卧床休息,不予灌肠。

(2)宫颈内口松弛者应多卧床休息,在妊娠 14 周左右施行环扎术,以靠近宫颈内口水平为环扎最佳部位。

(3)保持外阴清洁,用 0.1%苯扎溴铵(新洁尔灭)棉球做会阴擦洗,2 次/天。使用无菌吸水性好的会阴垫,勤更换,保持局部清洁干燥。

(4)破膜 12 h 以上,遵医嘱使用抗生素预防感染。

4.心理护理

(1)引导胎膜早破的孕妇及家属讲出其担忧的问题及心理感受,对病程及所采取的治疗方案向其说明,以缓解其焦虑情绪。

(2)说明因胎膜早破造成的早产或采取剖宫产术取出的新生儿的健康和生命可能受到威胁等情况,应指导产妇做好心理准备,以减少不必要的担忧。

5.健康指导

(1)加强孕期卫生保健指导:妊娠最后 3 个月禁止性生活;孕期加强营养,不宜做增加腹压的动作,不宜过度劳累;对头盆不称,先露高浮的孕妇指导在预产期前 2 周住院待产。

(2)指导孕妇及家属一旦发生胎膜破裂时,应立即平卧,抬高臀部,尽快送往医院。

(郑家琼)

第二十八节　子宫破裂的护理

子宫体部或子宫下段在妊娠晚期或分娩期发生破裂称为子宫破裂,此病多发生于经产妇,特别是多产妇。子宫破裂常可引起母儿死亡,是产科最严重的并发症。近年来,由于加强妇女保健工作和大力推行计划生育,我国子宫破裂的发生率已明显降低。国内报道,子宫破裂的发生率为 0.14%~0.55%。

一、病因

1.梗阻性难产

梗阻性难产是引起子宫破裂的最常见的原因。见于骨盆狭窄、头盆不称、软产道阻塞(发育畸形、瘢痕或肿瘤所致);胎位异常(肩先露、额先露),巨大胎儿或胎儿畸形(脑积水)等。因胎先露部下降受阻,子宫收缩过强,子宫下段过分伸展变薄发生子宫破裂。

2.瘢痕子宫

凡子宫曾行过各种手术,包括剖宫产术、子宫肌瘤剔除术、子宫修补术、子宫纵隔切除术者,在妊娠晚期或分娩期因宫腔内压力增高致瘢痕破裂。

3.产科手术损伤及外伤

产科手术损伤及外伤多见于产科阴道助产手术施术不当或过于粗暴所致,妊娠晚期腹部受严重撞击伤及其他外伤。

分娩时腹部暴力或腹部加压助产时,均可引起子宫破裂。

4.宫缩药使用不当

如分娩前不规范应用缩宫素,前列腺素栓剂及其他子宫收缩药物使用不当,致使子宫强烈收缩造成破裂。高龄、多产或子宫畸形,先天性子宫发育不良;多次刮宫及宫腔严重感染史等亦因子宫肌壁原有病理改变,应用子宫收缩药物不当时,更易发生子宫破裂。

二、分类

按发生原因分为自发性破裂和损伤性破裂;按发生时间分为妊娠期破裂和分娩期破裂;按破裂程度分为完全性破裂和不完全性破裂,完全破裂指宫壁全层破裂,使宫腔与腹腔相通。不完全性破裂指子宫肌层全部或部分破裂,浆膜层尚未穿破,宫腔与腹腔未相通,胎儿及其附属物仍在宫腔内。按发生部位分为子宫体破裂和子宫下段破裂;按发展阶段分为先兆子宫破裂和子宫破裂。

三、临床表现及诊断

子宫破裂多发生在分娩期,大多数可分为先兆子宫破裂和子宫破裂两个阶段,但瘢痕子宫破裂和损伤性子宫破裂则无明显的先兆破裂征象。

1.先兆子宫破裂

(1)症状:常见于产程长、有梗阻性难产的产妇。在分娩过程中产妇下腹部剧烈疼痛、烦躁不安甚至呼叫、呼吸急促、脉搏加速。由于当胎儿下降受阻时,子宫收缩加强,子宫收缩过频,胎儿供血受阻,致胎动频繁。

(2)体征:腹部检查时腹部拒按,子宫上下段交界处可见环状凹陷,使子宫呈葫芦状,此环会逐渐上升并达到脐平或脐部以上,称病理性缩复环;胎心不规则或听不清;由于膀胱受压充血,可出现排尿困难甚至血尿。此阶段若不及时处理,则可发展为子宫破裂。

2.子宫破裂

(1)症状:病情继续发展,产妇突感下腹部撕裂样剧烈疼痛,子宫收缩消失,腹痛可暂时缓解,但很快又感到全腹疼痛。随即产妇出现面色苍白、出冷汗、脉搏细数、呼吸急促、血压下降等休克征象。

(2)体征:不完全性子宫破裂时,腹部检查子宫轮廓清,在子宫不完全破裂处有压痛,宫体一侧可触及逐渐增大且有压痛的包块,胎心音多不规则;完全性子宫破裂时,全腹压痛及反跳痛,在腹壁下可清楚扪及胎体,子宫缩小位于胎儿侧方,胎心消失。阴道检查(须谨慎)可有鲜血流出,量可多可少,宫口回缩、先露回升甚至可触及子宫下段裂口。

子宫体部瘢痕破裂多为完全性子宫破裂,多无先兆破裂的典型症状。

3.辅助检查

(1)腹腔穿刺或阴道后穹隆穿刺:可明确有无内出血,一般仅用于怀疑子宫破裂者。

(2)血常规检查:血红蛋白值下降,尿常规检查可见红细胞或肉眼血尿。

(3)腹部 B 超:也可协助诊断子宫破裂,确定破口部位和胎儿与子宫的关系。

4.心理社会状况

产妇发生子宫破裂,使产妇及胎儿的生命受到威胁,产妇及家属会觉得震惊、不可能、不肯接受或责怪别人,产妇了解到胎儿已死亡,而且自己不适合再妊娠时,会有愤怒、悲伤,甚至出现罪恶感。

四、预防

1.加强孕期宣教

宣传孕产妇保健知识,强化产前检查的意识。定期孕期检查,孕期发现胎位异常时在妊娠30 周后结合孕妇具体情况进行矫正。

2.提前住院

有胎位不正、头盆不称、剖宫产史者,在预产期前 2 周住院待产,以利于及时监测胎心音和宫缩,有异常及时采取措施。

3.临产严密观察产程,正确产科处理

临产后严密观察产程,如发现胎先露下降受阻及时处理。处理时注意阴道助产手术的选择及禁忌证。助产手术操作要轻柔准确,切忌粗暴。

4.严禁滥用宫缩药

严格掌握缩宫素、前列腺素等子宫收缩药使用指征和方法,避免滥用。

五、处理原则

根据子宫破裂的不同阶段采取不同的处理原则。

1.先兆子宫破裂

立即抑制子宫收缩,如给乙醚麻醉、肌内注射哌替啶。尽快行剖宫产术争取迅速结束分娩。

2.子宫破裂

一旦确诊,无论胎儿是否存活,均应在抢救休克的同时尽快剖宫取胎,手术前后应给予大剂量抗生素预防感染。

手术方式应根据产妇的年龄、胎次、一般情况、子宫破裂程度与部位、发生破裂时间及有无严重感染而决定。

六、护理诊断及医护合作性问题

1.疼痛

疼痛与强直性子宫收缩或病理性收缩环或子宫破裂后血液刺激腹膜有关。

2.组织灌注量改变

组织灌注量改变与子宫破裂后大量出血有关。

3.预感性悲哀

预感性悲哀与子宫破裂后胎儿死亡有关。

4.有感染的危险

有感染的危险与多次阴道检查、宫腔内操作、大出血、抵抗力下降有关。

5.恐惧

恐惧与疼痛、担心自己和胎儿安危有关。

七、护理措施

1.迅速抢救休克

迅速建立静脉输液通道,短时间内输血和输液补充血容量。及时保暖、给予氧气吸入,指导产妇取中凹卧位或平卧位,同时做好手术准备工作。

2.严密观察病情变化

严密观察产程进展并记录宫缩、胎心音情况,观察产妇生命体征及液体出入量。对于异常宫缩强度、产妇异常疼痛及腹部异常轮廓者要提高警惕,并及时报告医生。发现失血表现时,急查血红蛋白,评估失血量,做好输血和输液的准备工作。

3.治疗配合

(1)应急处理:在产妇待产时出现宫缩过强,下腹部压痛,或腹部出现病理缩复环时,应立即报告医师,对应用缩宫素者要停止缩宫素的使用,给予抑制宫缩的处理。

(2)手术前的准备:对先兆子宫破裂或子宫破裂者要做好剖宫产(或剖腹探查)的术前准备。协助医师向家属交代病情,并获得家属同意手术后签字的协议书。协助医生完成剖腹探查修补术或子宫切除术。

4.一般护理

(1)密切观察产妇的生命体征,指导产妇按时休息,因胎儿死亡而失眠者给予镇静药。

(2)产后饮食多样化,以增强营养。

(3)定时指导排尿,防止膀胱充盈影响伤口愈合。

(4)保持外阴清洁,定时用0.1%苯扎溴铵擦洗外阴,防止感染。

(5)指导产妇采取有效的退奶方法。

5.心理护理

(1)对产妇及其家属因子宫破裂造成的心理反应和需求表示理解,并及时解释治疗计划及对未来妊娠的影响。当母婴生命受到威胁时家属会感到震惊,不能接受或怪罪他人,对此种反应能谅解,并尽快告知手术进展状况。

(2)当胎儿已死,产妇又得知自己不可能再妊娠时,会愤怒、悲伤、哭泣。应主动听其诉说内心感受,真心地表示理解和同情,并尽快稳定孕妇及家属的情绪。

(3)产妇及其家属要求看望死去的新生儿时,护士应清洗好新生儿身上的血污,以颜色鲜艳的包被或毛毯包好,抱给产妇及家属看,使其接受现实。

(4)对产妇要通过谈心和生活上的关怀劝其尽快从悲伤中解脱,稳定情绪,面对现实,以适应新生活。

(5)制订适合产妇身体情况的休养计划,在身体条件允许的情况下,鼓励学习产后体操、听音乐、读书看报,以促进身体的尽快恢复。

6.健康指导

因子宫破裂而行子宫修补术的产妇,对有子女者应在术前征得产妇及家属的同意后采取输卵管结扎术;对无子女者应指导避孕 2 年后再妊娠,避孕方法可选用口服避孕药或避孕套。再妊娠时应及时到产科门诊检查。

（郑家琼）

第十章 儿科疾病护理

第一节 小儿腹泻病的护理

小儿腹泻病是由多病原、多因素引起的以大便次数增多和大便性状改变为特征的消化道综合征。是儿科常见病之一。多见于6个月至2岁的婴幼儿,一年四季均可发病,但夏秋季发病率高。

婴幼儿易患腹泻病与易感因素有关。

1.婴幼儿消化系统发育不完善

胃酸及消化酶分泌少,消化酶活性低,不能适应食物量及质的较大变化,容易消化道功能紊乱。

2.小儿生长发育快

对营养物质的需求相对多,且婴儿食物以液体为主,水的入量大,消化道负担重。

3.胃肠道防御功能较差

①婴儿胃酸偏低,对进入胃内的细菌杀灭能力较弱;②婴儿血清免疫球蛋白(尤其IgM,IgA)和胃肠道SIgA均较低。

4.肠道正常菌群失调

新生儿生后未建立正常肠道菌群,改变饮食使肠道内环境改变;或滥用广谱抗生素致肠道正常菌群失调,引起肠道感染。

5.人工喂养

不能从母乳中获得抗感染成分(SIgA及乳铁蛋白、巨噬细胞、粒细胞、溶菌酶等);牛乳加热过程中使某些抗感染成分被破坏;人工喂养的食物和食具极易被污染,故人工喂养儿肠道感染概率明显高于母乳喂养儿。

一、病因与发病机制

1.病因

病因分感染因素与非感染因素两类,以感染性因素为主。

2.发病机制

导致腹泻的机制有:肠腔内存在大量不能吸收的具有渗透活性的物质(渗透性腹泻)、肠腔内电解质分泌过多(分泌性腹泻)、炎症致液体大量渗出(渗出性腹泻)和肠道功能异常(肠道功能异常性腹泻)。实际上,腹泻常是多种机制共同作用的结果。

(1)感染性腹泻

1)病毒性肠炎:病毒使小肠绒毛细胞受损,导致小肠黏膜回收水、电解质减少,肠液大量积聚致腹泻;肠黏膜细胞分泌的双糖酶不足或活性下降,积聚在肠腔内的糖类被细菌分解后引起肠液渗透压升高;双糖分解不全造成微绒毛上皮转运钠功能障碍,大量水和电解质丧失,腹泻进一步加重。

2）细菌性肠炎：又分为肠毒素性肠炎和侵袭性肠炎。

肠毒素性肠炎（如产肠毒素型大肠埃希菌、霍乱弧菌）：主要通过抑制小肠绒毛上皮细胞吸收 Na^+、Cl^- 和水，使小肠液分泌增多，超过结肠吸收能力而导致腹泻。

侵袭性肠炎（如侵袭性大肠埃希菌、空肠弯曲菌、耶尔森菌、沙门菌属、金黄色葡萄球菌等）：主要引起肠黏膜充血、水肿、炎细胞浸润、溃疡和渗出等，从而排出含有白细胞和红细胞的痢疾样大便；因结肠炎症使不能充分吸收来自小肠的液体等，使之发生水泻。

（2）非感染性腹泻：当摄入食物的量过多或食物质的改变，食物不能被充分消化吸收而堆积于小肠上部，使局部酸度减低，肠道下部细菌上移和繁殖，使食物腐败和发酵，造成肠蠕动亢进，引起腹泻、脱水、电解质紊乱。毒素的吸收会产生中毒症状。

二、临床表现

根据病程将病程在 2 周以内的称急性腹泻、2 周至 2 个月称迁延性腹泻、2 个月以上称慢性腹泻。根据病情将腹泻分为轻型（无脱水及中毒症状）、中型（轻、中度脱水或有轻度中毒症状）及重型（重度脱水或有明显中毒症状）腹泻。

1．腹泻病共同的临床表现

（1）胃肠道症状

1）轻型腹泻：多由肠道外感染、饮食、气候因素引起，以胃肠道症状为主。患儿有食欲缺乏，偶有呕吐，大便每日数次或 10 余次，呈黄色或黄绿色，稀薄或带水，有酸味，可有奶瓣或少量黏液。

2）中、重型腹泻：多由肠道内感染引起。患儿常有呕吐，严重者吐咖啡渣样液体，每日大便 10 余次至数十次，每次量较多，呈蛋花汤或水样，可有少量黏液。侵袭性肠炎引起者大便呈脓血样。

（2）全身中毒症状：轻型腹泻患儿偶有低热；中、重型腹泻患儿有发热、精神萎靡或烦躁不安、意识朦胧甚至昏迷等。

（3）水、电解质及酸、碱平衡紊乱

1）脱水：主要表现眼窝及前囟凹陷、黏膜及皮肤干燥、皮肤弹性差、眼泪及尿量减少、口渴、烦躁、嗜睡甚至昏迷、休克等。临床上将脱水分为轻、中、重三度。

由于腹泻患儿丢失的水和电解质比例不同，可造成等渗性、低渗性、高渗性脱水。等渗性脱水最常见，为一般脱水表现；低渗性脱水以周围循环衰竭为突出表现，如眼窝、前囟凹陷、皮肤黏膜干燥、皮肤弹性差、尿少，甚至血压下降、嗜睡、昏迷等，而口渴不明显、尿比重低；高渗性脱水较少见，以口渴、高热、烦躁、惊厥、肌张力增高为突出表现。

2）代谢性酸中毒：腹泻丢失大量碱性物质；进食少和肠吸收不良，摄入热量不足导致脂肪分解增加，酮体生成增多；血容量减少，血液浓缩，循环缓慢，组织缺氧，乳酸堆积；肾血流不足，尿量减少，酸性代谢产物在体内堆积。故中、重度脱水都有不同程度的酸中毒，表现口唇樱桃红色或发绀、呼吸深大、呼出气体有烂苹果味等，精神萎靡或烦躁不安、嗜睡甚至昏迷。

3）低钾血症：呕吐、腹泻时大量丢失钾；进食少导致钾摄入不足；肾的保钾功能比保钠差。故腹泻病时多有不同程度的低钾，尤其多见腹泻时间长和营养不良的患儿。但在脱水未纠正前，由于血液浓缩，酸中毒时钾由细胞内向细胞外转移；尿少排钾也减少等原因，体内钾总量虽少,但血钾可维持正常。随着脱水的纠正、血钾被稀释、酸中毒被纠正和输入的葡萄糖合成糖原等,钾由细胞外向细胞内转移;利尿后钾排出增加;大便继续失钾等因素,使血钾下降,随即出现缺钾症状。主要表现有神经、肌肉兴奋性降低,精神萎靡,腱反射减弱或消失,腹胀,肠鸣音减弱甚至肠麻痹,心音低钝,心律失常等。心电图示 T 波改变、ST 段下降,T 波低平,出现 U 波。

4)低钙和低镁血症:腹泻患儿进食少,吸收不良,大便丢失钙、镁等原因,致体内钙、镁减少,腹泻较久、活动性佝偻病和营养不良患儿中更常见。但在脱水和酸中毒时,因血液浓缩和离子钙增加,可不出现低钙表现,待脱水和酸中毒纠正后,离子钙减少,出现手足搐搦和惊厥等低钙血症表现。极少数患儿经补钙后症状仍不好转,应考虑为低镁血症,表现手足震颤、抽搐。

2.几种常见类型肠炎的临床特点

(1)轮状病毒肠炎:是秋、冬季婴幼儿腹泻最常见的病原,好发于 6～24 个月婴幼儿。经粪—口传播,潜伏期 1～3 d,起病急,常伴发热、上呼吸道感染症状,无明显中毒症状。病初呕吐,随后腹泻,大便次数多、量多、水分多,呈黄色水样或蛋花汤样,无腥臭味。常伴脱水、酸中毒。近年报道,轮状病毒可侵犯多个脏器,如心肌、神经系统。本病有自限性,病程 3～8 d。大便镜检偶见少量白细胞。

(2)产毒性细菌引起的肠炎:多发生于夏季,以 5～8 月份为多。潜伏期 1～2 d,起病急。重症腹泻频繁,量多,呈蛋花汤样或水样,混有黏液,镜检无白细胞,伴呕吐。常合并水、电解质紊乱,酸中毒。属自限性疾病。

(3)侵袭性细菌(包括侵袭性大肠埃希菌、空肠弯曲菌、耶尔森菌、鼠伤寒杆菌等)引起的肠炎:多发生在夏季,症状与细菌性痢疾相似。发病急,高热、惊厥、呕吐、腹痛、里急后重,频繁腹泻,大便呈黏液样或脓血便,有腥臭。全身中毒症状重,甚至感染性休克。大便镜检可见大量白细胞和数量不等的红细胞。

粪便细菌培养可找到相应病原菌。

(4)出血性大肠埃希菌肠炎:大便次数增多,初为黄色水样便,后转为血水便,有特殊臭味,伴腹痛。大便镜检有大量红细胞,一般无白细胞。

(5)抗生素诱发的肠炎:多继发于使用大量抗生素后,免疫功能低下、长期用糖皮质激素者、营养不良者更易发病。病程和症状与耐药菌株的不同及菌群失调的程度有关。婴幼儿病情较重。①金黄色葡萄球菌肠炎:多继发于使用大量抗生素后,表现为发热、呕吐、腹泻,典型大便呈暗绿色,量多混有黏液,伴中毒症状、脱水和电解质紊乱,甚至休克。大便镜检有大量脓细胞和 G+ 球菌,培养有葡萄球菌生长,凝固酶阳性。停用抗生素后自然缓解。②假膜性肠炎:由难辨梭状芽胞杆菌引起,表现为腹泻,大便呈黄绿色水样,有假膜排出,少数带血,易出现脱水、电解质紊乱和酸中毒,伴发热、腹胀和全身中毒症状。炎症指标升高,大便厌氧菌培养可阳性。③真菌性肠炎:多为白色念珠菌所致,常继发其他感染或菌群失调,常伴鹅口疮。大便次数增多,黄色稀便,泡沫多、带黏液,有时见豆腐渣样(菌落)细块;大便镜检有真菌孢子体和菌丝。

3.生理性腹泻

多见于 6 个月以内的婴儿,外观虚胖,常见湿疹。生后不久即腹泻,除大便次数增多外,小儿精神食欲好,体重增长正常,不影响生长发育。

添加辅食后,大便逐渐转为正常。

三、实验室检查

1.血常规

白细胞总数及中性粒细胞增多提示细菌感染;降低提示病毒感染;过敏性肠炎或寄生虫引起的肠炎嗜酸性粒细胞增多。

2.粪便检查

大便镜检有大量脂肪球,无或偶见白细胞者多为侵袭性肠炎以外的病因引起;反之,大便镜检有较多白细胞者多为各种侵袭性细菌引起,大便培养可检出致病菌。可疑病毒性肠炎者可做病毒学检查。

3.血生化检查

血钠测定有助于判断脱水性质;血钾、血钙浓度测定有助于判断有无低钾、低钙血症;血气分析帮助诊断有无酸碱失调及程度。

四、护理措施

1.基础护理

(1)调整饮食:强调继续饮食,以满足生理需要,补充疾病消耗,以缩短康复时间。但严重呕吐者可暂禁食 4～6 h(不禁水),待好转后继续喂食,由少到多、由稀到稠。母乳喂养的婴儿继续哺乳,暂停辅食;人工喂养者可喂以等量米汤或稀释的牛奶或其他代乳品,由米汤、粥、面条等过渡到正常饮食。病毒性肠炎者多有双糖酶(主要是乳糖酶)缺乏,可暂停乳类喂养,改为豆类、淀粉代乳品或发酵奶,或去乳糖配方奶粉以减轻腹泻。腹泻停止后继续给予富含热卡和营养价值高的饮食,并每日加餐 1 次,共 2 周。

(2)加强日常护理:①保持室内清洁、舒适、温湿度适宜。②对感染性腹泻患儿应做好消毒隔离,与其他小儿分室收治;食具、衣物、尿布应专用;医护人员及母亲喂奶前及换尿布后要洗手,并做好床边隔离;对粪便和被污染的衣、被进行消毒处理,防止交互感染。③准确记录24 h液体出入量。

2.疾病护理

(1)纠正水、电解质紊乱及酸碱失衡。

1)口服补液盐(ORS):适用于轻、中度脱水而无严重呕吐者。轻度脱水 50～80 mL/kg,中度脱水 80～100 mL/kg,于 8～12 h 将累积损失量补足。脱水纠正后,可将余量 ORS 用等量水稀释按病情需要随意口服。服用 ORS 液时应注意:口服传统 ORS 液时让患儿照常饮水,防止高钠血症的发生;患儿如眼睑出现水肿,应停止服用 ORS 液,改用白开水;新生儿或心、肾功能不全、休克及明显呕吐腹胀者不宜应用 ORS 液。

2)静脉补液:适用于中度以上脱水、吐泻严重或腹胀的患儿。分为第 1 d 补液和第 2 d 及以后补液。

第 1 d 补液:输液总量包括三部分,即补充累积损失量、生理需要量和继续丢失量。一般轻度脱水为 90～120 mL/kg,中度脱水 120～150 mL/kg,重度脱水为 150～180 mL/kg。溶液种类:根据脱水性质选择不同张力的混合液,一般等渗性脱水用 1/2 张含钠液、低渗性脱水用2/3张含钠液、高渗性脱水用 1/3 张含钠液。若判断脱水性质有困难,先按等渗性脱水处理。输液速度:对重度脱水有周围循环衰竭者,应先扩容,给予 2∶1 液等张含钠液,20 mL/kg,30～60 min输入。累积损失量(扣除扩容液量)在 8～12 h 补完,滴速每小时 8～10 mL/kg;继续丢失和生理需要量在 $12\sim16$ h 补完,约每小时 5 mL/kg。纠正酸中毒、低钾血症、低钙血症、低镁血症。

第 2 d 及以后补液:主要补充继续丢失量和生理需要量,可改为口服补液,输液量根据吐泻和进食情况估算。若口服量不足或口服困难者仍需静脉补液。继续补钾,供给能量。

静脉补液期间应注意:速度过快易发生心力衰竭及肺水肿,速度过慢则脱水不能及时纠正。补液中应观察患儿前囟、皮肤弹性、眼窝凹陷情况及尿量,若补液合理,$3\sim4$ h 应排尿,表明血容量恢复。若 24 h 患儿皮肤弹性及眼窝凹陷恢复,说明脱水已纠正。若尿量多而脱水未纠正,表明液体中葡萄糖液比例过高;若输液后出现眼睑水肿,说明电解质溶液比例过高。及时观察静脉输液是否通畅,局部有无渗液、红肿。准确记录第 1 次排尿时间、24 h 出入量,根据患儿基本情况,调整液体入量及速度。

(2)加强臀部护理:选用清洁、柔软的布类尿布,避免使用塑料布或橡皮布包裹,及时更换;每次便后用温水清洗臀部,蘸干、涂 5%鞣酸软膏或 40%氧化锌油,保持会阴部及肛周皮肤干燥;如局部有溃疡时,可按臀红的程度增加暴露部位或用灯泡照射、理疗等促使创伤干燥愈合。

(3)对症处理

1)眼部护理:重度脱水患儿泪液减少,结膜、角膜干燥,且眼睑不能闭合,角膜暴露容易受伤引起感染。可用生理盐水浸润角膜,点眼药膏,眼罩覆盖。

2)发热的护理:体温过高者给予物理或药物降温,及时擦干汗液和更衣,多饮水,做好口腔及皮肤护理。

3)腹痛的护理:腹痛时可按摩患儿腹部做好腹部保暖,转移注意力,严重者可遵医嘱应用解痉药物。

4)腹泻的护理:避免使用止泻药,如洛哌丁胺,因有抑制胃肠动力的作用,增加细菌繁殖和毒素的吸收,对感染性腹泻有时是很危险的。

(4)观察病情

1)观察生命体征:应观察体温、脉搏、呼吸、血压、末梢循环、尿量等,并监测体重。

2)观察排便情况:观察记录大便次数、量、颜色、性状、气味,有无黏液。按医嘱及时送检粪标本。

3)观察脱水情况:注意有无低钾血症、低钙血症、代谢性酸中毒的表现,遵医嘱及时采血做电解质和血气分析。

3.健康指导

(1)向家长介绍腹泻病的病因、潜在并发症、转归和相关治疗措施;指导臀部护理、出入量监测和脱水表现的观察;宣教饮食、用药和输注中的护理要点,如服用微生态制剂时,指导家长不要与抗生素同服,应间隔至少 2 h 以上。

(2)指导家长对不住院患儿的家庭护理,介绍预防脱水的方法,指导口服补液盐的配制、喂养方法和注意事项。

(3)指导家长患儿出院后注意饮食卫生、合理喂养、预防气候变化时患儿受凉或过热;避免长期滥用抗生素,以免造成肠道菌群失调而引起肠炎迁延不愈。

(4)如在流行地区和季节,可根据家长的意愿进行轮状病毒肠炎疫苗的接种。

(徐文进)

第二节　小儿急性坏死性肠炎的护理

急性坏死性肠炎是以小肠急性广泛性、出血性、坏死性炎症为特征的消化系统急症,又称急性出血性坏死性肠炎、节段性肠炎。3～12 岁儿童多见,全年均可发病,但春夏季为发病高峰。

一、病因与发病机制

病因与发病机制尚不明了,多认为与肠黏膜缺血缺氧、喂养不当、感染、变态反应及肠道营养不良有关。感染因素中最重要的是 C 型产气荚膜杆菌。

二、临床表现

1. 胃肠道症状

起病急,一般无前驱症状,表现多样。

(1)腹痛:常为首发症状,多位于脐周或亦可下腹部,呈持续性钝痛伴阵发性加重。晚期出现腹肌紧张、压痛、反跳痛等腹膜炎症状。

(2)腹泻与便血:开始为水样或黄色稀便,继而出现赤豆汤样血水便或果酱样暗红色糊便,有特殊腥臭味。

(3)不同程度腹胀:病初肠鸣音亢进,以后逐渐减弱以致消失。当肠管穿孔或坏死时,出现腹肌紧张、普遍压痛、反跳痛、提示并发腹膜炎。

(4)呕吐:轻重不一,多为胃内容物,严重者可吐咖啡样物。

2. 全身中毒症状

表现发热、精神萎靡、烦躁、嗜睡、面色苍白,严重时可发生感染性休克,有明显脱水、电解质紊乱。

三、实验室检查

1. 血白细胞及中性粒细胞增高,核左移,重者血小板减少。
2. 大便隐血呈强阳性。
3. 腹部 X 线有特征性改变,早期可见小肠充气,肠壁积气,肠管扩张;其后肠管僵直,肠壁增厚,肠间隙增宽,肠腔内多个液平面。

四、治疗要点

1. 禁食、胃肠减压,给予静脉营养。
2. 发生休克者积极纠治,包括扩容、纠正酸中毒及电解质紊乱、使用血管活性药物。
3. 危重期应用肾上腺皮质激素,抗生素应选择氨基糖苷和头孢菌素类合用。

五、护理措施

1. 基础护理

(1)饮食管理:血便与腹胀期间应禁食,一般 5～7 d,重症可延至 14 d。恢复饮食指征为腹胀消失、大便隐血转阴,患儿有觅食表现。恢复饮食的原则从少量逐渐增加,从流质、半流质过渡到少渣食物、直至恢复到高热量、高蛋白、低脂肪的正常饮食。在恢复饮食过程中再度出现腹胀和呕吐,应重新禁食。对明确手术的患儿,须问清最后一次进食时间,以确保手术前禁食4~6 h。

(2)补充液体、维持营养:禁食期间应静脉补液,以保证体液和营养的供给,维持水、电解质和酸碱平衡。准确记录 24 h 出入量。

(3)体位:取侧卧位或半卧位,以减轻腹部张力,缓解疼痛。

(4)加强日常护理:①保持室内清洁、舒适、温湿度适宜;②做好口腔护理;③对患儿提供抚慰等支持性护理活动。

2.疾病护理

(1)腹胀明显者立即胃肠减压并做好胃肠减压的护理。观察腹胀改善情况及引流液颜色、质和量。一般不宜使用止痛药。

(2)遵医嘱给予抗生素控制感染。

(3)密切观察病情,及时通知医生处置。

1)观察并记录大便情况(量、次数、颜色及性质),及时送检大便标本。每次便后用温水清洗臀部,并涂鞣酸软膏,防止臀红。

2)密切注意肠鸣音变化、腹痛、腹胀及腹部体征,若患者出现肠穿孔、腹膜炎等,立即通知医生。如考虑手术,需做好术前准备及术前教育。

3)记录生命体征及神志、尿量变化。患儿一旦出现面色发灰、精神萎靡、四肢发凉、脉搏细弱,提示中毒性休克,应迅速建立静脉通路,并按医嘱补量,改善微循环、纠正脱水、电解质紊乱及酸中毒。

3.健康指导

帮助家长掌握有关饮食控制、臀部及口腔卫生的护理知识;指导家长观察病情并了解病情转归,如需手术治疗,能取得理解和配合。

(徐文进)

第三节　小儿急性上呼吸道感染的护理

急性上呼吸道感染(acute upper respiratory infection,AURI)简称上感,是小儿最常见的疾病,主要指鼻、鼻咽和咽部的急性感染。亦常用"急性鼻咽炎""急性咽炎""急性腭扁桃体炎"等名词诊断。该病全年均可发生,以冬春季多见。

一、病因

90%以上由病毒引起,如呼吸道合胞病毒、流感病毒、副流感病毒、腺病毒、鼻病毒、柯萨奇病毒、单纯疱疹病毒、EB 病毒等。病毒感染后可继发细菌感染,常见有溶血性链球菌、肺炎链球菌等。由于上呼吸道的解剖、生理和免疫特点,婴幼儿易患呼吸道感染,若有维生素 D 缺乏性佝偻病、营养不良、贫血等,则易发生反复上呼吸道感染使病程迁延。气候改变、空气污浊、护理不当等容易诱发本病。

二、临床表现

症状轻重不一，与年龄、病原体和机体抵抗力有关。

1. 一般类型上感

（1）症状：婴幼儿局部症状不明显而全身症状重；年长儿全身症状轻，以局部症状为主。①局部症状：流涕、鼻塞、喷嚏、咳嗽、咽部不适和咽痛等。②全身症状：发热、畏寒、头痛、咳嗽、拒奶、乏力等，可伴有呕吐、腹泻、腹痛、烦躁，甚至高热惊厥。部分患儿发病早期可有脐周围阵发性腹痛，无压痛，与发热所致肠痉挛或肠系膜淋巴结炎有关。

（2）体征：可见咽部充血、水肿及咽部滤泡，腭扁桃体充血，颌下淋巴结肿大、触痛。肠道病毒感染者可出现不同形态皮疹。肺部听诊一般正常。

2. 两种特殊类型上感

（1）疱疹性咽峡炎：病原体为柯萨奇 A 组病毒，好发于夏秋季。主要表现为急起高热、咽痛、流涎、拒食、呕吐等。体检可见咽充血，咽腭弓、悬雍垂、软腭等处黏膜上有 2～4 mm 大小灰白色的疱疹，周围有红晕，疱疹破溃后形成小溃疡。病程 1 周左右。

（2）咽—结合膜热：病原体为腺病毒（3 型、7 型），好发于春夏季，可在集体小儿机构中流行。临床以发热、咽炎、结合膜炎为特征，主要表现为高热、咽痛、眼部刺痛、畏光、流泪等。体检可见咽充血，一侧或双侧滤泡性眼结合膜炎，结膜充血明显，颈部及耳后淋巴结肿大。病程 1～2 周。

（3）并发症：婴幼儿上感可并发中耳炎、鼻窦炎、咽后壁脓肿、腭扁桃体周围脓肿、颈淋巴结炎、喉炎、支气管炎及肺炎等。年长儿可因链球菌感染而并发急性肾炎及风湿热。病毒引起的上感还可引起心肌炎、脑炎等。

三、实验室检查

血常规检查：病毒感染者白细胞计数正常或偏低；细菌感染者白细胞计数增高，中性粒细胞增高。

四、治疗要点

（1）以支持疗法及对症治疗为主，防治并发症。强调多休息，保持良好的环境，多饮水，补充维生素 C。

（2）抗病毒药物常用利巴韦林，配合中药治疗。有继发细菌感染或发生并发症者可选用抗生素，如确为链球菌感染者应用青霉素，疗程 10～14 d。

五、护理措施

1. 基础护理

（1）促进舒适：注意环境温度，保持室内温度 18 ℃～22 ℃，湿度 50%～60%，保持室内空气清新，每日通风 2 次以上。衣被厚薄适度，以利于散热，出汗后应及时更换衣服，避免因受凉而使症状加重或反复。

（2）保证营养和水分的摄入，鼓励患儿多饮水，给予易消化和富含维生素的清淡饮食。

（3）加强口腔护理，保证口腔清洁。咽部不适或咽痛时可用温盐水或复方硼酸液漱口、含服润喉片或应用咽喉喷雾剂等。

（4）及时清除鼻腔及咽喉部分泌物，保证呼吸道通畅。鼻塞严重时应先清除鼻腔分泌物后用羟甲唑啉滴鼻液，每次 1～2 滴，2～3 次/天，对因鼻塞而妨碍吮奶的婴儿，宜在哺乳前 15 min滴鼻，使鼻腔通畅，保证吸吮。

2.疾病护理

（1）维持体温正常

1）密切观察体温变化：当体温超过 38.5 ℃时给予物理降温，如头部、腋下及腹股沟处置冰袋冷敷，温水擦浴或冷盐水灌肠等。按医嘱给予退热药，嘱多饮水。定时监测体温，并准确记录。

2）预防热性惊厥：既往有热性惊厥史的患儿，要注意及时降温，必要时可遵医嘱用镇静药。当高热患儿出现惊厥先兆时，立即通知医生，就地抢救，保持安静，按小儿惊厥处理。

（2）病情观察：①密切观察体温变化，警惕高热惊厥的发生。②经常观察口腔黏膜及皮肤有无皮疹，注意咳嗽的性质及神经系统症状等，以便能早期发现麻疹、猩红热及流行性脑脊髓膜炎等急性传染病。③如有咽后壁脓肿时，应及时报告医生，同时要注意防止脓肿破溃后脓液流入气道引起窒息。④遵医嘱用药，并注意药物反应。

3.健康指导

（1）指导家长掌握上呼吸道感染的预防知识和护理要点，熟悉相应的应对技巧，如患儿的居室要经常通风，保持室内空气清新；加强体格锻炼，多进行户外活动，以增强机体的抵抗力；气候变化时及时添加衣服，避免过热或过冷；呼吸道疾病流行期间，尽量避免去人多拥挤的公共场所。

（2）合理饮食起居，保证充足的营养和睡眠，鼓励母乳喂养，及时添加辅食。

（3）积极防治各种慢性病，如佝偻病、营养不良及贫血等，按时预防接种。

（4）在集体小儿机构中，如有上感流行趋势，应早期隔离患儿，必要时进行空气消毒。

（徐文进）

第四节　小儿急性支气管炎的护理

急性支气管炎（acute bronchitis）是指由于各种致病原引起的支气管黏膜的急性炎症，气管常同时受累，故又称为急性气管支气管炎，婴幼儿多见。常继发于上呼吸道感染，或为一些急性呼吸道传染病（麻疹、百日咳等）的一种临床表现。

一、病因

凡能引起上呼吸道感染的病毒或细菌均可引起支气管炎，常为混合感染。免疫功能低下、特异性体质、营养不良、佝偻病和支气管局部结构异常等均为本病的危险因素；气候变化、空气污染、化学因素的刺激为本病的诱发因素。

二、临床表现

大多先有上呼吸道感染症状，咳嗽为主，初为刺激性干咳，以后有痰且有时带血。婴幼儿全身症状较明显，常有发热、食欲缺乏、乏力、呕吐、腹胀、腹泻等症状，一般无气促和发绀。体检：双肺呼吸音粗，或有不固定的散在的干、湿啰音。

婴幼儿可发生一种特殊类型的支气管炎，称为哮喘性支气管炎，又称喘息性支气管炎，系指婴幼儿时期以喘息为突出表现的急性支气管炎。患儿除有上述临床表现外，主要特点有：①多见于 3 岁以下，有湿疹或其他过敏史的患儿；②咳嗽频繁，并有呼气性呼吸困难伴喘息，夜间或清晨较重，或在哭闹、活动后加重，肺部叩诊呈鼓音，听诊两肺布满哮鸣音及少量粗湿啰音；③有反复发作倾向，但大多患儿随年龄增长而发作减少，至 4～5 岁停止发作，但有少数患儿可发展为支气管哮喘。

三、实验室检查

1.血常规检查

病毒感染者白细胞正常或偏低，细菌感染者白细胞增高。

2.胸部 X 线检查

多无异常改变，或有肺纹理增粗，肺门阴影加深。

四、治疗要点

1.控制感染

有发热、痰多而黄，考虑细菌感染者使用抗生素。

2.对症治疗

止咳、化痰、平喘等。对于刺激性咳嗽常用复方甘草合剂、急支糖浆等；喘息者可用氨茶碱，也可行超声雾化吸入。一般不用镇咳药或镇静药，以免抑制咳嗽反射，影响痰液咳出。

五、护理措施

1.基础护理

(1)保持室内空气清新，避免对流风，温、湿度适宜，减少对支气管黏膜的刺激，以利于排痰。

(2)保证充足的水分及营养供给，注意休息，减少活动。

(3)保持口腔清洁，婴幼儿可在进食后喂适量的温开水，以清洁口腔，年长儿应在晨起、餐后、睡前漱洗口腔。

2.疾病护理

(1)保持呼吸道通畅：①卧位时可抬高头胸部，并经常变换患儿体位，拍击背部，促进排痰；指导并鼓励患儿有效咳嗽，采用超声雾化吸入或蒸汽吸入，以湿化呼吸道，必要时用吸引器清除痰液，保持呼吸道通畅。②按医嘱使用抗生素、止咳祛痰及平喘药并注意观察药物疗效及不良反应。③哮喘性支气管炎的患儿，注意观察有无缺氧症状，必要时吸氧。

(2)维持体温正常：密切观察体温变化，体温＞38.5 ℃时采取物理降温或按医嘱给予药物降温，以防发生惊厥。

(徐文进)

第五节　先天性心脏病的护理

一、概述

先天性心脏病,是胎儿时期心脏血管发育异常而导致的畸形,是小儿最常见的心脏病。发病率为活产婴儿的 7‰～8‰,年龄越小,发病率越高。心脏在胚胎发育阶段,受到某些因素影响,导致心脏某个部位的发育停顿或异常,均可造成先天性心脏血管畸形。

致病因素可分为两类,遗传因素和环境因素。遗传因素,单基因突变在先天性心脏血管畸形中,可伴有心脏外畸形,占 1%～2%。临床可见 Marfan 综合征和 Noonan 综合征。染色体畸变,占 4%～5%。多伴有心脏外其他畸形。临床可见唐氏综合征、13 三体综合征。多基因突变,多数为心血管畸形不伴有其他畸形。先天性代谢紊乱,体内某种酶的缺乏,如糖原贮积病等。环境因素很多,重要的原因有宫内感染(风疹、流行性感冒、流行性腮腺炎和柯萨奇病毒感染等),孕母缺乏叶酸、与大剂量放射线接触、药物影响(抗癌药、甲糖宁等)、患有代谢性疾病(糖尿病、高钙血症)或能造成宫内缺氧的慢性疾病。所以,先天性心脏病可能是胎儿周围的环境和遗传因素相互作用的结果。

根据左右心腔或大血管间有无分流和临床有无青紫,可分为 3 类。

1.左向右分流型

在左、右心之间或与肺动脉之间具有异常通路,正常情况下,体循环的压力高于肺循环的压力,左心压力高于右心压力,血液从左向右侧分流,故平时不出现青紫。当剧烈哭闹或任何原因使肺动脉或右心室压力增高并超过左心室时,血液自右向左分流,可出现暂时性青紫。常见房、室间隔缺损或动脉导管未闭。

2.右向左分流型

多见于复杂性先天性心脏病,因右心系统发育异常,静脉血流入右心后不能全部流入肺循环,达到氧合作用,有一部分或大部分自右心或肺动脉流入左心或主动脉,直接进入体循环,出现持续性青紫。根据肺血流量的多少,将右向左分流分为肺缺血性(法洛四联征、三尖瓣闭锁)和肺充血性(完全性大动脉转位、总动脉干等)。

3.无分流型

心脏左、右两侧或动、静脉之间无异常通路或分流。通常无青紫,只有在心力衰竭时才发生。梗阻型常见疾病如肺动脉口狭窄和主动脉缩窄等,反流型二尖瓣关闭不全、肺动脉瓣关闭不全等,其他类型的心脏病少见,如主动脉弓畸形、右位心等。

二、常见先天性心脏病

(一)动脉导管未闭

动脉导管未闭(patent ductus arteriosus,PDA)是指出生后动脉导管持续开放,血流从主动脉经导管分流至肺动脉,进入左心,并产生病理生理改变。动脉导管未闭占先天性心脏病发病总数的 9%～12%,女比男多,男女之比 1∶3。

1.临床表现

临床症状的轻重,取决于导管管径粗细和分流量的大小。动脉导管较细,症状较轻或无症状。导管粗大者,分流量大,表现为气急、咳嗽、乏力、多汗、生长发育落后等。偶见扩大的肺动脉压迫喉返神经而引起声音嘶哑。严重肺动脉高压时,产生差异性发绀,下肢青紫明显,杵状趾。查体可见,胸骨左缘第1～2肋间有响亮的连续性机器样杂音,占据整个收缩期和舒张期,伴震颤,传导广泛。分流量大时心尖部可闻高流量舒张期杂音。P_2增强或亢进。周围血管征阳性:血压脉压增大≥5.3 kPa(40 mmHg);可见甲床毛细血管搏动;触到水冲脉;可闻及股动脉枪击音等。常见并发症为充血性心力衰竭,感染性心内膜炎,严重肺动脉高压晚期艾森曼格综合征。

2.实验室检查

(1)X线检查:分流量小者可正常;分流量大时左心房、左心室增大;肺动脉高压时,右心室也明显增大。

(2)心电图:导管细者,心电图无改变,分流量大左心房、左心室大;双心室增大;肺动脉高压者,以右心室肥厚为主。

(3)超声心动图:对诊断极有帮助,二维超声心动图可以直接探查到未闭合的动脉导管,常选用胸骨旁肺动脉长轴观或胸骨上主动脉长轴观。脉冲多普勒在动脉导管开口处可探测到典型的收缩期与舒张期连续性湍流谱。彩色多普勒血流显像可直接见到分流的方向和大小。

3.治疗要点

(1)药物治疗:吲哚美辛(消炎痛),强心、利尿、抗感染。

(2)导管介入堵闭术

1)适应证:不合并必须外科手术的其他心脏畸形。年龄通常≥6个月,体重≥4 kg,动脉导管最窄直径≥2.5 mm。可根据大小及形状选用不同的封堵器。

2)禁忌证:依赖PDA生存的心脏畸形;严重肺动脉高压导致右向左分流;重症感染性疾病等。

(3)外科手术结扎:手术适宜任何年龄,<1岁婴儿反复发生呼吸道感染、心力衰竭等,合并其他心脏畸形者应手术治疗。

4.预后

动脉导管的介入治疗或手术治疗效果良好,手术病死率<1%。

(二)房间隔缺损

房间隔缺损(atrial septal defect,ASD),占小儿先心病10%左右。男女比例为1:2～1:3。按缺损部位可分为原发孔型(孔型),占所有房间隔缺损15%,缺损位于心内膜垫与房间隔交接处;常累及房室瓣等结构,引起二尖瓣前瓣裂、三尖瓣隔瓣裂也称部分型心内膜垫缺损;静脉窦型房间隔缺损,占所有房间隔缺损5%,分上腔型和下腔型。上腔型房间隔缺损,缺损位于上腔静脉入口处,右上肺静脉常经此处异位引流右心房;下腔型房间隔缺损,缺损位于下腔静脉开口处,常伴有肺静脉畸形引流入右心房。冠状静脉窦型房间隔缺损,占所有房间隔缺损的2%,缺损位于冠状静脉窦上端与左心房间,造成左心房血流经冠状静脉窦缺口分流右心房。

1.临床表现

房间隔缺损的临床表现随缺损的大小而不同。缺损小者,仅在体检时发现胸骨左缘第2～3肋间有收缩期杂音,婴儿和儿童期多无症状。缺损大者,由于体循环血量减少,表现为气促、乏力和影响生长发育,当哭闹、患肺炎或心力衰竭时,右心房压力可超过左心房,出现暂时性青紫。查体可见生长发育落后、消瘦,心前区较饱满,心尖搏动弥散,心浊音界扩大,胸骨左缘第2~3肋间可闻及3~4级收缩期喷射性杂音,肺动脉瓣区第二音增强或亢进,并呈固定分裂。

2.实验室检查

(1)X线检查:心脏外形呈现轻—中度扩大,以右心房、右心室增大为主,肺动脉段突出,肺门血管影增粗,可见肺部"舞蹈"征,肺野充血,主动脉搏动影缩小。

(2)心电图:电轴右偏+90~+180。不完全性右束支传导阻滞,部分患儿尚有右心房和右心室肥大。

(3)超声心动图:M型超声心电图可显示右心房和右心室内径增大和室间隔矛盾运动。二维超声心动图可见房间隔回声中断,并可显示缺损的位置和大小。多普勒彩色血流显像可观察到分流的位置、方向且能估测分流的大小。

3.治疗要点

(1)内科治疗:强心、利尿、抗感染、扩张血管及对症治疗。

(2)导管介入堵闭术

1)适应证:年龄≥3岁,直径≥4 mm,不合并必须外科手术的其他心脏畸形。

2)禁忌证:静脉窦型房间隔缺损,活动性感染性心内膜炎;出血性疾病;重度肺动脉高压导致右向左分流,左心房发育差等。

(3)外科治疗:原发孔型及静脉窦型房间隔缺损,一般外科手术治疗。

4.预后

自然关闭:小型房间隔缺损(直径<3 mm或介于3~8 mm),1岁前有可能自然关闭。儿童时期大多数可保持正常生活,常因杂音不典型而延误诊断。缺损较大时,分流量较大,分流量占体循环血量的30%以上,不经治疗活至成年时,有可能出现肺动脉高压,一旦出现艾森曼格综合征即为手术和介入治疗禁忌证。

(三)室间隔缺损

室间隔缺损(ventricular septal defect,VSD)是最常见的先天性心脏病,占先天性心脏病的25%~40%,单独存在约占25%,也可与其他心脏畸形同时存在。按缺损的部位、缺损边缘组织性质,最多见为膜周部缺损,占60%~70%,位于主动脉下,由膜部与之接触的3个区域(流入道、流出道或小梁肌部)延伸而成。肌部缺损,占20%~30%,又分为窦部肌肉缺损(肌部流入道)、漏斗隔肌肉缺损(嵴上型或干下型)及肌部小梁部缺损。其临床表现与缺损的大小有关。

1.实验室检查

(1)X线检查:小到中型缺损者心影大致正常或轻度左心房、左心室增大。大型缺损者,肺纹理明显增粗增多,左心室、右心室均增大。重度肺动脉高压时,右心室大为主,肺动脉段明显凸出,肺门血管呈"残根状"。

(2)心电图:小型室缺心电图正常。分流量大者左心房大、左心室肥厚或双心室肥厚,重度肺动脉高压时以右心室肥厚为主。流入部隔瓣下缺损者心电图改变常有类似心内膜垫缺损,电轴左偏,aVF导主波向下及Ⅰ度房室传导阻滞。

(3)超声心动图:二维超声心动图及彩色多普勒血流显像示:室间隔连续性中断,可判定室间隔缺损的部位和缺损的直径大小;心室水平有左向右分流束(晚期肺动脉高压可出现右向左分流);可探测跨隔压差并计算出分流量和肺动脉压力。

2.治疗要点

(1)内科治疗:强心、利尿、抗感染、扩张血管及对症治疗。用抗生素控制感染,强心苷、利尿药改善心脏功能。对合并肺动脉高压者,应用血管扩张药,合理应用抗生素,控制肺部感染,争取手术时机。

(2)导管介入性堵闭术

1)适应证:膜部缺损:年龄≥3岁,室缺距主动脉瓣≥3 mm;肌部室缺≥5 mm或术后残余分流。

2)禁忌证:活动性感染性心内膜炎;心内有赘生物、血栓;重度肺动脉高压伴双向分流者。

(3)外科治疗:小型室间隔缺损不需手术治疗,一般不影响寿命。中到大型可手术治疗。

3.预后

30%～60%膜部室缺和肌部室缺可自行关闭,多在5岁以前,小型缺损关闭率高。中、重型缺损者,婴儿期可反复出现呼吸道感染,形成重度肺动脉高压,逆向分流形成艾森曼格综合征而危及生命。

(四)法洛四联症

法洛四联症(tetralogy of Fallot)是一种常见的青紫型先天性心脏病。占先心病的12%～14%。本病4种病理改变为肺动脉狭窄、室间隔缺损、主动脉骑跨和右心室肥厚。其中以肺动脉狭窄为主要畸形。

1.临床表现

(1)青紫:主要临床表现为青紫,其程度和出现早晚与肺动脉狭窄程度有关。多于生后3～6个月逐渐出现青紫。见于毛细血管丰富的部位,如唇、指(趾)、甲床、球结膜等处。因患儿长期处于缺氧状态中,可使指、趾端毛细血管扩张增生,局部软组织和骨组织也增生性肥大,出现杵状指。因血液中血氧含量降低,活动耐力差,稍一活动,即可出现气急、青紫加重。

(2)蹲踞症状:是法洛四联症活动后常见的症状。患儿活动后,常主动蹲踞片刻,蹲踞时下肢屈曲,体循环阻力增大,右向左分流减少。蹲踞时下腔静脉回心血量减少,体循环血氧饱和度增加,使缺氧症状暂时得到缓解。

(3)缺氧发作:婴儿期常有缺氧发作史,其机制可能为激动刺激右心室流出道的心肌使之发生痉挛和收缩,右心室流出道阻塞。临床可见患儿呼吸急促、烦躁不安、发绀加重,重者发生昏厥、抽搐、意识丧失,甚至死亡。发作可持续数分钟或数小时。哭闹、排便、感染、贫血或睡眠苏醒后均可诱发。

查体:可见患儿发育落后,口唇、面部、外耳廓亦有青紫,舌色发暗,杵状指(趾)。心前区略隆起,胸骨左缘第2～4肋间有2～3级收缩期喷射性杂音,杂音响度与狭窄程度成反比;肺动脉第二心音减弱。

常见并发症:脑血管意外(栓塞、出血);脑脓肿;感染性心内膜炎;红细胞增多症或相对性贫血。

2.实验室检查

(1)外周血象:血红蛋白、红细胞计数、血细胞比容均升高。

(2)动脉血氧分压:降低,动脉血氧饱和度低于正常。

(3)X线检查:心影呈靴形,肺血减少;25%病例合并右位主动脉弓;约5%病例合并永存左上腔静脉畸形。

(4)心电图:典型法洛四联症电轴右偏,右心室肥厚,右心房肥大。

(5)超声心动:二维超声心动图左心室长轴切面可见主动脉内径增宽,骑跨在室间隔上,室间隔中断,可判断主动脉骑跨程度;大动脉短轴切面可见右心室流出道及肺动脉狭窄。右心室、右心房、内径增大,左心室内径缩小。彩色多普勒显示收缩期以蓝色为主的血流束从右心室通过室间隔部位进入左心室及主动脉内。

3.治疗要点

(1)缺氧发作:①立即予以膝胸体位;②吸氧、镇静;③吗啡 0.1～0.2 mg/kg,皮下或肌内注射;④β受体阻滞药普萘洛尔每次 0.05～0.1 mg/kg 加入 10% 葡萄糖注射液稀释后缓慢静脉注射,必要时 15 min 后再重复 1 次;⑤纠正代谢性酸中毒,给予碳酸氢钠 1 mmol/kg,缓慢静脉注入,10～15 min 可重复应用。

(2)每天摄入足够水分:出现腹泻、发热时,及时补充液体。对缺氧发作频繁者,应长期口服普萘洛尔预防发作,剂量为 2～6 mg/(kg·d)。分 3～4 次口服。

4.预后

本病未经治疗者,平均存活年龄 15 岁。施行根治术治疗预后较好。术后长期随访,远期生存率 80% 左右。患儿心功能达Ⅰ～Ⅱ级,能从事正常活动。

三、先天性心脏病患儿的护理

1.休息

休息是恢复心脏功能的重要条件。因休息可使组织耗氧量减少,心率减慢,心脏负荷变小,心收缩力增强,射血增多,临床表现有所缓解。

(1)学龄前患儿:在接受治疗和护理中,依从性较差,易出现烦躁,剧烈哭闹,导致病情加重。可遵医嘱给镇静药、避免哭闹、减轻心脏负荷,避免病情恶化。

(2)学龄儿童:能部分服从治疗和护理计划,自我控制能力差,活动量相对较大,不理解休息有利于疾病恢复的原理,护理人员须对患儿耐心讲解疾病知识,使其认识到休息重要性,自觉地遵守作息时间。

(3)青少年患儿:对疾病有部分了解,思想负担重,护理人员须做认真细致思想工作,使患儿树立战胜疾病的信心,积极配合医疗、护理。

(4)对心功能不全的重症患儿,如出现呼吸困难、心率加快、烦躁不安、肝大、水肿等症状,须立即报告医师,遵医嘱给镇静药,须绝对卧床休息、密切观察尿量、严格记录出入量。

2.病室环境要求

(1)室内温度适宜,20 ℃～22 ℃,湿度 55%～60%,空气新鲜,环境安静。

(2)根据患儿病情程度,室内备有抢救设备,如急救车、吸痰器、吸氧设备、心电监护仪等。

3.体位要求

(1)无心力衰竭时,可采用舒适的任何体位,使身心处于放松环境中,利于疾病恢复。

(2)发生心力衰竭时,可采用半坐位或坐位,使回心血量减少,减轻心脏负荷,减少心肌耗氧量,防止心力衰竭加重。

4.注意观察病情

防止并发症发生:观察患儿情绪、精神、面色、呼吸、脉率、脉律、血压等。患儿突然烦躁,哭闹、呼吸加快、拒奶,听诊或数脉发现心律不齐,期前收缩,心率加快,立即报告医师,遵医嘱对症处理,详细记录病情变化。

5.预防并发症

(1)注意观察、防止法洛四联征患儿因活动、哭闹、便秘引起缺氧发作,一旦发生应将小儿置于膝胸卧位,给予吸氧,并与医生配合给予吗啡及普萘洛尔抢救治疗。

(2)法洛四联征患儿血液黏稠度高,发热、出汗、吐泻时,体液量减少,加重血液浓缩易形成血栓,因此要注意供给充足液体,必要时可静脉输液。

(3)观察有无心率增快、呼吸困难、端坐呼吸、吐泡沫样痰、水肿、肝大等心力衰竭的表现,如出现上述表现,立即置患儿于半卧位,给予吸氧,及时与医生取得联系并按心力衰竭护理。

6.饮食护理

心功能不全的患儿需准确记录出入量,饮食应是高蛋白、高维生素、清淡易消化的食物,对喂养困难的小儿要耐心喂养,以少量多餐为宜。注意控制水及钠盐摄入,学龄儿入量按 $60\sim70$ mL/(kg·d),婴幼儿按 $70\sim80$ mL/(kg·d),盐量 $0.5\sim1$ g/d。每日保证热量摄入。

7.对症护理

(1)呼吸困难的护理:呼吸频率增快,青紫明显或出现三凹征时,让患儿卧床休息,抬高床头,呈半坐位或坐位,低流量氧气吸入,烦躁者遵医嘱给镇静药。

(2)水肿的护理:①给无盐或少盐易消化饮食;②尿少者,遵医嘱给利尿药;③每周测量体重 2 次,严重水肿者,每日测体重 1 次;④定时翻身,预防压疮的发生;如皮肤有破损应及时处理。

(3)咳嗽的护理:抬高床头,备好吸痰器、痰瓶,必要时协助患儿排痰;详细记录痰量、性质、应送痰培养检查,咳嗽剧烈的,应遵医嘱给止咳药物;严重肺水肿,痰稠不易咳出,超声雾化稀释痰液,协助痰液排出,保持呼吸道通畅;病情发生变化,立即配合医师抢救。

(4)注意大便通畅,防止便秘:多食含纤维素丰富的食物。患儿 3 d 无大便,应立即报告医师处理,遵医嘱给缓泻药,防止发生意外。

8.药物治疗护理

(1)服用洋地黄药物前数脉搏 1 min,儿童<60/min 或>100/min,婴儿<80/min 或>160/min应停药。并通知医生。

(2)口服洋地黄药物时,剂量一定要准确。如为地高辛水剂药物,可用 1 mL 针管抽取后,直接口服。应避免与其他药物同时服用,如服用维生素 C 药物时,应间隔 30 min 以上,以免影响洋地黄药物的疗效。

(3)应用利尿药物时,应熟悉利尿药物的药理作用,注意水、电解质的平衡,防止低钾引起药物的毒性作用。

(4)用药后,应观察药物的作用,如心音有力、脉搏减慢、脉搏搏动增强、呼吸平稳、口唇、指甲发绀好转等。

(5)观察中毒反应,应注意观察以下几项指标的变化:①胃肠道反应:食欲缺乏、恶心、呕吐、腹泻;②神经反应:头晕、嗜睡、黄视、复视;③心血管反应:房室传导阻滞、房性及室性期前收缩、室性心动过速、心室颤动、心律失常。

9.预防感染

注意天气变化,及时加减衣服,避免受凉引起呼吸系统感染。

10. 健康教育

指导家长掌握先天性心脏病患儿的日常护理,建立合理的生活习惯,合理用药,预防感染和其他并发症。

(徐文进)

第十一章 老年脑梗死的护理

老年血栓形成者,先前常有短暂性脑缺血发作,如头晕、眩晕、一侧肢体无力等,起病缓慢,常在睡眠或安静时发生;而由栓子所致者,多无前驱症状、发病急骤,在数分钟内发展至高峰。较少有严重的意识障碍和颅内高压等全脑症状,如颈内动脉闭塞的同侧单眼失明及(或)Horner 综合征,对侧偏瘫;大脑中动脉闭塞时对侧完全性偏瘫、感觉障碍、同侧偏盲等;小脑后下动脉的闭塞出现眩晕、恶心呕吐、声音嘶哑、吞咽困难、同侧 Horner 综合征,共济失调,同侧面部浅感觉减退和对侧肢体的浅感觉减退或轻度偏瘫。如系栓子所致,除脑部征象外,尚可见到皮肤、黏膜、视网膜、脾、肾、心脏等栓塞征象。

一、病因

1. 动脉粥样硬化严重

脑动脉血管壁最常见的病变动脉粥样硬化(AS)是脑血栓形成和腔隙性脑梗死的首发病因。病理研究表明,脑动脉硬化随增龄而加重,60～69 岁组重度大脑中动脉硬化占 55%,重度基底动脉硬化占 44%,而穿动脉(穿入深部脑组织的小动脉)粥样硬化是引起脑梗死的最主要病因。最近的研究表明,主动脉弓及其分支(颈总动脉、颈内动脉、椎动脉等)大动脉的粥样硬化斑块及其血栓脱落也是脑栓塞的常见病因。

2. 短暂性脑缺血发作

常见短暂性脑缺血发作(TIA)是指颈动脉、椎动脉与脑内大动脉病变引起的一过性 <24 h 局部脑血循环障碍。当这些较大动脉狭窄或闭塞时,如果有丰富的侧支循环代偿,往往只引起可逆性的 TIA 发作,侧支循环失代偿即出现一次完全性脑卒中。TIA 是脑梗死的重要危险因素。短暂性完全遗忘发作和跌倒发作多见于老年人,这两种病症均是椎动脉系 TIA 的特殊形式。

3. 老年人房颤是另一常见病因

老年人房颤发生率明显高于青年人,且常见于无瓣膜病变心脏病。60 岁以上人群中,无瓣膜病变房颤发生率为 3%～5%。有 60.3% 发生脑缺血症状,其中 9%～25% 发生脑梗死。

4. 高危因素多

年龄是老年脑梗死独立的无法干预的危险因素。Jorgensen 等发现,急性脑卒中小于 55 岁患者脑梗死患病率为 10%,而大于 75 岁者为 33%。病理学提示,人类 30 岁以后开始出现动脉硬化,并随年龄的增长动脉硬化随之加重。许多研究表明,即使没有加速动脉硬化的因素,人类在 50 岁以后,每增加 10 岁脑血管病的患病率可增加 1 倍。高血压是缺血性脑卒中最主要的直接病因。文献报道,高血压在腔隙性脑梗死患者中的发生率为 45%～90%。糖尿病也是缺血性脑梗死的危险因素,其原因可能是异常的糖代谢促进大小血管硬化,引起脑梗死,常引起微小的、深在部位脑梗死。除此之外,脑梗死均与高脂血症、高黏血症、吸烟、冠心病、精神状态异常有关。老年脑梗死往往多种危险因素并存。

二、症状体征

(一)血栓形成脑梗死最常见

部分老年人发病前有前驱症状,表现为头晕、一过性肢体麻木无力等短暂性脑缺血发作征。起病多在夜间睡眠时,次晨醒来才发现半身肢体瘫痪。多数发作时无意识障碍、头痛等症状,局灶性体征、症状随不同的动脉阻塞而异。大脑中动脉阻塞时往往有数天的前驱症状(头痛、头晕、肢体感觉及运动障碍)。椎—基底动脉病变的常见表现为眩晕、恶心或呕吐、复视、眼球震颤和典型的交叉性瘫痪。颈内动脉颅外段病变的典型表现有短暂性失语、发作时对侧肢体瘫痪或晕厥、Horner综合征、复视,常由突然站立、弯腰、强光刺激等诱发,并常有颈部血管杂音。

(二)栓塞性脑梗死

老年人脑栓塞除发作较急骤外,定位表现与脑血栓形成相同,其特点如下。

(1)意识障碍和癫痫发生率高,有时可以癫痫作为首发症状。

(2)神经系统体征不典型,老化或合并糖尿病性周围神经病变,偏瘫侧深反射即使在恢复期仍减弱或不能引出。

(三)无症状脑梗死

有资料表明,普通人群无症状脑梗死(ACI)约占11%,而在65岁以上人群ACI的发生率为28%。

(四)并发症

老年人心、肺、肾功能差,且常有多病共存,一旦发生脑梗死即可相互影响,出现多种并发症,如肺部感染、血糖升高、心衰、应激性溃疡、压疮、骨折等。并发症可加重脑梗死,有时比脑梗死本身更具破坏性。

三、诊断

(一)诊断要点

老年患者一旦出现神经系统症状和体征都应想到脑梗死。CT是最常见最有诊断价值的检查,可以确定诊断。热导池检测器对血管狭窄引起的脑梗死有帮助。单一的神经功能障碍多为腔隙性脑梗死;交叉性或对称性瘫痪伴多神经功能缺损时均表示颈内大动脉或大脑中动脉的病变。可根据本症状和体征做出进一步定位诊断。

(二)预后特点

小面积脑梗死或腔隙性脑梗死的预后较好,大面积脑梗死引起严重的神经功能障碍,其恢复很差,急性期病死率为5%～15%。死亡原因多为脑疝、肺部感染和心衰。基底动脉系统梗死的预后较颅内动脉系统梗死差,老年人心源性脑梗死的复发率高。

四、预防

1.早期活动

排除患者昏迷、神经症状进展或并存心肌梗死,急性缺血性脑梗死患者尽可能早期活动和离床,减少肺炎、深静脉血栓形成、肺栓塞等并发症的发生率。瘫痪肢体发病24 h即可进行大范围的被动运动。

2.营养

所有脑梗死患者在进食前必须接受筛查吞咽困难。

许多脑梗死患者因吞咽障碍或意识不清不能进食,应静脉补充液体和营养或鼻胃管供给食物。

3.尿路健康

应避免导尿,除非有前列腺疾病、尿路局部病变或外伤。

4.深静脉血栓形成和肺栓塞的预防

约 1% 的患者可能发生肺栓塞,约 10% 的患者死于肺栓塞,1/3～1/2 的中度脑梗死患者 B 超检查可发现深静脉血栓。

新近脑梗死卧床不起的患者给予抗凝药物肝素和低分子肝素,使用弹力长袜都可预防深静脉血栓形成和肺栓塞。不能用抗凝药物时,应用抗血小板聚集药物,如双嘧达莫、阿司匹林也有效。

五、护理

护理人员必须熟悉脑梗死的病因、分类、病理生理、发病机制、临床表现,这样才能按照病程的不同时期采取各种预防和护理措施,将所致的后期损害降到最低。

1.严密观察意识、瞳孔、生命体征变化

根据病情每 1～2 h 监测体温、脉搏、呼吸、血压,如有意识障碍加重、头痛剧烈、频繁呕吐、躁动不安、颈项强直、瞳孔大小不等、血压升高、呼吸、脉搏慢,即有梗死面积增大、出血或者脑疝的可能,如突然失语、肢体偏瘫程度加重、意识障碍加深等。可能有新的血栓形成,应及时通知医师。

2.药物护理

使用甘露醇快速滴入,一般 250 mL,20～30 min 内滴完,防止外渗。

3.气道管理

保持良好的氧合是脑卒中治疗的基础,如有低氧存在,应立即以 1～4 L/min 吸氧,并加强呼吸道管理,如保持头侧位、清除口腔分泌物、定期拍背、吸痰等,尽快纠正低氧。

4.做好基础护理

预防并发症,不能自主翻身患者,协助每 1～2 h 翻身扣背一次。刺激咳嗽,及时排痰。使用便器时避免擦伤皮肤。床铺保持平整、干燥。予口腔护理、会阴护理。做好导尿管护理,并保持大便通畅。

5.心理护理

脑梗死发病急,患者往往对突如其来的生理功能障碍引起的日常生活困难难以接受,往往陷入绝望和担忧的状态中。

心理护理的目的是给患者对疾病有一个正确认识以及应抱有的态度,同时使之引起情绪改变和积极自我治疗的意志行动。做现身说法的宣教,要激发患者进行康复的兴趣,激励患者配合治疗。

6.肢体功能障碍的护理

偏瘫侧肢体处于功能位,抬高患肢,促进血液回流,防止肿胀。双下肢尽量避免输液,以免增加下肢深静脉血栓形成的风险。

7.做好出院健康教育

患者出院时大多存在肢体功能障碍、生活不能自理、言语障碍、悲观失望等问题,予心理卫生指导尤为重要,树立信心,家人支持,康复训练是脑梗死康复的主要办法,要持之以恒;指导患者避免复发危险因素,保持良好的情绪,定期门诊随访,出现任何不适随时去医院诊治。

（赵　娜）

第十二章 肿瘤科疾病护理

第一节 肝癌的护理

一、基本概念

肝癌是指原发于肝实质细胞和(或)肝内胆管细胞的恶性肿瘤。是我国常见的肿瘤之一。死亡率高,在恶性肿瘤死亡顺序中仅次于胃癌、食管癌而居第 3 位,在部分地区的农村中则占居第 2 位,仅次于胃癌。我国每年死于肝癌有 11 万人,占全世界肝癌死亡人数的 45%。据流行病学统计,我国肝癌地理分布提示:沿海高于内地;东南和东北高于西北、华北和西南;沿海江河口岸或岛域高于沿海其他地区。在肝癌高发区,男、女患病比例为(3~4):1,而低发区则为(1~2):1。

我国肝癌中 90% 以上为肝细胞癌,而胆管上皮癌与混合细胞癌仅占 5% 左右,且多分布于中国香港、广东等肝吸虫较多的地区。

二、发病因素

肝癌发病的确切病因,目前尚不十分清楚,但国内外大量流行病学和临床研究认为,肝炎病毒感染,特别是乙型肝炎病毒(HBV)和丙型肝炎病毒(HCV)感染、摄入被黄曲霉毒素污染的食物、酒精性肝硬化等与肝癌的发病密切相关。其中乙型肝炎病毒感染、黄曲霉毒素污染、饮水污染为三大病因因素。

1.肝炎病毒感染因素

肝炎病毒主要指 HBV 和 HCV 感染,两者与肝细胞癌(HCC)的关系可归纳为:①两者全球地理分布接近;②HCC 患者血中有 HBV 感染证据者在我国可达 90%;③免疫组化也提示 HCC 有明显的 HBV 或 HCV 感染背景;④证实 HCC 患者中有 HBV-DNA 或 HCV-DNA 整合;⑤动物实验提示,动物肝炎与肝癌有关;⑥分子生物学研究提示 HBV-DNA 或 HCV-DNA 整合可激活一些癌基因,并使一些抑癌基因突变,已发现 HBsAg 的表达与 p53 突变有关。

我国有学者报道,我国 HBV 与 HCV 重叠感染率为 22%,重叠感染引起肝硬化导致 HCC 概率为 48%,而非重叠感染的概率为 13%。经进一步研究证明 HBV 及 HCV 均有促进肝细胞转化作用,两者同时感染可起到互相协同作用,而增加肝细胞恶变的可能。

肝炎病毒感染后引起肝细胞癌变的途径,目前认为可能为:肝炎病毒感染-经过慢活肝-肝硬化-肝癌。也有研究证明,肝细胞的不典型增生可能发展为肝癌,应列为肝细胞癌前病变。

2.黄曲霉毒素污染因素

黄曲霉毒素(AFT)主要存在于霉变的玉米、花生、大米、大豆等食物中,目前认为,摄入过多的被黄曲霉毒素污染的食物与肝癌的发生有密切的关系。AFT 中的 AFB,对肝毒性最强,它具有致突变、致畸形和致癌的作用。动物实验证明,在大鼠食物中加入 1.75 mg/(kg·d)的 AFT,18 个月后有 2/3 的大鼠发生肝癌,其余的均可见到癌前病变。生化研究表明,AFB 与

DNA 结合后能抑制 DNA 和 RNA 的合成,使细胞形态发生改变,同时又可抑制蛋白质的合成。

另有一项研究结果表明:黄曲霉毒素 B_1 AFB_1 摄入不论男女均与肝癌死亡率高呈正相关,而 AFB_1 主要来源于玉米和花生油,经回归分析显示肝癌的死亡率与玉米摄入最相关,而与大米摄入呈负相关。而 HBsAg 可能在其中起混杂作用。亚硝胺类、偶氮芥类,也被认为与 HCC 有关。

3. 饮水污染因素

我国根据大量流行病学材料发现饮水污染与肝癌发病有关。据有关调查发现,肝癌高发地区的居民多饮用沟塘水,而对这些沟塘水进行检测发现,其中的六氯环己烷(六六六)和双对氯苯基三氯乙烷(DDT)含量明显高于河水和井水。其中的藻类毒素也明显高于井水。目前认为六氯环己烷(六六六)和双对氯苯基三氯乙烷(DDT)与肝癌的关系尚不明确,而藻类毒素能使肝细胞中毒坏死,能强烈抑制蛋白磷酸酯酶 I 和 nA 型,其结果与已知促癌剂一致。另外,水中寄生虫如华支睾吸虫感染也与原发性胆管癌有关。

4. 遗传因素

据有关资料报道,肝癌的发生有家族史,在两代人之间或同胞兄弟之间有相继发生肝癌的情况,考虑是否与遗传因素有关,据有关研究基因与遗传关系的资料提示,一些遗传与细胞基因、癌基因、抗癌基因及转移基因有关。

(1)酒精刺激因素:有报道认为,酒精与肝癌并没有直接的关系,当酒精引起肝硬化后才与肝癌的发生有关。

(2)血色病因素:据有关研究报道,血色病与肝癌的关系,可能与 HBV 感染有关。报告称,血色病患者伴有肝细胞癌的血清中 HBsAg 阳性率在 6.2% 左右。

(3)其他因素:如食物中摄入微量元素的多少可能与肝癌有关,如铜过高,而硒和铝过低等。

三、临床表现

1. 亚临床期

肝癌一般无明显的临床症状和体征,一旦发现有临床症状,即可认为肝癌已进入晚期。

2. 肝癌最常见的临床症状

有肝区疼痛,可为间歇或持续性疼痛,也可放射至右肩或右背,若肿瘤向后生长,可致右侧腰区疼痛。

若发生癌结节包膜下出血或向腹腔破溃时,可突然发生剧烈腹痛和腹膜刺激征。

3. 消化道症状

胃纳减退、消化不良、恶心、呕吐和腹泻等,常因缺乏特异性而容易被忽视。

4. 全身症状

乏力、消瘦、全身衰弱,巩膜、皮肤黄染,晚期少数患者可发生恶病质。

5. 发热

发热一般为低热,偶有 39 ℃ 以上者。

多呈持续发热、午后低热或弛张型高热。发热与癌肿坏死物的吸收有关,癌肿压迫或侵犯胆管时,可并发胆道感染而引起发热。

6.转移灶症状

转移灶症状是肿瘤转移处表现出的症状,有时成为肝癌的初现症状,如转移至肺可引起咳嗽、咯血;胸膜转移可引起胸痛和血性胸腔积液;癌栓栓塞肺动脉或分支时可引起肺梗死,可突然出现严重的呼吸困难和胸痛;癌栓阻塞下腔静脉可出现下肢严重水肿,甚至血压下降;阻塞肝静脉可出现 Budd-Chiari 综合征,也可出现下肢水肿;转移至骨可引起局部疼痛和截瘫等;颅内转移可出现相应的定位症状和体征,如颅内高压可导致脑疝而突然死亡。

7.伴癌综合征

癌肿本身代谢异常或癌组织对机体产生的各种影响引起的内分泌或代谢方面的综合征称之为伴癌综合征,有时可先于肝癌本身的症状而表现出来,常见的有以下几种情况。

(1)自发性低血糖:有 10%～30% 的患者可出现低血糖症状。

(2)红细胞增多症:2%～10% 的患者可发生红细胞增多症,可能与循环系统中红细胞生成素增加有关。

(3)其他症状:如高血脂、高血钙、性早熟、促性腺激素分泌综合征、类癌综合征等。

(4)罕见的尚有皮肤卟啉症和异常纤维蛋白原血症等,与肝脏的代谢紊乱有关。

四、护理方案

1.一般护理

保持休养环境温馨、舒适、空气新鲜、环境安静,减少不必要的探视,保证患者良好的休息和充足的睡眠。

2.饮食护理

饮食应以高热量、低脂肪、丰富的维生素、适量的蛋白质为原则,清淡、易消化、营养丰富、无刺激性是最佳烹调方法。

(1)肝癌的患者,由于肝的分解、合成代谢受到不同程度的影响,肝的解毒功能会大大降低。因此,选择健康食品,对于患者来说,是非常重要的。所谓的健康食品就是食物受到的化肥、农药、生长激素等的污染少,不含食品添加剂、防腐剂、色素、调味品等,食物中不含亚硝基化合物及黄曲霉毒素等。如果说是绝对避免被污染的食物,也是比较困难的,但可以尽量减少这些被认为有致癌作用的化学物质及毒素的摄入量。如可以选择家庭烹调的食物,选择新鲜的时令蔬菜和水果,不使用调味剂等。

(2)中医学认为,肝癌的病机主要是以气逆、伤阴、肝热为主,因此应选择具有顺气、养阴、清凉的食物,如白萝卜、胡萝卜、白菜、菜花、番茄、香菇、木耳、豆制品、花生、核桃、芝麻、黄瓜、西瓜、猕猴桃、桃子、苹果等。主食以大米、小麦粉为好,可以添加杂粮,如玉米、小米、红小豆、黄豆、绿豆等,有利于调节机体的阴阳平衡。

(3)对于行放射治疗或化学治疗的患者,可选用具有清热、滋润、生津、止咳作用的食物,如西瓜、水梨、葡萄、苹果、水蜜桃、杨桃、杨梅、番茄、杏、奇异果、菠萝、甘蔗、柑橘、枇杷、蜂蜜、苦瓜、鲜藕、苜蓿、萝卜、山药、冬瓜、黄瓜、丝瓜、木耳、菌菇类、白菜、绿豆、大麦、荞麦等。

(4)鲨、鲤鱼、鹌鹑、蟹、猕猴桃、橘饼、金橘、佛手、杨梅、山楂、川慈菇、黄瓜、丝瓜、茄子、核桃、荞麦、油菜等,被认为与止痛作用有关,可以适当多选用。

(5)若合并出血倾向时,应多食用贝类、海龟、牡蛎、海蜇、海参、乌梅、柿饼、橘、荠菜等。

(6)若出现黄疸时,应多选用鲨、鲤鱼、泥鳅、蟹、蛤蜊、田螺、甘蔗、茭白、荸荠、金针菜、金橘等,以协助退黄疸。

（7）若出现肝性脑病倾向时,食物中应增加刀豆、薏苡仁、牛蒡子、河蚌、海马等。

（8）若出现腹腔积液时,食物中应增加赤小豆、鹌鹑蛋、青蟹、蛤蜊、黑鱼、鲤鱼、鲫鱼、鸭肉、冬瓜等,这些食物具有利水作用。

（9）肝癌患者不宜选择下列食物:油炸、熏制、腌制、烧烤、油煎,以及过油等方法烹制的食物,辣椒、桂皮、花椒、生葱、生蒜等有刺激性的食物不宜多吃;不吃不新鲜的蔬菜、水果以及霉变的花生、黄豆、玉米、大米等。

（10）忌烟、酒、碳酸饮料、浓茶等及过硬、过甜、过咸、过冷、过热的食物。

3.病情现察

严密观察病情变化,特别注意疼痛的部位、性质及程度的变化。若疼痛部位增加,应警惕转移癌的出现。若疼痛的性质由钝痛转为刺痛,应注意病灶侵袭部位的扩大。注意应用止痛治疗后的疼痛变化,若在治疗过程中,突然出现剧烈疼痛,应及时报告医师,查找原因,及时调整治疗方案。

在应用阿片类药物止痛治疗过程中,应特别注意观察患者的神态和意识的变化,因为此类患者肝脏功能受到严重影响,致使肝脏对药物的分解代谢作用减弱,易引起肝脏的毒性反应和中毒症状,致使药物的不良反应增加。大剂量应用药物时,易引起蓄积中毒,特别是吗啡剂蛋过大或用药时间过长时,常可出现睡眠加深,不易唤醒,呼吸抑制,骨骼肌松弛,瞳孔缩小,心动过缓,血压下降,皮肤湿冷等,应注意与肝性脑病相鉴别。若发现异常,应及时报告医师,进行及时有效的对症治疗。

在肝癌的姑息治疗中,由于肝被膜紧张,肿瘤组织压迫内脏神经等,常出现持续性较为严重的疼痛,应用一般药物止痛时疗效常不尽如人意,在调整增加剂景时应注意药物对肝脏的损害,有的药物还能诱发和加重肝性脑病。因此,应注意观察患者的意识状态,特别是有过度镇静或精神错乱的患者,应注意与肝性脑病相鉴别。肝性脑病的患者临床特点是首先出现性格和情绪的改变,如淡漠或欣快,异常的沉默或急躁,之后可出现烦躁不安、言语不清、举动异常、扑翼样震颤,随后即进入昏迷状态。两者均可出现精神异常、昏睡、昏迷等,但治疗方法有很大差异,如果判断错误,就会引起严重的后果。

在晚期肝癌的姑息治疗中,还应注意观察突发症状,如突然发生上腹部撕裂样剧烈疼痛,伴有腹肌紧张、腹部压痛、反跳痛、血压下降、脉搏细数,皮肤湿冷等情况,应考虑是否为肿瘤破裂,引起大出血。此时应立即报告医师,并迅速给氧吸入,建立静脉推注通路,做好术前准备,配合医师进行急救。

4.止痛治疗的观察和护理

（1）详细了解患者病情及心理社会情况,熟悉治疗方案,掌握常用药物的种类、药理作用、常用量、极量、致死量及主要的不良反应。

（2）熟悉 WHO 三阶梯止痛治疗的原则及三阶梯止痛治疗的内容,充分理解"按阶梯给药、按时给药、个体化给药及注意细节"的重要意义,准确、及时地遵医嘱进行治疗。

（3）掌握疼痛的评估方法,并能准确地进行疼痛的综合评估。在疼痛治疗开始前对患者进行综合评估,给药后 0.5 h、1 h、2 h、4 h、6 h、24 h 常规进行观察及评估,注意药物的疗效和患者的反应,如有异常情况,及时报告医师。

（4）注意常用的药物对肝脏的毒副作用,对有肝功能异常的患者应特别注意观察用药后的反应,以便及时发现异常情况。

(5)注意观察和防治药物的不良反应。如非甾体类解热镇痛药常见的不良反应主要有恶心、呕吐、消化不良、腹痛、腹胀,偶有呕吐物带血丝情况,严重者可引起胃溃疡、出血、穿孔等。故应注意观察,经常询问患者的感受,对患者的诉说,不能一听而过,要注意分析引起这些症状的原因,以便及时发现药物对机体的损害,防止引起严重的后果。对使用阿片类药物的患者,应注意患者的肝功能,因为在肝功能严重减退的情况下,极易诱发肝性脑病。便秘是阿片类药物引起的最常见的不良反应,也往往是患者难以忍受的不良反应。因此在治疗过程中,应注意询问患者的大便情况,对出现严重便秘的患者,除了药物治疗外,还应及时给予处理,如遵医嘱使用开塞露、0.9%氯化钠注射液灌肠等,但在患者发生严重便秘时,这些治疗方法往往是无效的。此时护士应该发扬人道主义精神和不怕脏、不怕累、勇于奉献的精神,及时带上手套,为患者抠出秘结的粪块,为患者解除便秘带来的痛苦。

(6)对于恶心、呕吐严重的患者,由于严重影响患者的进食和营养物质的补充,护士应及时帮助患者清理呕吐物,以减少呕吐物的恶性刺激,及时为患者提供漱口水,让患者清洁口腔,减轻异味刺激。同时应指导患者参与有意义的集体活动,以转移注意力,减少痛苦体验。为患者提供可口的饭菜,指导患者少食多餐,尽量进含水量少的食物,如面包、蛋糕、点心、馒头等,防止进食过多,如饱胀易引起呕吐。

(7)在患者疼痛时,应注意帮助患者保持适当的体位,如伏案位、前屈坐位等,可减轻疼痛强度。同时注意,常规治疗、护理应集中进行,尽量减少刺激。夜间尽量少打扰患者,以免影响休息和睡眠。

5.心理护理

疼痛除了对患者造成痛苦外,更容易使患者产生恐惧、焦虑心理。对于晚期的患者,由于对治疗失去信心,而产生悲观、绝望,甚至自杀倾向。这些不良的心理状态,会降低疼痛阈,增强患者的疼痛体验。因此,及时疏导不良的心理,减轻情绪反应,是疼痛治疗中的一个重要组成部分。

(1)恐惧心理:当患者受到疼痛威胁时,更多的会想到死亡,因为在多数患者看来疼痛即为死亡的先兆。疼痛越严重,恐惧的心理就越重,这种恶性循环,使患者到了崩溃的边缘,因此而焦虑不安,不思饮食,夜不能寐,惶惶不可终日。此时应主动接近患者,给予更多的关怀、同情和支持,向其讲解关于疼痛与疾病的关系,目前国内外治疗本病的先进技术及同病患者的生存情况,有条件时,可为其提供同病康复的患者与其交流,使其减轻或消除恐惧心理,增强对疾病治疗的信心,提高机体的抗病能力,有利于疼痛的缓解。

(2)焦虑心理:由于疼痛的折磨以及在检查、治疗过程中给患者造成的痛苦,加之患者对疾病康复的过度担心,常使患者产生严重的焦虑情绪,表现为紧张不安、坐卧不宁、心惊肉跳、心烦意乱,对周围的一切人和事失去应有的兴趣,失眠、易惊醒、食欲减退、腹痛、腹泻、情绪失态,甚至失去做人的基本原则等。针对患者的心理状态,适时地为患者提供服务,如帮助患者梳头、倒水、手拉手促膝谈心等。以委婉的言语、和蔼的态度、镇定的心态向患者讲述指导性的建议,取得患者信任。然后用肌肉放松法,帮助患者稳定情绪。如让患者平卧于舒适的位置,室内光线柔和,环境安静,让患者闭上眼睛,打开音乐,使声音轻柔,然后帮助患者按摩头面部,使其紧皱的眉头舒展,绷紧的面部肌肉放松,紧闭的口唇张开等,也可结合反复梳理头发,增加头皮的血液循环;按摩受压的皮肤等,一般情况下,10~20 min 后,患者就会感到心情放松,情绪稳定,也可以根据情况进行四肢按摩,结合皮肤护理,常能起到较好的作用。

（3）抑郁心理：经过一段时间的治疗,部分患者对治疗效果失去信心,个别患者因仍然会有较严重的疼痛,加之疾病的进展,治疗不良反应的出现,都可产生悲观的情绪。对治疗产生怀疑,对生活失去信心,有的因为付不起高额的医疗费,对家人有一种负罪感,诸多的心理压力,使患者产生严重的抑郁心理,表现为苦恼、悲观、对任何事情不感兴趣、不愿与人交流、自责、内疚、觉得自己活着是负担,因此产生了轻生的念头。在医院里趁医生、护士或家人不备,而跳楼自杀的并不少见。在这种情况下除了提供周到、热情的护理外,尽量减少患者单独活动的机会,让患者住双人间或多人间,注意患者的一举一动,让同室的病友或家人多与患者沟通,护士应引导患者回忆过去美好的时光,为患者讲述有趣的故事,帮助患者找回自我,认识存在的价值,引导患者看有意义的电视节目,看健康的小说,从中认识自我存在的意义。同时护士应加强巡视,特别是夜间、中午、节假日是患者最易发生意外的时间,应特别引起重视。

6.健康教育

（1）向患者及家属讲解疼痛的有关知识,疼痛治疗的理念,WHO 三阶梯止痛治疗的原则,以及 WHO 和国家政府对患者的关怀,如 WHO 在 1982 年就提出到 2000 年"使癌症患者无痛"的目标。我国卫生部及药品管理局等多次下发文件,要求提高对疼痛患者的治疗效果,最大限度地保证不使患者遭受疼痛的折磨等。所有这一切,都有利于疼痛的治疗。使患者及家属增强信心,积极配合治疗。

（2）教育患者学会疼痛的自我评估及报告方法,如常用的 NRS 疼痛评估法,学习常用表达疼痛的专业术语等,使患者能够提供较为准确的疼痛评估结果,为疼痛的治疗提供可靠的依据。

（3）向患者及家属解释按时给药的重要意义,帮助患者建立起遵医行为。如遵医嘱用药,不能痛时用药,不痛时停药,这样不利于治疗方案的实施,而且还能引起严重的不良后果。

（4）向患者解释常用镇痛药物的不良反应,如恶心、呕吐、便秘、腹胀、嗜睡等,同时让患者及家属了解,这些不良反应不是每个人都会发生,而是个体差异很大。

只要遵医嘱用药,会使不良反应减少到最低限度,使患者及家属消除恐惧心理。

（5）向患者及家属解释,应用阿片类药物"成瘾性"的问题,有很多患者因惧怕阿片类药物的"成瘾性",而拒绝接受治疗。要耐心向其解释,阿片类药物的"成瘾性"是一种由于阿片类药物滥用,如吸食毒品等,引起的一种精神依赖,只要根据 WHO 三阶梯给药原则进行规范化用药,很少会产生"成瘾性"。同时要提醒患者,如果出现用药后欣快、渴望用药时,应及时报告医护人员。

（6）指导患者学会自我掌控情绪的方法,如当焦虑、恐惧、悲观、绝望等情绪发生时,要学会转移注意力,如选择自我放松法、静坐、深呼吸、看电视、听音乐、看书报、外出活动、与人交流等,常可有效地缓解不良情绪。

（7）指导患者根据肝功能情况,选择食物,如肝功能不良时,应限制蛋白质及脂肪的摄入,食物中可以适当提高糖类的比例。

（8）指导患者学习应对药物不良反应的方法,如便秘时,应在晨起空腹时饮蜂蜜水 200 mL,多吃香蕉、西瓜、梨、苹果、红薯、豆类等,以起到润肠通便的作用。恶心、呕吐时注意口腔卫生,避免不喜欢的气味刺激,少食多餐,进清淡、易消化的饮食等。有利于减轻不良反应,以保证治疗方案的顺利实施。

（9）指导患者养成良好的卫生习惯，如勤漱口、勤刷牙、勤沐浴、勤更衣等，建立健康的生活方式，如按时作息、戒烟、酒、适当活动、远离纷争、保持良好的心理状态等。不到人多聚众的地方，不参加有竞争性的活动，随天气变化及时增减衣被，预防感冒，减少传染病的发生。增强体质，提高免疫力。

（李　丹）

第二节　前列腺癌的护理

一、基本概念

前列腺癌是男性生殖系统常见的恶性肿瘤。在所有器官的恶性肿瘤中，前列腺癌的自然病史是最具有独特性，其变化多端，因人而异，其结果难以预料，不像其他恶性肿瘤都以险恶结果而告终。大多数患者的肿瘤可以潜伏很长时间，甚至终身不被发现。据美国统计，人群中50岁以上男性尸解前列腺癌发生率占30％，而前列腺癌临床发病率在1‰左右，病死率在75.3/10万，居男性癌症死亡的第2位。

二、发病因素

前列腺癌的病因目前尚未明确，可能与遗传、环境、性激素等因素有关。有关研究认为前列腺癌较多发生于性生活频繁和多生育的男性。职业和环境研究提示镉和锌可能是本病的化学致癌剂。有关饮食的研究提示，进食过多脂肪与前列腺癌发病呈正相关。近年来，越来越多的研究表明，前列腺癌的发病过程中，细胞的遗传学损伤起着重要作用。环境因素如放射线、化学物质、物理损伤所致DNA突变或其他类型异常，即原癌基因的激活和抑癌基因的丢失或突变，可在敏感细胞中产生致癌作用。

三、临床表现

前列腺癌因发病存在差异，肿瘤的类型不同，其临床表现差异性很大。一般情况下，潜伏型、隐匿型及疾病的早期均无临床症状。当肿瘤引起膀胱颈及后尿道梗阻时，可出现临床症状，但血尿较少见，部分患者常以转移症状就诊，如腰背痛、坐骨神经痛等。

若癌肿侵及膀胱颈及后尿道时，临床上可表现为尿道狭窄、炎性症状，如尿频、尿急、尿痛、血尿和排尿困难。

病变的早期阶段，患者大多数没有症状，伴随着病情的发展，可能会出现以下情况。但不是所有患者都能出现这些情况，只要男性在50岁以上者，出现下列情况之一时，应警惕前列腺癌。常见的临床症状有：尿频、尿急、尿潴留、排尿时有辛辣感、排尿时难以形成尿流或有血尿、排尿疼痛、骨痛等症状。

晚期可能发生以下情况：脊髓压迫症、骨瘤转移、副肿瘤综合征、疼痛、高尿酸、胸膜渗漏、腿部肿胀等。

四、疼痛特点

前列腺癌早期多无临床症状，当病灶增大压迫尿道时，可表现为进行性的排尿疼痛。晚期由于癌细胞转移侵犯骨骼,引起不同程度的骨痛。前列腺癌最易侵犯脊椎、髋骨、肋骨、肩胛骨等,开始可表现为间歇性疼痛,以后逐渐出现持续性疼痛。骨痛可局限于身体的某一部位,也可表现为身体不同部位的游走性疼痛。在一天内的不同时间骨痛的部位和程度也会有变化。若癌肿侵犯输尿管时,可引起腰背部疼痛。若侵犯脊髓,压迫脊神经,可引起该神经支配的区域出现针刺样、电击样疼痛。若侵犯胸膜,引起胸膜瘘时,可出现患侧胸部针刺样疼痛。晚期会出现全身疼痛,以酸麻样疼痛为主。

五、护理方案

1.一般护理

保持休养环境安静,床铺舒适,室内温湿度适宜,空气新鲜,光线柔和,避免一切不良刺激,保证患者良好的休息和充足的睡眠。

2.饮食护理

饮食应以高热量、高蛋白质、低脂肪、丰富的维生素和微量元素为原则。注意选择食物的品种和正确的烹调方法。

(1)前列腺癌的发病率与饮食有密切的关系。专家研究发现,高动物脂肪、高脂类乳制品、牛肉等,能刺激前列腺癌的生长,而大豆、新鲜的蔬菜、水果能降低患前列腺癌的风险。因此,在选择食物时,应尽量减少动物脂肪、乳类、牛肉等的含量。增加大豆、新鲜的水果、蔬菜,如番茄、豌豆、菠菜、油菜、芹菜、莴苣、石榴、草莓、蓝莓、西瓜、红葡萄等食物的含量,可以降低术后复发风险,抑制癌细胞生长。

(2)食物中的硒是一种抗氧化剂,专家研究发现,硒具有抗前列腺癌的作用。硒广泛地存在于食物中,含量较高的食物有海产品、动物肝脏、全谷类、蘑菇、大蒜、牛奶等,可以适当增加这些食物的摄入量。

(3)甲鱼、龟、刺猬肉、海蜇、鲫鱼、核桃、芦笋等被认为具有抗前列腺癌的作用,可根据情况适当增加摄入量。

(4)不宜食用油炸、油煎、熏制、腌制、烧烤类的食物,忌食生芽的花生、马铃薯及霉变的花生、玉米、谷类、麦类、高粱等,少吃或不吃含防腐剂、色素、食品添加剂、调味剂的食物,以减少致癌物质的摄入。

(5)忌烟、酒及辛辣,如辣椒、花椒、桂皮等刺激性食物,多饮绿茶,有利于身体的康复。

(6)镉和锌可能是本病的化学致癌剂,食物中应减少摄入。含锌高的食物有南瓜子、核桃、荚豆类、酵母等。

3.病情观察

注意观察疼痛的程度、性质及部位的变化,特别是晚期患者注意转移癌的出现。注意尿频、尿痛及排尿困难的变化。若排尿困难,伴有下腹部膨隆者,应及时报告医师,及时处理尿潴留,若出现腰背痛,伴有下肢运动感觉功能障碍者,应考虑脊髓遭破坏所致。若出现腰骶部或髋部疼痛时,应考虑髋骨转移。

4.止痛治疗的观察和护理

(1)详细了解患者的病情,注意辅助检查的主要阳性指标,对患者的疼痛进行全面评估,掌握止痛治疗的具体方案及常用药物的药理作用,药物在体内的代谢过程,药物的常用量、极量、致死量及主要的不良反应。

（2）熟悉 WHO 三阶梯止痛治疗的基本原则，充分理解"按时给药，按阶梯给药，个体化给药，注意细节"的重要意义，准确及时地遵医嘱应用药物，以保证治疗效果。

（3）在止痛治疗前对疼痛进行综合评估，给药后 0.5 h、1 h、2 h、4 h、6 h、24 h，分别观察及评估疼痛缓解情况及患者的反应。如果第一次给药后，患者即可止痛，并进入嗜睡状态，或给药 24 h 后，患者疼痛仍不缓解，或有继续加重趋向时，应及时报告医师，以便及时调整药物剂量。

（4）注意观察及应对药物的不良反应。非甾体类药物的主要不良反应有恶心、呕吐、消化不良、腹痛、腹泻、胃黏膜损伤，严重者可引起胃溃疡、胃出血甚至胃穿孔等。对于长期应用此类药物的患者应注意加强观察，特别应注意呕吐物的颜色、性质，若出现呕吐物带血丝或咖啡色，应及时报告医师，提示有胃黏膜损伤的可能。同时应注意观察大便的颜色，若出现黑便或柏油样便时，提示有消化道出血存在。对肝、肾功能的影响主要表现为血清谷草转氨酶升高，间质性肾炎，甚至肾病综合征等。阿片类药物主要的不良反应有便秘、恶心、呕吐、过度镇静、头晕、精神错乱、呼吸抑制、过量中毒、尿潴留、直立性低血压等，需要注意的是阿片类药物所引起的尿潴留应与前列腺压迫尿道引起的尿潴留相鉴别，便秘是阿片类药物最常见的不良反应。在应用阿片类药物时，指导患者进食纤维素丰富的五谷类、绿叶蔬菜、红薯、豆类、香蕉、西瓜、蜂蜜等，以促进肠蠕动，起到润肠通便的作用。同时指导患者多饮水，适当运动，养成定时排便的习惯，避免精神紧张。必要时遵医嘱给予开塞露塞肛，或生理盐水灌肠等。

5.心理护理

前列腺癌是老年男性较为常见的恶性肿瘤之一。此病的特点是病程长，其危害不像其他恶性肿瘤那样来势凶猛，一般情况下经过规范化的治疗，5 年生存率在 $10\% \sim 80\%$，个体差异较大。因此，应向患者及家属说明这些情况，及时化解患者的焦虑、恐惧心理。并向患者解释，只要振奋精神，积极配合治疗及护理，保持良好的心理状态，相信治疗效果，积极与疾病抗争，增强自身免疫力及自愈能力，就能提高疼痛阈，减少镇痛药的用量，从而减少镇痛药带来的不良反应，并能促进疾病的康复。鼓励患者对治疗充满信心，积极进行康复锻炼，相信奇迹会发生。

6.健康教育

（1）教育患者及家属正确面对疾病，鼓励家属与患者一起树立起战胜病痛的信心。

（2）教育患者及家属学习 WHO 三阶梯止痛治疗的基本原则，使其理解"按时给药"的重要意义。帮助患者及家属建立遵医行为，积极配合治疗及护理。

（3）教育患者学习疼痛的自我评估和正确报告疼痛的方法。指导患者及时将疼痛报告给医护人员，不能过度忍受，以免延误治疗，增加不必要的痛苦。

（4）教育患者及家属，不要惧怕镇痛药，特别是阿片类药物传说中的"成瘾性"。其实阿片类药物并非一用就"成瘾"，而是在阿片类药物滥用（如吸食毒品）时，所产生的一种精神依赖。在正常的治疗过程中，特别是口服用药，极少会产生"成瘾"。但也要提示患者，在应用阿片类药物时，遇有欣快感或渴望用药时，应及时报告医护人员。

（5）指导患者学习自我掌控情绪或自我镇痛的方法，如在轻度疼痛或心情不畅时，应及时转移注意力，如到户外活动，参加力所能及的体育锻炼、娱乐活动，与他人交流，疼痛部位热敷、局部按摩等都会使疼痛减轻或暂时消失，心情轻松。

（6）指导患者合理饮食，如进高热量、高蛋白质、低脂肪、丰富的维生素的食物，食物中的硒具有抗氧化作用,对本病康复有利,而过多的镉和锌、牛肉、高脂的乳类、脂肪对本病不利,应注意正确选择。不吃不健康的食品,多吃新鲜的蔬菜、水果及五谷类、干豆类食物,以提高机体免疫力,增进健康。

(7)指导患者避免一切不良刺激,如不争名夺利,不计较个人得失,不争强好胜,不参加有竞争性活动,如球类、扑克、麻将、棋类等,可根据个人爱好,选择气功、太极拳、书法、绘画、钓鱼、散步等,以调节情绪,增进饮食,促进睡眠,促进健康。

(8)指导患者按时作息,讲究个人卫生,戒烟、忌酒,随季节变换及时增减衣被,预防呼吸道传染病,达到提高生活质量的目的。

(刘　辰)

第三节　骨肉瘤的护理

一、基本概念

骨肉瘤是起源于原始成骨间充质的恶性骨肿瘤。其特征是肉瘤细胞直接产生骨样组织和肿瘤性骨。恶性程度高、发展快、转移早、预后差。其发病率占全部原发性骨恶性肿瘤的首位。可发生于任何年龄,70%发生于11～20岁的儿童和青少年,20%发生于21～30岁青壮年,小于6岁或大于60岁者较少见。男性发病较女性多见,男女比例为1.6：1,好发于四肢大骨,多位于大骨的干骺端,很少累及骨骺。

二、发病因素

确切的发病因素目前尚不十分明确,20世纪70年代前,病因研究局限于物理因素、化学因素及病毒致瘤方面。近些年来有动物研究认为,多种肉瘤病毒均可诱发骨肉瘤。

基因学说:近年来国内外许多学者在肿瘤分子生物学和肿瘤细胞遗传学方面的研究取得了突破性进展,一致认为骨肉瘤的发生是体内抑癌基因缺失和功能的失活,或是癌基因的激活和过度表达。

三、临床表现

1.疼痛

疼痛是该病患者的主要症状,初期呈间歇性隐痛,活动后加重,逐步发展为持续性疼痛,夜间加重。

2.骨折

由于肿瘤侵蚀骨质,常引起病理性骨折。

3.局部症状

当肿瘤穿破骨皮质侵入软组织后可引起局部梭形肿胀,皮温增高、触痛、肿块表面皮肤可见浅表静脉怒张。

4.全身症状

全身症状主要表现为体重减轻、贫血、乏力、食欲缺乏等。

5.转移症状

晚期易发生肺转移,常表现为胸闷、呼吸急促、咳嗽、咯血等症状。

四、护理方案

1.一般护理

保持休养环境温馨、舒适、环境安静、空气新鲜,减少一切不良刺激。保证良好的休息和充足的睡眠。减少活动,必要时在家属和医护人员的陪同下进行适当活动。起床、如厕、下床时都要小心,用力不要过猛,防止发生病理性骨折。

2.饮食护理

饮食应以高蛋白、高热量、丰富的维生素和微量元素,适量脂肪为原则。食物中钙的含量要以患者的具体情况而定,对于高钙血症的患者,应限制食物中钙的含量。对于无血钙增高的患者应当增加食物中钙的含量。

(1)三餐食物中蛋白质的含量应丰富,以每日 100～150 g 为宜,可选用优质蛋白,如海参、鲍鱼、鱼肉、禽肉、动物瘦肉、乳类、蛋类等,以增强机体的免疫力。

(2)适当增进对骨髓过度增生有抑制作用的食物,如昆布、紫菜、海蜇、蛤蜊、甲鱼、海鳗、泥鳅、虾、蟹、裙带菜、杏仁、桃仁、核桃、芝麻、花生、山楂、猪肝等。

(3)依据血液监测血钙、血磷、血钾等的浓度决定食物中矿物质的摄入量。

(4)对于无血钙增高的患者,应适当增加含动物骨骼的饮食,如排骨、骨头汤等,可起到以骨补骨的作用。同时增加食物中钙的含量,如含钙高的大豆及豆制品、虾皮、乳类、鱼类、坚果种子类、全谷类及绿叶蔬菜等。

(5)食物中应增加被认为有抗癌作用的甘薯、芦笋、花椰菜、卷心菜、菜花、西芹、茄子、甜椒、胡萝卜、金花菜、芥蓝、荠菜、番茄、大葱、大蒜、黄瓜、大白菜等。

(6)选择健康食品,如新鲜、时令不加任何添加剂的五谷类、干豆类、绿叶蔬菜、芽菜、菌菇类、水果等。避免食用不新鲜的蔬菜、水果,霉变的米、麦、花生、大豆、玉米等,不吃生芽的花生、马铃薯等,以减少致癌物质的摄入。

(7)食物烹调方法应以蒸、煮、炖、汆、煲为宜,避免油炸、油煎、过油、熏制、腌制、烧烤等。烹调时不使用防腐剂、添加剂、色素、调味剂等不利于身体健康的物质。

(8)戒烟、忌酒及辛辣等刺激性食物。

(9)不宜食用羊肉、狗肉、猪头肉等发物。

3.病情观察

(1)注意观察疼痛部位、性质及程度的变化,以便及时发现新的病变。

(2)注意观察疼痛部位的皮肤有无肿胀、触痛等,以便及时发现肿瘤溃破骨皮质侵入皮下软组织。

(3)注意观察病理性骨折,若患者在翻身、起床或活动时,突然出现局部疼痛、活动异常,或伴有骨擦音等,应考虑发生骨折。此时应帮助患者卧于正确的卧位,避免活动,同时立即报告医师,协助医师进行处置。

(4)对于因疼痛而强迫体位的患者,应注意加强受压部位皮肤的护理,防止受压过久而引起压疮。

(5)注意观察肿瘤转移灶的症状。肺是本病晚期易发生的远处转移部位。因此,应注意观察有无胸痛、胸闷、咳嗽、咯血、呼吸费力等情况。

（6）高血钙危象是最严重的并发症。当血钙浓度＞4.0 mmol/L，可出现呕吐、倦怠、肌肉松弛、神志异常，甚至昏迷。此时若不及时发现、及时抢救，可迅速危及患者的生命。

4.止痛治疗的观察及护理

（1）详细了解病情，熟悉患者的症状、体征及辅助检查的阳性指标，掌握患者止痛治疗方案，常用药物的药理作用、药物在体内的代谢过程、药物的常用量、极量、致死量，药物常见的不良反应及应对措施。

（2）掌握 WHO 三阶梯止痛治疗的基本原则，充分理解"按时给药，按阶梯给药，个体化给药，注意细节"的重要意义，准确、及时的遵医嘱给药。

（3）掌握疼痛综合评估的内容及方法，在止痛治疗前对患者进行综合评估。在给药后0.5 h、1 h、2 h、4 h、6 h、24 h 分别观察、记录患者用药后的反应及疼痛缓解情况。若患者第一次给药后，即进入嗜睡状态，且疼痛消失，或给药 24 h 后疼痛不缓解，应及时报告医师，以便进行药物剂量的调整。

（4）注意观察药物的不良反应。药物的不良反应，是影响治疗效果最大的障碍，非甾体类解热镇痛药最常见的不良反应有恶心、呕吐、消化不良、腹痛、腹胀、胃黏膜损伤等。若长期大量应用还可能出现胃出血、胃穿孔、肝肾功能损害等。阿片类药物最常见的不良反应有便秘、恶心、呕吐、眩晕、幻觉、精神错乱、嗜睡、过度镇静、直立性低血压、呼吸抑制、过量中毒及药物依赖等。其中恶心、呕吐为两类药物最常见的不良反应，除了在给药的同时，医师会给予相应的药物预防外，还应指导患者保持口腔清洁，减少异味刺激，提供清淡、适口、无刺激性的食物，少食多餐，避免过饱，以免引起呕吐。对已知胃黏膜损伤的患者，应注意进对胃黏膜有保护作用的食物，如山药、芋头、乳类等，避免粗纤维及质硬的食物。便秘是阿片类药物最常见的不良反应，也是患者最不能耐受的。除了医师给予润肠通便的药物外，还应指导患者多饮水、进含纤维素丰富的食物，以及具有润肠通便作用的食物，如：五谷类、干豆类、芹菜、菠菜、韭菜、荠菜、红薯、香蕉、西瓜、水梨、苹果等。每日晨起空腹饮 200 mL 蜂蜜水或梅干汁等。也可以每日早晚行下腹部顺时针按摩，每次 20～30 min，养成定时排便的习惯，避免精神紧张等，都对预防和治疗便秘起到积极的作用。呼吸抑制及阿片类药物过量中毒较少见，但对阿片类药物用量较大或使用时间长的患者应注意观察。若发现患者呼吸频率减慢，每分钟＜10 次，伴有骨骼肌松弛、嗜睡、不易唤醒或进入昏睡、皮肤冷湿等情况时，应及时报告医师，并协助医师进行急救，如吸氧、建立静脉推注通路，应用纳洛酮、呼吸兴奋药等。

（5）高钙血症是骨肉瘤发生溶骨性改变最危险的并发症，若观察不及时可发展成高血钙危象，危及患者生命。高钙血症患者常出现嗜睡、疲乏、肌无力、意识模糊、谵妄、恶心、呕吐、便秘等，应注意与阿片类药物的不良反应相鉴别；若发现异常时，应提示医师查血钙，若血清钙浓度＞2.9 mmol/L，时，应及时给予降血钙处理，避免引起严重后果。

5.心理护理

骨肉瘤患者，由于病灶多发生在四肢大骨的干骺端，病变部位血管神经易造受破坏，无论是否发生病理性骨折，手术治疗都会面临截肢的危险。

疼痛是所有患者都存在的症状，疼痛常使患者产生焦虑、恐惧而恐慌不安、心情烦躁、痛苦不堪、心神无主、夜不能寐、易激惹、不思饮食等。此时除了尽快应用镇痛药物缓解疼痛外，还要多与患者交流，给予关心、同情、理解、安慰和支持，向患者解释疾病的相关知识，目前国际国内治疗的新进展,达到的治疗水平,帮助患者减轻焦虑、恐惧心理。对于截肢的患者,应向患者及家属解释截肢治疗的重要性和必要性,使其从心理上能够理解和接受,帮助患者进行角色转换和角色适应,减轻悲观、失望、自责、自卑的情绪反应。给予患者更多的关心,生活上提供帮助,心理上给予支持和安慰,帮助患者尽快走出阴影,学习使用拐杖、轮椅、学步车等进行康复锻炼。指导患者学习自我掌控情绪的方法,如及时将注意力转移到看电视、听音乐、看书报、与他人交流沟通等。指导患者要有耐力、有毅力、有勇气战胜自我,只有战胜自我,才能战胜疾病。

6.健康教育

(1)教育患者建立遵医行为,严格按照医嘱进行检查、治疗、休息、活动、饮食、睡眠等,使其能积极配合治疗及护理。

(2)向患者及家属解释 WHO 三阶梯止痛治疗的基本内容,帮助其理解"按时给药"的重要意义,使患者及家属能摒弃传统的观念(痛时吃药,不痛时就不吃药。)以取得其配合。

(3)教育患者及家属不要惧怕阿片类药物的不良反应,特别是传说中的"成瘾性"。向其解释所谓"成瘾性"是在阿片类药物滥用,如吸食毒品、不正确的应用的情况下产生的一种心理依赖。在正常的治疗过程中,极少出现这种现象。即使个别情况下,出现类似的症状时,医生会给予及时调整治疗方案,请患者及家属不必担心。但也要向患者说明,如果在用药过程中,出现欣快感,或渴望用药的现象,应及时报告医护人员。

(4)指导患者及家属正确应对药物的不良反应,如便秘、恶心、呕吐等,以保证治疗方案的顺利实施。

(5)根据医护人员的指导,选择正确的食物,如进高蛋白、高热量、丰富的维生素、适量脂肪的食物。依据血钙、血磷、血钾等的浓度决定食物中矿物质的摄入量。

(6)对于截肢的患者,应指导其进行康复训练,帮助其增强信心,建立起自己的生活方式。如一侧下肢缺失者,应训练单腿站立、单腿跳跃,保持身体平衡,使用助行器,以适应日常生活。若为一侧上肢缺失者,应训练用健侧上肢进行洗漱、穿衣、梳头、清洁身体及日常生活等,促使尽早适应生活。同时要加强患肢的锻炼,为穿戴永久性义肢做好各方面准备。

(7)指导患者学会自我掌控情绪的方法,如学会转移注意力,自我放松训练,参加力所能及的活动及体育锻炼等,以保持良好的心理状态,增进饮食,促进健康。

(8)指导患者建立健康的生活方式,如按时作息,保证充足的睡眠,保持情绪稳定,放弃名利,远离纷争。不追求过高的愿望,讲究个人卫生,适当活动,增进饮食,随气候变化增减衣被,预防季节性传染病。

(9)戒烟、忌酒及辛辣等刺激性食物,避免任何不良嗜好,以达到提高生活质量的目的。

(刘　辰)

第十三章 特殊血液净化技术及护理

第一节 血液滤过与血液透析滤过

一、血液滤过的发展史与现状

血液滤过(hemofiltration,HF)问世至今已有 80 多年的历史,这种治疗方法最早是在单纯超滤(ultrafiltration,UF)技术的基础上发展起来的。Brull 和 Geiger 首次用火棉胶膜对动物进行了超滤试验,并观察到超滤液中电解质、葡萄糖、非蛋白氮的浓度与血浆中的浓度是相同的。1955 年,Alwall 对水肿的患者使用单纯超滤方法进行了成功的治疗。现代 HF 治疗方法的研究始于 1967 年,1972 年首次应用于临床,1976 年 9 月在德国疗养胜地 Braunlage 召开的第一次 HF 讨论会上,一组德国专家介绍了这种疗法的优点,如能改善贫血、神经病变、脂质代谢及控制血压等。血液循环依赖单泵维持,然后用一根硅胶管连接透析器与吸引器,调至一定的负压以尽可能地加大超滤量,同时从静脉回路补充相应量的林格液,一切监测均为手控,医生、护士寸步不离地监护在旁,这就是血液滤过在我国临床应用的雏形阶段,收到了一定的临床效果。今天,全自动的血液滤过机已能精确地控制出入量的平衡,使 HF 成为一项安全成熟的常规治疗模式,大量的临床报道证实了这一方法在清除中分子毒素和维持血流动力学稳定性方面的优越性能。随着对中分子毒素引起透析并发症的进一步认识,寻找更符合生理的治疗方式、开发新的滤过膜、增加治疗中的对流,成为肾脏替代治疗改良与发展的思路。

二、血液滤过原理

(一)血液滤过的基本概念

血液滤过是通过对流清除尿毒素,因此它较血液透析(hemodialysis,HD)更接近人体的生理过程。其工作原理是模拟肾小球的滤过和肾小管的重吸收作用。在血液滤过时,血浆、水和溶质的转运与人体肾小球滤过相似,当血液引入滤过器循环时,在滤过器膜内形成正压,而膜外又被施加一定的负压,由此形成了跨膜压(TMP),使水分依赖跨膜压而被超滤。当水通过膜大量移动时,会拖拉水中的溶质同时移动,这种伴有水流动的溶质转运("溶质性拖曳"现象)称为对流,凡小于滤过膜截留分子量(通常为 4 万~6 万)的溶质均可随水分的超滤以对流的方式被清除,血液滤过同时模拟肾小管的重吸收过程将新鲜的含正常电解质成分和浓度的置换液输入体内,以纠正患者水、电解质、酸碱失衡。

(二)影响血液滤过效果的因素

血液滤过清除溶质的有效性取决于水和溶质转运速率,而转运速率又取决于血流量、滤过器面积、滤过膜筛选系数、超滤系数和每次治疗时的置换液总量,与患者的血细胞压积、血清蛋白浓度也有关。血液滤过清除溶质的原理与血液透析不同,血液透析时小分子物质(如肌酐、尿素氮)的清除依靠扩散,通过半透膜扩散的量取决于物质的浓度梯度及物质转运面积系数

（mass transfer area coefficient，MTAC）。因此血液透析比血液滤过有更高的小分子物质清除率，而血液滤过对中分子物质的清除率高于血液透析。血液透析滤过（hemodiafiltration，HDF）是将透析与滤过合二为一，弥补两者之不足，实现了一次治疗中既通过弥散高效清除小分子物质，又通过对流高效清除中分子物质，治疗的效果更加理想。这是近年来临床上对维持性血液透析患者推荐的高效短时的血液净化治疗模式。

（三）血液滤过装置

1.血液滤过器

血液滤过器的膜性能是决定 HF、HDF 治疗效果的关键部分，血液滤过膜应有大孔径、高通量，具有很高的超滤系数和通透性。现在临床使用的材质多为高分子合成膜，呈不对称结构，有支持层和滤过层，前者保持膜的机械稳定性，后者保证其良好的通透性，既有利于对流又能进行弥散。然而，用于 HF 或 HDF 的血液滤过器的超滤系数（KUF）必须达到 $\geqslant 50$ mL/(h·mmHg)的标准，并具有以下特点：①生物相容性好，无毒性。②理化性质稳定。③截留分子量通常 $< 60 \times 10^3$，能截留血清蛋白。④具有清除并吸附中分子毒素的能力。⑤能截留内毒素。

2.血液滤过机

血液滤过机除了与血液透析机具有相同的动脉压、静脉压、跨膜压、漏血、空气监测等监护装置外，还增设了置换液泵和液体平衡加温装置。新型的血液滤过机均可根据需要选择血液滤过或血液透析滤过的治疗模式。这两种治疗运作时的最大区别在于前者不用透析液，后者则需应用透析液。两者在治疗时都要超滤大量液体并同时补充相应量的置换液，故对液体平衡要求特别高，倘若治疗时液体置换过量或不足，均可快速导致危及患者生命的容量性循环衰竭，因此确保滤出液与置换液进出平衡是安全治疗的重要环节。

血液滤过机的液体平衡系统有两种类型：一种是重量平衡，另一种是容量平衡。重量平衡法一般使用电子称重系统（置换液为挂袋式），保证输入置换液的重量等于滤出液重量（超滤量另外设定）。容量平衡法采用平衡腔原理，平衡腔是控制液体进出平衡的系统，它是一个容积固定的空腔，由一隔膜将室内的置换液和滤出液分隔在两个互不交通的腔室内，当隔膜移向置换液一侧时，置换液腔室的容积被压缩，迫使一定量的置换液进入患者体内；与此同时，滤出液腔室的容积等量增加，迫使等量的滤出液从滤过器进入该侧的腔室以保持隔膜两边的容量平衡，同时从患者体内超滤出的液体流经测量室以累加超滤量，如此往复运动，在平衡中达到预设的超滤目标。现大多数血液滤过、血液透析滤过的机器以容量平衡取代了重量平衡。以重量平衡法控制液体平衡的机器，通常用于连续性肾脏替代治疗（CCRT）的床旁机。

3.置换液

血液滤过和血液透析滤过时，由于大量血浆中的溶质和水被滤出，因此必须补充相当量的与正常细胞外液相似的置换。血液滤过中通常的超滤量为 $70 \sim 200$ mL/min，置换液补充量每次约需 $16 \sim 50$ L。由于输入速度极快，因而对溶液的质量要求很高，必须保证其无菌、无致热原、浓度可以变化、无有机物，且价格低廉。置换液质量是提高血液滤过疗效、减少并发症、改善患者长期预后的重要环节。在早年，血液滤过或血液透析滤过均使用商业生产的袋装灌注液，价格昂贵、操作烦琐、体积大，最大的不足是缓冲液为乳酸盐或醋酸盐，无碳酸氢盐置换液，患者对其耐受差。为提高置换液质量，减少操作中的污染，现今临床上应用较为普遍的在线式（on line）血液滤过机，已实现了可即时生成大量洁净无致热原、低成本且更符合生理的碳酸氢盐置换液,这一装置亦便于透析液及置换液处方的个体化。

在线生成置换液方法是指超纯水与成品浓缩液(A 液)和 B 粉(简装)通过比例泵系统配制生成的液体,然后流经机器内置的双聚合膜、聚砜膜或聚酰胺膜的超净滤器(也称细菌滤过器),一部分作为透析液进入血液滤过器完成透析弥散功能,另一部分分流至机器内置的第二个超净滤器,使置换液在输入体内之前,经过双重滤过,滤除内毒素,生成灭菌置换液输入体内。机器内置的超净滤器可耐受每日消毒,以保证在线生成的置换液不被微生物侵袭,达到最大安全程度。机器内置超净滤器使用寿限应根据产品说明书提示,如超限使用,可能会导致因置换液不纯引起的感染。

三、血液滤过和血液透析滤过的方法

(一)血管通路

血液滤过、血液透析滤过的血管通路与血液透析相同,可以应用动静脉内瘘或中心静脉留置导管,但血流量要求较血液透析高,一般需 $250\sim350$ mL/min 的血流量才能达到理想的治疗效果。

(二)置换液补充

置换液可在血液滤过器前或滤过器后输入,不同的方法对可清除物质的清除率及置换液的需求量不一样。

1.前稀释置换法

置换液于滤过器前的动脉端输入,其优点是血液在进入滤器前已被稀释,故血流阻力小,不易在滤过膜上形成蛋白覆盖层,可减少抗凝剂用量,但溶质清除率低于后稀释,要达到与后稀释相等的清除率需消耗更多的置换液。无抗凝剂或小剂量肝素抗凝治疗时,建议选择前稀释置换法。

2.后稀释置换法

置换液于滤过器后静脉端输入。临床上最常用的是后稀释,其优点是清除率高,可减少置换液用量,节省治疗费用。有文献报道,后稀释 HDF 应用较高的置换量对中分子毒素清除率远胜于高流量透析,当置换液输入 100 mL/min 时,β_2 微球蛋白的清除率可以是高流量透析的 2 倍,对骨钙素(Osteocalcin,分子量 5800)和肌红蛋白(分子量 17200)等中、大分子也能充分清除,对磷的清除亦优于传统的血液透析,而尿素清除率则与高流量透析大致相当。后稀释的缺点是滤过器内水分大量被超滤后致血液浓缩,易在滤过器膜上形成覆盖物,因此后稀释时,总超滤与血流比应<30%,肝素用量也较前稀释多。为提高每次治疗的清除效果,常规治疗患者通常可选择后稀释置换法。若为无抗凝剂或小剂量肝素治疗的患者或有高凝倾向的患者,不宜选择此法。

3.混合稀释置换法

这是一种较完善的稀释方法。为了最大限度地发挥 HF、HDF 前稀释或后稀释的治疗优点,避免两者之缺点,欧洲一些血液净化中心提倡将置换液分别在前、后稀释的位置同步输入,这样既具有前稀释抗凝剂用量少的优点,又具有后稀释清除率高的优点,不失为一种优化稀释治疗方法。

(三)置换液补充计算方法

血液滤过和血液透析滤过清除溶质的效果还取决于置换液量。临床上应用后稀释血液滤过一次,置换液量一般在 20～30 L。为达到尿素清除指数>1.2 的标准,超滤量应为体重的 58％;也有研究发现,置换液量为体重的 45％～50％是比较合适的。

也可根据尿素动力学计算,由于患者蛋白质摄入量的不同,产生尿素氮数量亦不同,其计算公式如下。

每周交换量(L)=每日蛋白质摄入量(g)×0.12×7/0.7(g/L)

式中 0.12 为每克蛋白质代谢所产生的尿素氮的克数,7 为每周天数,0.7 为滤过液中平均尿素氮浓度。计算出的每周置换液量分 2～3 次在血液滤过治疗时给予。

按此公式计算时未计残余肾功能,若患者有一定的残余肾功能,则所需置换液量可相应减少,按 1 mL 置换液等于 1 mL 肾小球滤过液的尿素清除率计算,假如患者残余肾功能为 5 mL/min,则一日清除率为 7.2 L,故可减少 7.2 L 的置换液。

对前稀释血液滤过量的估计尚无统一的方法。一般建议每次治疗的置换量不低于 40～50 L,或者每次前稀释总滤液量与干体重的比值为 1.3:1 以上,此时能得到良好的清除效果,因此认为应用"前稀释总滤液量/干体重"这个指标可以更加方便地计算和制订充分的治疗剂量。

四、血液滤过和血液透析滤过的临床应用

血液滤过(HF)和血液透析滤过(HDF)与血液透析(HD)相比,至少有两方面的优点,即血流动力学稳定、能清除中、大分子物质。

(一)血流动力学稳定

患者心血管系统对 HF 的耐受性优于 HD。HF 的脱水是等渗性脱水,水与溶质同时排出,体内渗透压变化小。HF 时血细胞比容等变化较小,不像 HD 时体内渗透压变化大、对血压影响也大。另外 HF 能选择性地保留 Na^+,HF 大量脱水时,血浆蛋白浓度相对提高,按照多南平衡选择性地保留 Na^+,使 Na^+ 在细胞外液中维持较高水平,细胞外液的高张状态使组织和细胞内水分移至细胞外,以保持渗透压的恒定,即使在全身水分明显减少的情况下,也能保持细胞外液的容量,从而使血压稳定。HF 治疗后血浆去甲肾上腺素明显增高,交感神经兴奋性增加,而 HD 治疗后即使发生低血压,血浆去甲肾上腺素也无变化。在 HD 中约 5％的患者容易发生难治性高血压,即所谓肾素依赖型高血压,而用 HF 治疗时可降低其发生率。

(二)清除大中分子物质

HF 能有效地清除 HD 所不能清除的大中分子毒素,如甲状旁腺素、炎症介质、细胞因子、β_2 微球蛋白等。有研究显示,在两组血液透析患者分别接受 HDF 和低流量 HD 治疗 3 个月以后,HDF 组治疗前 β_2 微球蛋白的水平要比低通透量 HD 组有明显的下降,并在超过 2 年的研究期间,这种差异始终保持着。无论是前稀释还是后稀释 HDF,当置换液量<60 mL/min 时,β_2 微球蛋白的下降率要比采用同样膜做 HD 的清除率高(HDF:72.2％;HD:49.7％)。

大量的临床资料及研究证明,HF、HDF 可改善心血管稳定性,改善神经系统症状,增进食欲,减少与透析相关的淀粉样变,清除甲状旁腺素,缓解继发性甲状旁腺功能亢进症,改善促红细胞生成素生成,纠正贫血。因此 HF 或 HDF 除了适用于急、慢性肾衰竭患者外,更适用于有下列情况的慢性维持性血液透析患者。

(1)高血压患者:无论是容量依赖型还是肾素依赖型高血压,血液滤过都能较好地控制之。对于前者,HF 较 HD 能清除更多的液体而不发生循环衰竭。对非容量依赖型高血压或对降

压药物有抵抗的高血压,应用 HF 治疗更有利于血压的控制。

(2)低血压患者:血液透析中发生低血压的原因很多,老年患者对血液透析耐受性差、心肌病变、自主神经功能紊乱、糖尿病等患者易发生低血压,HF 治疗能改善低血压症状。

(3)有明显的中分子毒素积聚而致神经病变、视力模糊、听力下降、皮肤瘙痒者。

(4)与透析相关的体腔内积液或腹腔积液。发生率为 5%～37%,原因可能是:①水钠潴留。②腹壁毛细血管通透性增加。③细菌、结核杆菌或真菌感染。④低蛋白血症、心包炎、充血性心力衰竭等。HD 很难使体腔内积液或腹腔积液吸收或消失,HF 则有助吸收。作者所在医院有 1 例血液透析患者透析 1 年半后产生腹腔积液,给予加强透析与超滤未见好转,且腹部越来越大,改做 HF 治疗 2 个月后,患者腹腔积液逐渐吸收,在以后的几年透析中病情一直处于稳定状态。

(5)肝性脑病患者。

(6)药物中毒患者。

(7)高磷血症患者:HDF 对磷的清除远比 HD 有效,能比较好地控制高磷血症。

(8)多脏器功能障碍患者,特别是伴有急性呼吸窘迫综合征(ARDS)、低氧血症者等。

目前临床上为了在一次治疗中能够同时清除大、中、小分子毒素,已大多采用 HDF 治疗,但作者在临床工作中观察到,一些非容量依赖性高血压及对降压药物抵抗的高血压患者(占高血压血液透析患者的 3%～6%),透析中血压经常居高不下,恶心、头痛难熬,痛苦不堪,应用 HDF 治疗后症状仍不见改善。患者自觉已无希望,但在转为 HF 治疗后,患者在开始 3 次的 HF 治疗中血压就有明显下降,症状也得到明显改善。持续治疗 3 个月后(每周 1 次 HF,2 次 HD),血压达到正常水平,患者再回到每周 3 次的维持性透析,此时应用降压药已能控制住血压,透析中情况良好。这一情况说明对于顽固性高血压及透析中有严重不良反应的患者更适合 HF 治疗。

五、血液滤过和血液透析滤过的并发症

血液透析中所有可能出现的并发症,稍有疏漏都有可能在血液滤过中发生。

(一)常见技术并发症

(1)低血流量。

(2)治疗中 TMP 快速升高。

(3)置换液成分错误。

(4)液体平衡误差。

(5)置换液被污染导致热源反应。

(6)凝血。

(7)破膜漏血。

(二)丢失综合征

HF 或 HDF 在超滤大量水分、清除中分子毒素的同时,也将一些分子量小但是有益的成分清除,如每次滤过可丢失氨基酸约 6 g(分子量仅为 140)、蛋白质约 10 g,患者应在饮食中补足。现在也有厂家通过对透析器膜孔进行技术改良,使透析器的膜孔分布更高、更均等,这种新型的透析器不仅提高了膜对中分子物质的清除效果,同时也能最大限度地减少蛋白质丢失,改善了治疗效果和预后。另有报道,在 HDF 中维生素 C 可下降 45%±14%,其中 25%～40%

是被对流所清除的;同时,HDF 过程中抗氧化剂的丢失与大量高度氧化的标记物同时出现,这将是一个潜在的问题。

(三)其他

HF 对小分子物质清除不理想,应与 HD 交替治疗。

六、血液滤过及血液透析滤过的护理

血液滤过和血液透析滤过是血液净化治疗中的一种特殊技术。随着这种技术的不断成熟和治疗成本的逐渐下降,HF、HDF 已成为维持性透析患者一种标准的常规治疗模式,在常规透析的同时通常每周或每两周进行一次 HF 或 HDF。因此,血液透析护士应充分了解它的治疗原理、适应证、不良反应及并发症,熟练掌握血液滤过、血液透析滤过的操作流程及机器的操作常规,有针对性地对患者进行密切监测与护理。

(一)治疗前的准备

1.患者准备及评估

对于首次接受血液滤过者,应向患者及家属解释治疗的目的与风险,签署血液透析医疗风险知情同意书。若复用滤过器,还应签署滤过器重复使用知情同意书。

2.滤过器选择和技术参数设置

血液滤过和血液透析滤过清除溶质的效果取决于血流量、滤过器面积、滤过膜筛选系数、超滤率和每次治疗时的置换液总量,因此滤过器选择及技术参数的设置都必须评估和确认,以达到理想效果。

3.滤过器预冲

预冲是否充分会影响滤过器的性能发挥,临床上我们经常遇到的一些问题都与预冲不充分相关,如:①在常规抗凝的前提下,HF、HDF 上机后 1~2 h 即出现跨膜压快速升高,对应的措施是一再地降低置换液输入量,导致一次治疗的置换液总量达不到目标值而影响治疗效果,甚至有时不得不将模式切换至 HD 才能继续治疗。②回血后残血量多。③患者首次使用综合征发生率高等。充分预冲则能改善和预防上述状况的发生。

需要强调的是,滤过器膜内排气流速控制在 $80\sim100$ mL/min,先用生理盐水排净透析管路和滤过器血室(膜内)的气体,再将泵速调至 $200\sim300$ mL/min,连接透析液接头于滤过器旁路,排净滤过器透析液室(膜外)气体。若机器在线预冲的默认设置未按照这一原则,则会影响预冲效果,因此不建议在线预冲。另外,针对滤过器膜(通常为合成膜)的疏水特性和亚层的多孔性结构,建议加大预冲量,以保证有效清除气泡和不溶性微粒,并建议密闭循环时设置超滤量。将滤过器静脉端朝上,促进透析器膜内微小气泡清除干净,同时通过水的跨膜运动排除膜亚层中的空气,使滤过膜的纵向、横向都能够充分湿化。良好的湿化效果,能使滤过膜微孔的张力达到最大化,治疗时能降低水分、溶质通过半透膜的阻力,提高膜对水和溶质的通透性,在 HF、HDF 治疗中即使输入大剂量的置换液也不容易发生跨膜压快速上升的现象,有助于提高治疗效果。

同时,良好的湿化能改变血液层流性质和切变力,降低血液流动阻力,防止血小板活化和补体激活,提高了滤过膜的抗凝效果,能有效地预防血膜反应。

4.置换液总量设置

首先确定置换液输入方式,无论是前稀释还是后稀释,置换液总量的设置可按照前述的置换液补充的几种方式进行计算。

5.超滤量设置

正确评估患者的干体重,根据其体重增长及水潴留情况设置超滤量。

6.血流量设定

通常 HF 和 HDF 治疗时的血流量要＞250 mL/min,因此内瘘穿刺技术要熟练。选择穿刺部位时,必须选择能保证有足够血流量的部位进行穿刺,以获得有效的血流量,否则将影响清除率。但血流量常受患者的血管通路与心血管系统状态的限制,若患者因内瘘狭窄、栓塞而导致血流量不足,应先解决内瘘通路问题,在保证具有足够血流量的前提下再考虑做 HF 或 HDF。如患者因心血管功能低下而不能耐受治疗要求的血流量,可先将血流量设置于能够耐受的流量,通过一段时间治疗后心功能状况得到改善,可再将血流量调节至要求范围。

(二)护理干预

1.密切监视机器运转情况

治疗过程中密切监测动脉压、静脉压、跨膜压和血流量等的变化。HF、HDF 均需补充大量置换液,如果液体平衡有误,则会导致患者发生危及生命的容量性循环衰竭,因此上机前需仔细检查并确认置换液泵管与机器置换液出口端连接严密,没有渗漏,确保患者液体出入量的平衡和保障治疗安全。所有的治疗参数与临床情况应每小时详细记录一次。

2.严密观察患者的意识和生命体征变化

生命体征的波动与变化往往是急性并发症的先兆,护士在巡视中要密切注意患者的主诉和临床反应,如有否恶心、呕吐、心慌、胸闷、寒战、出血倾向等。

3.急性并发症的预防与护理

血液透析的所有并发症都有可能在 HF、HDF 中出现,最需要警惕的有:①液体平衡误差。②置换液成分错误。③置换液被污染导致热源反应。④低血流量。⑤凝血。护士在临床护理操作中要加强责任心,严格执行操作规范,做到操作前、操作中、操作后查对,及时发现隐患,积极预防并发症。如:置换液管与机器置换液出口端连接不紧密而致置换液渗漏,治疗中会出现置换液输入量少于患者体内被超滤的量,若不及时发现,会导致患者脱水过量,有效血容量下降而发生低血压、休克。只有严格查对才能防患于未然。

4.饮食指导

血液滤过或血液透析滤过在大量清除液体的同时,会丢失大量蛋白质、氨基酸、维生素,患者在饮食中若得不到及时补充,就可能发生因血液滤过治疗而引起的丢失综合征。因此,患者饮食中应增加优质蛋白质的摄入并多食富含维生素的蔬菜。维持性血液透析患者每日每千克体重的蛋白质摄入(dietary protein intake,DPI)为 1.2~1.5 g,而在进行 HF 或 HDF 治疗阶段蛋白质摄入量最好能达到每日每千克体重 1.5 g,其中至少 50%~70% 是高生物价蛋白质,以补足从滤过液中丢失的营养物质。为保证患者达到这一摄入水平,必须加强对患者的饮食指导和宣教,使患者能充分认识并自觉做到合理饮食。

5.反渗水监测与机器消毒

HF、HDF 治疗中大量的水是直接进入血液的,因此保证透析用水的高度洁净至关重要,哪怕是极低浓度的污染都会是致命的。反渗水必须定期做细菌培养和内毒素、水质的检测,使用在线式血液滤过机要注意置换液滤过器的有效期,严格按照厂家规定的寿限使用,以保证在线置换液的品质与安全。

在线式血液滤过机直接将自来水经过炭滤、软化、反渗等步骤制成净化水,再通过高精度的滤过器,使之成为无菌、无致热源的超纯水。

超纯水与浓缩透析液经比例泵按一定的配比混合成置换液,再经过双重超净滤器滤过后输入体内。这一设计完善的净化系统最大的优点是方便,但同时浓缩透析液也必须保证高度的洁净,符合质控标准。有报道,在浓缩透析液污染较严重的情况下,第二级滤器后仍可发现细菌及热源物质。

因此,在线 HDF 生成置换液时,特别要求使用成品 A 液和简装 B 粉装置,以减少浓缩液方面的污染。

6.机器清洗、消毒和日常维护

必须严格遵照厂家要求实施,包括消毒液品种和消毒液浓度都应根据厂家要求选用,以确保每一次消毒的有效性和治疗安全性。停机日需开机冲洗 20～30 min,使机器管道内的水静止不超过 24 h,以避免微生物的生长。停机超过 3 d 应重新清洗消毒后再使用。

7.其他

使用挂袋式液体输入时,必须注意袋装置换液的有效期、颜色和透明度。更换置换液时应严格执行无菌操作。另外,在置换液输入体内之前建议装一个微粒滤过器,以杜绝致热源进入体内。

（王　慧）

第二节　血浆置换

血浆置换是通过有效的分离、置换方法迅速地选择性从循环血液中去除病理血浆或血浆中的病理成分(如自身抗体、免疫复合物、副蛋白、高黏度物质、与蛋白质结合的毒物等)同时将细胞成分和等量的血浆替代品回输患者体内。

自开展血浆置换疗法以来,常规应用两种分离技术,即离心式血浆分离和膜式血浆分离。随着血液净化技术的不断发展,离心式血浆分离已逐步被膜式血浆分离所替代。

一、临床应用

(一)适应证

目前血浆置换的诊疗范畴已扩展至神经系统疾病、结缔组织病、血液病、肾脏病、代谢性疾病、肝脏疾病、急性中毒及移植等领域大约 200 多种疾病,其主要适应证如下。

1.作为首选方法的疾病或综合征

冷球蛋白血症、抗肾小球基底膜病、格林-巴利综合征、高黏滞综合征、栓塞性血小板减少性紫癜、纯合子家族性高胆固醇血症、重症肌无力、药物过量(如洋地黄中毒)、与蛋白质结合的物质中毒、新生儿溶血、自身免疫性血友病。

2.作为辅助疗法的疾病或综合征

急进性肾小球肾炎、抗中性粒细胞胞质抗体阳性的系统性血管炎、累及肾脏的多发性骨髓瘤、系统性红斑狼疮(尤其是狼疮性脑病)。

(二)治疗技术及要求

1.血浆置换的频度

一般置换间隔时间为 1～2 d,连续 3～5 次。

2.血浆置换的容量

为了进行合适的血浆置换,需要对正常人的血浆容量进行估算,可按以下公式计算。

$$PV＝(1-HCT)(B+C×W)$$

式中,PV—血浆容量;HCT—血细胞比容;W—干体重;B—男性为 1 530,女性为 864;C—男性为 41,女性为 47.2。

例如一个 60 kg 的男性患者,HCT 为 0.40,则 $PV＝(1-0.40)(1 530+41×60)$。如血细胞比容正常(0.45),则血浆容积大致为 40 mL/kg。

3.置换液的种类

置换液的种类包括晶体液和胶体液。血浆置换时应用的晶体液为林格液(富含各种电解质),补充量为丢失血浆量的 1/3～1/2,一般为 500～1 000 mL。胶体液包括血浆代用品和血浆制品。血浆代用品包括中分子右旋糖酐、低分子右旋糖酐、羟乙基淀粉(706 代血浆),补充量为丢失血浆量的 1/3～1/2;血浆制品有 5％清蛋白和新鲜冰冻血浆。一般含有血浆或血浆清蛋白成分的液体约占补充液 40％～50％。原则上补充置换液时采用先晶后胶的顺序,即先补充电解质溶液或血浆代用品,再补充蛋白质溶液,目的是使补的蛋白质尽可能少丢失。

4.置换液补充方式

血浆置换时必须选择后稀释法。

5.置换液补充原则

等量置换,即丢弃多少血浆,补充多少血浆;保持血浆胶体渗透压正常;维持水、电解质平衡;如应用的胶体液为 4％～5％的清蛋白溶液时,必须补充凝血因子;为防止补体和免疫球蛋白的丢失,可补充免疫球蛋白;应用血浆时应注意减少病毒感染机会;置换液必须无毒性、无组织蓄积。

6.抗凝剂

可使用肝素或枸橼酸钠作为抗凝剂。肝素用量大约为常规血液透析的 1.5～2 倍。对于无出血倾向的患者,一般首剂量为 40～60 U/kg,维持量为 1 000 U/h,但必须根据患者的个体差异来调整。

枸橼酸钠一般采用 ACD-A 配方,即含 22 g/L 枸橼酸钠和 0.73 g/L 枸橼酸,其用量约为血流速度(mL/min)的 1/25～1/15。为防止低血钙,可补充葡萄糖酸钙。

二、常见血浆置换术

(一)非选择性血浆置换

1.原理

用血浆分离器一次性分离血细胞与血浆,将分离出来的血浆成分全部去除,再置换与去除量相等的 FFP(新鲜血浆)或清蛋白溶液。

2.适应证

重症肝炎、严重的肝功能不全、血栓性血小板减少性紫癜、多发性骨髓瘤、手术后肝功能不全、急性炎症性多神经炎、多发性硬化症等。

3. 护理评估

(1)对患者的体重、生命体征、神志、原发病、治疗依从性进行评估,并做好相应干预措施。准确的体重有助于确定患者血浆置换的总量;对患者依从性的评估,有利于提升患者对治疗的信心和配合程度;评估可能的并发症以确定干预措施。

(2)对设备、器材、药物等进行评估,做好充分准备;对血浆、清蛋白等做好存放和保管。

(3)确认相关的生化检查(凝血指标)、操作过程、治疗参数。

(4)对血管通路及血液流量进行评估,确认静脉回路畅通,以免静脉压增高而引起血浆分离器破膜或再循环。

4. 操作准备

(1)物品准备:配套血路管、血浆分离器、生理盐水 2 000 mL、心电监护仪等。

(2)药品及置换液准备

1)置换液:置换液成分原则上根据患者的基础疾病制订,如肝功能损害严重、低蛋白血症的患者应适当提高患者胶体渗透压,提高清蛋白成分;血栓性血小板减少性紫癜患者除了常规血浆置换外,可适当补充新鲜血小板;严重肝功能损害患者在血浆置换以后可适当补充凝血因子、纤维蛋白原等。

置换液(以患者置换血浆 3 000 mL 为例)主要有两种配方:①清蛋白 60 g、低分子右旋糖酐 1 000 mL、706 代血浆 500 mL、平衡液 1 000 mL、5%或 10%葡萄糖 500 mL(注:清蛋白根据医嘱稀释于 5%或 10%葡萄糖溶液 500 mL)。②新鲜血浆 1 000 mL、706 代血浆 500 mL、低分子右旋糖酐 500 mL、平衡液 500 mL、5%或 10%葡萄糖 500 mL。以上配方可根据患者病情或需要做适当调整。

2)抗凝剂:由于血浆置换患者大多为高危患者,故在抗凝剂的选择上首选低分子肝素。

3)葡萄糖酸钙:非选择性血浆置换时,在输入大量新鲜血浆的同时,枸橼酸钠也被输入体内,枸橼酸钠可以与体内钙离子结合,造成低血钙,患者出现抽搐,故可适当补充葡萄糖酸钙。

4)激素:由于血浆置换时输入了大剂量的异体蛋白,患者在接受治疗过程中可能出现过敏反应。

(3)建立血管通路:采用深静脉留置导管或内瘘,动脉血流量应达到 150 mL/min。静脉回路必须畅通,采用双腔留置导管时注意防止再循环。

5. 操作过程及护理

血浆置换是一种特殊的血液净化方法,操作治疗时应有一个独立的空间,并有专职护士对患者进行管理和监护。术前向患者和家属做好心理护理和治疗风险意识培训,取得患者的积极配合。

(1)打开总电源,打开血浆分离器电源,开机并自检。

(2)连接血路管、血浆分离器,建立通路循环。

(3)阅读说明书,按血浆分离器说明书上的预冲方法,进行管路及血浆分离器的预冲。预冲的血流量一般为 100~150 mL/min,预冲液体量为 1 500~2 000 mL。用 500 mL 生理盐水加入 2 500 U(20 mg)肝素,使血浆分离器和管路肝素化。

(4)设定各项治疗参数:血流量/分、血浆分离量/小时、置换总量、肝素量、治疗时间等。

(5)建立血管通路,静脉端注入抗凝剂(等待 3~5 min,充分体内肝素化),建立血循环,引血时血流量应<100 mL/min。运转 5~10 min 后患者无反应,加大血流量至

100～150 mL/min;启动弃浆泵及输液泵。要求保持进出液量平衡,可将弃浆泵及输液泵流量调节至 25～40 mL/min。

(6)观察血浆分离器及弃浆颜色,判断有无破膜现象发生。一旦出现破膜,立即更换血浆分离器。

(7)治疗过程中严密监测生命体征;随时观察跨膜压、静脉压、动脉压变化,防止破膜;观察过敏反应及低钙反应;观察电解质及容量平衡。

(8)及时记录数据;及时处理各类并发症。

(9)下机前评估:患者生命体征、标本采集、抗凝剂总结、治疗目标值情况。

(10)书写记录,患者转运、交班;整理物品;处理好医疗废弃物及环境。

(二)选择性血浆置换

1.原理

选择性血浆置换也称为双重血浆置换。由血浆分离器分离血细胞和血浆,再将分离出的血浆引入血浆成分分离器(血浆成分分离器原则上按照分子量的大小进行选择,如胆红素分离器、血脂分离器等),能通过血浆成分分离器的小分子物质与清蛋白随血细胞回输入体内,大分子物质被滞留而弃去。根据弃去血浆量补充相应的清蛋白溶液,清蛋白的相对分子质量为69 000,当致病物质分子量为清蛋白分子量 10 倍以上时,可采用选择性血浆置换。

2.适应证

多发性骨髓瘤、原发性巨球蛋白血症、家族性难治性高脂血症、难治性类风湿性关节炎、系统性红斑狼疮、血栓性血小板减少性紫癜、重症肌无力、多发性硬化症、多发性神经炎及移植前后的抗体去除等。

3.护理评估

同非选择性血浆置换。

4.操作准备

(1)物品准备:配套血路管、血浆分离机、血浆分离器、血浆成分分离器、心电监护仪等。

(2)药品和置换液准备:生理盐水 4 000 mL、清蛋白溶液 30 g(备用,根据丢弃量补充所需清蛋白)、激素等。

(3)血管通路:同非选择性血浆置换。

(4)抗凝剂应用:同非选择性血浆置换。

5.操作过程与护理

(1)打开总电源,打开血浆分离机电源,开机并自检。

(2)连接血路管、血浆分离器及血浆成分分离器,建立通路循环。

(3)按照说明书要求预冲血浆分离器、成分分离器及管路。预冲流量为100～150 mL/min,预冲液量为 2 500～3 000 mL。最后用 1000 mL 生理盐水加入 2 500 U(40 mg)肝素使血浆分离器、血浆成分分离器和血路管肝素化。

(4)设定各项治疗参数:血流量 mL/min、血浆分离量 mL/h、成分分离器流量 mL/h、血浆置换总量、肝素量、治疗时间等。

(5)建立血管通路,注入抗凝剂,建立血循环,引血时建议血流量<100 mL/min。运转5～10 min后患者无不适反应,治疗血流量增至 120～150 mL/min,启动血浆泵、弃浆泵及返浆泵。

（6）操作中严密监测动脉压、静脉压、跨膜压的变化，以防压力增高，引起破膜。

（7）观察血浆分离器、成分分离器及弃浆颜色，判断有无破膜发生。一旦发生破膜，及时更换。

（8）选择性血浆分离，根据患者体重和病情决定血浆置换总量，根据分子大小决定弃浆量，一次选择性血浆置换会丢弃含有大分子蛋白的血浆 $100 \sim 500$ mL。

（9）治疗过程中严密监测体温、脉搏、呼吸、血压；随时观察跨膜压、静脉压、动脉压变化，防止破膜；观察电解质及容量平衡。

（10）及时记录数据；及时处理各类并发症。

（11）达到治疗目标值，下机。

（12）完成护理记录；向患者所在病房交班；合理转运危重患者；整理物品；处理医疗废弃物。

三、并发症及护理干预

血浆置换的并发症同常规血液净化的并发症、血管通路的相关并发症、抗凝的并发症等。与血浆置换特别相关的并发症如下。

1. 过敏反应

新鲜冰冻血浆含有凝血因子、补体和清蛋白，但由于其成分复杂，常可诱发过敏反应。据文献报道，过敏反应发生率为 $0 \sim 12\%$。补充血液制品前，静脉给予地塞米松 $5 \sim 10$ mg 或 10% 葡萄糖酸钙 20 mL 并选择合适的置换液是预防和减少过敏的关键。

治疗过程中要严密观察，如出现皮肤瘙痒、皮疹、寒战、高热时不可随意搔抓皮肤，应及时给予激素、抗组胺药或钙剂，可摩擦皮肤以缓解瘙痒。治疗前认真执行三查七对，核对血型，血浆输入速度不宜过快。

2. 低血压

引起低血压的主要原因：置换液补充过缓，有效血容量减少；应用血制品引起过敏反应；补充晶体溶液时，血浆胶体渗透压下降。血浆置换中应注意血浆等量置换，即血浆出量应与置换液输入量保持相等。当患者血压下降时可先输入胶体溶液，血压稳定时再输入晶体溶液。要维持水、电解质的平衡，保持血浆胶体渗透压稳定。当患者出现低血压时可延长血浆置换时间，血流量应控制在 $50 \sim 80$ mL/min，血浆流速相应减低，血浆出量与输入的血浆和液体量保持平衡。

3. 低血钙

新鲜血浆含有枸橼酸钠，过多、过快输入新鲜血浆容易导致低血钙，患者会出现口麻、腿麻及小腿肌肉痉挛等低血钙症状，严重时发生心律失常。治疗前应常规静脉注射 10% 葡萄糖酸钙 10 mL，注意控制枸橼酸钠输入速度，出现低钙反应时及时补充钙剂。

4. 出血

严密观察皮肤及黏膜、消化道等有无出血点，进行医疗护理操作时，动作轻柔、娴熟，熟练掌握静脉穿刺技巧，避免反复穿刺加重出血。一旦发生出血，立即通知医生采取措施，必要时用鱼精蛋白中和肝素，用无菌纱布加压包扎穿刺点，并观察血小板的变化。

5. 感染

当置换液含有致热源、血管通路发生感染、操作不严谨时，患者会出现感染、发热等。血浆置换是一种特殊的血液净化疗法,必须严格无菌操作,患者应置于单间进行治疗,要求治疗室清洁,操作前紫外线照射 30 min,家属及无关人员不得进入治疗场所。操作人员必须认真洗手,戴口罩、帽子,配置置换液时需认真核对、检查、消毒,同时做到现配现用。

6.破膜

血浆分离的滤器因为制作工艺的原因而受到血流量及跨膜压的限制,如置换时血流量过大或置换量增大,往往会导致破膜。故应注意血流量在 $100\sim150$ mL/min,每小时分离血浆 $<1\,000$ mL,跨膜压控制于 50 mmHg。预冲分离器时注意不要用血管钳敲打,防止破膜。

四、选择性血浆分离和非选择性血浆分离的比较

(一)非选择性血浆分离

1.优点

可补充凝血因子(使用新鲜冰冻血浆时);排除含有致病物质的全部血浆成分。

2.缺点

因使用他人的血浆,有感染的可能性;因混入微小凝聚物,有产生相应不良反应的可能。必须选用新鲜血浆或清蛋白溶液。

(二)选择性血浆分离

1.优点

对患者血浆容量的改变较小、特异性高,故所用置换量少,约为常规血浆置换量的 1/4,有时甚至可完全不用。这既节省了开支,又减少了感染并发症的发生机会。选择性血浆分离法不但可选择使用不同孔径的血浆成分分离器,同时可根据血浆中致病介质的分子量,选择不同的膜滤过器治疗不同的疾病,如应用 $0.02\sim0.04$ μm 孔径的滤膜治疗冷球蛋白血症、家族性高胆固醇血症等。

2.缺点

因利用分子量大小进行分离(根据膜孔的不同分离),故可能会除去一些有用的蛋白质。

(王　慧)

第三节　连续性肾脏替代疗法

连续性肾脏替代疗法(continuous renal replace treatment,CRRT)是采用每日连续 24 h 或接近 24 h 的一种连续性血液净化疗法,它主要利用弥散和(或)对流的原理,将患者血液中蓄积的毒素排出体外,并维持水、电解质及酸碱平衡,以达到替代受损肾功能的效果。CRRT 可以简易理解为床旁的连续性血液净化(continuous blood purification,CBP)治疗。自 1983 年 Lauer 首先将 CRRT 运用于重症监护室(intenslve care unit,ICU)的急性肾衰竭(acute renal failure,ARF)患者后,该技术得以不断深入研究及发展,目前应用范围更超出了肾脏替代治疗的领域,扩展到各种临床上常见危重患者的急救。CRRT 技术的问世,为危重患者的治疗探索了一条新的途径,从而改善了危重患者的预后,也提高了肾功能恢复率及患者生存率。

一、应用指征

1.肾脏疾病

（1）急性肾衰竭（acute renal failure，ARF）伴有心力衰竭、肺水肿、脑水肿、严重电解质紊乱、外科手术后严重感染等。

（2）慢性肾衰竭（chronic renal failure，CRF）合并急性肺水肿、心力衰竭、尿毒症脑病、血流动力学不稳定等。

2.非肾脏疾病

多脏器功能障碍综合征（multiple organ dysfunction syndrome，血 MODS）、全身炎症反应综合征（systemic inflammatory response syndrome，SIRS）、急性呼吸窘迫综合征（acute respiratory distress syndrome，ARDS）、急性坏死性胰腺炎、挤压综合征（横纹肌溶解综合征）、乳酸性酸中毒、药物或毒物中毒等。

二、技术特点及潜在优势

（1）良好的血流动力学特性，血浆的渗透浓度变化较小。

（2）较好地控制氮质血症、电解质和酸碱平衡。

（3）高效地清除液体。

（4）能够清除中、大分子物质，炎性介质，内毒素，细胞因子，花生四烯酸等。

（5）促进营养和静脉药物（如升压药、血管收缩剂等）治疗。

（6）对颅内压影响较小。

（7）简易，可在床边进行。

三、常用技术及原理

1.连续性动脉-静脉血液滤过（continuous arteriovenous hemofiltration，CAVH）

CAVH 是利用人体动静脉之间所产生的压力差作为体外循环驱动力，以对流的原理清除体内各种物质、水和电解质。它根据原发病治疗的需要补充置换液，通过超滤降低血中溶质的浓度并调控机体容量平衡。CAVH 在模拟肾小球的功能上比血液透析（hemodialysis，HD）更接近于肾小球滤过生理。

2.连续性静脉-静脉血液滤过（continuous venovenous hemofiltration，CVVH）

CVVH 清除溶质的原理与 CAVH 相同，不同之处是采用中心静脉（股静脉、颈内静脉或锁骨下静脉）留置单针双腔导管建立血管通路。借助血泵驱动血液循环，临床根据需要采用前稀释或后稀释法输入置换液。由于 CVVH 加用血泵可使操作步骤标准化，深静脉留置导管安全性高，故 CVVH 已经逐渐取代 CAVH。

3.连续性动脉－静脉及静脉－静脉血液透析（continuous arteriovenous/venovenoushemodialysis，CAVHD/CVVHD）

CAVHD 及 CVVHD 溶质转运主要依赖于弥散及少量对流。当透析液流量为 150 mL/min（此量小于血流量）时，可使透析液中全部小分子溶质呈饱和状态，从而使血浆中的溶质经过弥散机制被清除。

CVVHD 的原理与 CAVHD 的原理相同，区别在于 CVVHD 采用静脉－静脉建立血管通路，用血泵驱动血液。

4.连续性动脉—静脉及静脉—静脉血液透析滤过（continuous arteriovenous/veno-venoushemodiafiltration,CAVHDF/CVVHDF）

CAVHDF 及 CVVHDF 是在 CAVH 及 CVVH 的基础上发展起来的,加做透析以弥补 CAVH、CVVH 对氮质清除不足的缺点。CAVHDF、CVVHDF 的溶质转运机制是对流加弥散,不仅增加了小分子物质的清除率,还能有效清除中、大分子物质。

5.缓慢连续性超滤（slow contlnuous ultrafiltration,SCUF）

SCUF 主要是以对流的方式清除溶质和水分。它不补充置换液,也不用透析液,对溶质清除不理想,不能使肌酐保持在可以接受的水平,有时需要加用透析治疗。

6.连续性高流量透析（continuous high flux dialysis,CHFD）

CHFD 应用高通量血滤器,不用置换液,透析液逆向输入。CHFD 包括连续性血液透析系统和一个透析液容量控制系统。它由两个泵控制超滤过程,一个泵输送已加温的透析液,另一个泵调节透析液流出量和控制超滤。

7.高容量血液滤过（high volume hemofiltration,HVHF）

持续进行 CVVH,每日输入置换液 50 L。应用高通量滤器,面积达 $1.6 \sim 2.2 \ m^2$,则称为 HVHF。

8.连续性血浆滤过吸附（continuous plasma filtration adsorption,CPFA）

用血浆分离器连续分离血浆,分离出的血浆进入包裹的炭或树脂吸附装置进行大分子毒素的吸附,净化后的血浆经静脉通路返回体内,无需补充置换液。治疗特点为可以特异性地针对某一种物质进行吸附清除,可选择性地去除炎性介质、细胞因子、内毒素和活化的补体,临床上主要用于消除内毒素和促炎症介质。

四、操作前准备

1.环境准备

应在一个相对独立的环境中进行治疗（大多数危重患者由于病情原因,在重症监护室或危重患者治疗室接受治疗）,地面、桌面可用含氯消毒液擦洗,限制与本治疗无关的人员进入治疗场所等。

2.操作者准备

操作者应按卫生学要求着装,洗手,戴口罩、帽子。

3.物品准备

（1）药品准备:抗凝剂,各类抢救药物,配置置换液所需的药物如生理盐水、碳酸氢钠、葡萄糖、10％的葡萄糖酸钙、硫酸镁等。

（2）CRRT 物品:CRRT 机器、配套血路管、血滤器（根据治疗方式选用血滤器或透析器）治疗包等。选择 CRRT 滤器时需要考虑治疗方法的不同,如 CVVHD 时可选用高效透析器,CVVH、CVVHDF 时则通常选用血滤器,其他特殊方法选用相应的滤器。此外,选择滤器时还需要考虑到滤器膜对溶质的清除率、膜的生物相容性和滤器表面积大小等因素。一个良好的血滤器除有出色的生物相容性和出色的溶质清除率外,还可吸附细胞因子及其他脓毒血症相关介质（如血小板活化因子、肿瘤坏死因子等）,并能承受长时间的治疗而较少出现凝血现象。与此同时,还应考虑到血滤器的饱和时间,及时更换,以免耽搁治疗效果。

（3）抢救器械:氧气装置、心电监护、吸引器、抢救车、人工呼吸机、必要时配备除颤仪等。

4.建立血管通路

CRRT常用的血管通路为临时性血管通路,常见于股静脉、颈内静脉或锁骨下静脉留置导管。

5.置换液准备与配置

临床上常用的置换液主要分为两大类,一类为乳酸盐置换液(商品),另一类为碳酸氢盐置换液(临床自行配制)。

CRRT的置换液成分需因人而异。置换液的电解质原则上应接近人体细胞外液成分,根据需要调整钠和碱基成分。碱基常用碳酸氢钠、乳酸盐和醋酸盐,MODS及败血症伴乳酸酸中毒或合并肝功能障碍者不宜使用乳酸盐,大量输入醋酸盐也会引起血流动力学不稳定。因此,近年来大多推荐用碳酸氢盐作缓冲剂。

置换液配置注意如下。

(1)建议在静脉输液配制中心(PIVA)配制置换液,如无此设施,应在治疗室内进行置换液的配制。操作前室内紫外线照射30 min,用含氯消毒液擦洗操作台面等。

(2)严格无菌操作,配制置换液前先洗手、戴帽子、口罩。

(3)严格执行三查七对,配制前应双人核对药物,配制时注意各种药物剂量的准确,配制后应在置换液袋外做好相应标识,双人核对并签名。

(4)碳酸氢钠置换液应现冲现配。

(5)必要时检测置换液的电解质浓度。

6.治疗前患者护理评估

(1)了解患者原发病及目前病情,了解各项生化指标、生命体征和并发症,包括尿量、血压、心率、心律、呼吸、神志、动脉血气分析、电解质、肌酐、尿素、酸碱度、有否出血现象或倾向等。

(2)了解治疗方案,选择合适的血液净化器材及抗凝剂。

(3)了解患者监护设备的应用情况,如心电监护仪、呼吸机、动态血压监测等。

(4)评估血管通路、患者对治疗的耐受性、治疗过程安全性及并发症和危险因素,并做好相应的护理干预。

五、操作方法与护理

1.开机

连接电源,开机,对机器进行安全性能检测。

2.安装和预冲

连接、安装管路(按照机器说明书提示和说明)、透析器或血滤器,进行预冲。推荐密闭式循环,严格准确的预冲和密闭循环可有效防止首次使用综合征,减少凝血和残血的发生。

3.设置治疗参数

根据医嘱选择治疗模式,设定治疗参数。低血压患者暂时不设置超滤量,待患者上机平稳后再根据血压情况缓慢设置。

4.连接患者

(1)颈内或锁骨下静脉留置导管,建议协助患者戴口罩;股静脉留置导管者,注意隐私部位的保护。

(2)去除留置导管外部的包裹敷料,初步消毒。

（3）戴无菌手套，取无菌治疗巾铺于导管出口处。

（4）先分离动脉端的肝素帽（注意：动脉夹子必须在关闭状态），用消毒棉球或棉签消毒导管口（建议使用含低浓度乙醇成分的消毒剂），包括内侧、外侧、横截面，用含有生理盐水的无菌注射器抽出导管内的封管液及可能形成的血凝块（注意：导管口应有空针保护，不敞开）。

（5）遵医嘱静脉端注入抗凝剂（大多数危重患者 CRRT 治疗过程不使用抗凝剂）。

（6）将血泵速度调到 50～100 mL/min，取下动脉端的空针，连接动脉血路，打开夹子，启动血泵，放预冲液、引血（如患者有低血压等，则根据情况保留预冲液）。

（7）引血至静脉壶，停泵，夹闭透析管路静脉端，将其连接于血管通路静脉端（注意排除空气），打开夹子，妥善固定管路，开启血泵。

（8）再次检查循环管路连接是否紧密，有无脱落、漏水、漏血等。

（9）根据医嘱选择前稀释或后稀释，设定每小时置换液量。

（10）核对患者的透析处方，并做到两人核对、签名。

（11）严密监测患者生命体征后，逐渐调整血流量（根据患者心脏功能及治疗方式制订血液流量，150～300 mL/min），机器进入治疗状态，记录血液净化治疗记录单。

（12）清理用物，整理床单位，洗手。

5.治疗过程的监测及护理

（1）严密观察体温、心率、心律、血压、呼吸、血氧饱和度、中心静脉压、每小时尿量等；严密观察患者的神志和意识，当患者出现神志改变、烦躁等症时，应做好安全性约束；严密观察血液净化技术的并发症，如首次使用综合征等。

（2）根据患者病情随时监测（平稳患者可每 30 min 监测一次）、记录各治疗参数，如静脉压、动脉压、跨膜压、超滤速度、超滤量、置换液速度等，及时发现和处理各种异常情况并观察疗效。

（3）正确采集各类标本，密切监测血电解质及肝、肾功能及动脉血气等的变化，发现异常及时根据医嘱进行调整。

（4）在 CRRT 治疗过程中，出血是最常见的并发症之一，应用抗凝剂应严格按照医嘱，剂量准确；应用无抗凝剂治疗时可采用前稀释法。严密观察跨膜压、动脉压、静脉压的变化，观察滤器的颜色，必要时使用生理盐水冲洗管路和滤器，以防止管路和滤器凝血的发生。在治疗过程中观察患者静脉穿刺处有无渗血，观察皮肤黏膜及创伤的渗血和渗液有否增加，观察引流液的量和颜色等。

（5）患者安全管理及设备运转的监测：治疗途中严密观察 CRRT 设备的运转和报警，及时排除故障；随时检查管路有无扭曲、受压、脱落、堵塞，检查各连接口及滤器衔接是否正常，保持管路的通畅。

（6）患者液体平衡的管理：严密监测患者的每小时尿量、创伤渗血和渗液情况、各种引流量、静脉高营养量、抗生素用量、胃肠减压量，正确计算置换液进出量，保证进出平衡，并根据以上情况正确设定及时调整超滤量。

（7）血管通路的管理：维持血管通路的通畅是保证 CRRT 有效运转的最基本要求。治疗期间保证血管管路固定、通畅，无脱落、无打折、无贴壁、无漏血等现象；置管口局部敷料应保持清洁、干燥，潮湿、污染时及时换药，以减少感染机会；注意观察局部有无渗血、渗液、红肿；当动脉端血流有微细气泡现象时，可能是静脉导管内口紧贴血管壁所致，这时应调整患者体位或导管位置,同时快速松动一下动脉管路连接口,可有效改善导管吸壁现象。

(8)置换液补充方法:①前稀释法:置换液在滤器前输入,称为前稀释(由动脉端输入)。前稀释法血流阻力小、滤过率稳定,残余血量少,不易形成蛋白覆盖层;同时因为置换液量大(6~9 L/h),可降低血液黏稠度,减少滤器内凝血。②后稀释法:置换液在滤器后输入,称为后稀释(由静脉端输入)。后稀释法清除率较高,但容易发生凝血,因此超滤速度不能超过血流速度的30%。

(9)置换液的温度设置:置换液的温度应根据实际情况进行设置,一般为36.5 ℃~37.5 ℃。CRRT设备通常都有加温装置,但该装置的加热速度有时不能与置换液的补充速度相匹配,难以保证置换液的温度始终接近患者的体温。因此,患者在治疗过程中常会感到寒冷,此时应特别注意患者的肢体保暖。但实际上,CRRT对血流动力学的益处很大程度上取决于这种冷热效应,长时间采用CRRT将导致患者的热量减少,但同时又可以减少发热、感染以及炎症反应引起的体温变化。

六、常见并发症及护理

1.低血压

由于接受CRRT治疗的患者大多合并多脏器功能障碍,病情危重,生命体征不稳定,CRRT治疗前或治疗过程出现低血压较为常见,故应密切观察生命体征,利用桡动脉测定即时血压。

(1)对低血压患者,上机时从动脉端缓慢引血,血流速度为50~80 mL/min,预冲液不放(对于无抗凝剂患者,将预冲液换成无肝素盐水,必要时可用代血浆、血浆或新鲜血预冲)。

(2)上机成功、血压稳定后逐渐增加血流量至150~300 mL/min,增加超滤量。术中通过调整脱水量及升压药的速度,使血压保持在安全范围。

(3)治疗过程出现低血压,可采取头低位,停止超滤,补充生理盐水,补充置换液或遵医嘱使用清蛋白等。如血压好转,则逐步恢复超滤,同时观察血压的变化。

2.凝血

接受CRRT治疗的危重患者,存在出血或潜在出血的危险,治疗过程大多采用无抗凝剂或小剂量小分子肝素抗凝。由于治疗时间长,容易发生体外凝血,而凝血是CRRT治疗失败的重要原因之一。

(1)充分预冲滤器和循环管路,可减少凝血的发生。

(2)采用"肝素吸附法"预冲滤器及管路,即用稀肝素盐水浸泡滤器及管路(出血或出血倾向患者引血前必须去掉肝素盐水液),再开始CRRT治疗,这样可有效抗凝。

(3)置换液采用前稀释可有效抗凝,或间隔15~30 min从动脉端输入生理盐水100~200 mL,使血液在进入滤器前加以稀释,以增加滤器的效率及溶质的清除率,并且通过降低血液黏滞度、增加血流量及静水压而增加滤器的使用寿命和早期识别滤器有否凝血倾向。

(4)无抗凝剂治疗要保持充足的血流量,保持血管通路通畅,在患者血流动力学稳定、心脏功能允许的情况下可加大血流量。

(5)避免泵前输入高营养液、脂肪乳剂、血制品等。

(6)严密监测静脉压、跨膜压、滤器前压及波动范围,仔细观察滤器盖端上的血液分布是否均匀、滤器的纤维颜色有无变深或呈条索状、滤出液是否通畅、静脉壶的滤网有无凝血块等,通过这些措施及时发现是否发生凝血，以便及早处理。

3.感染

由于行 CRRT 治疗的患者病情危重，机体抵抗力低下，加之各种侵入性的检查、治疗，容易引起感染。

感染是危重患者死亡的主要原因之一，在 CRRT 治疗时严格执行无菌技术是防止发生感染和交叉感染的一项重要措施，任何一个环节都不能违反无菌操作规程。

(1)环境的管理：治疗过程中限制与治疗无关的人员入室，入室时需戴帽子、口罩、鞋套；地面、桌面用消毒液擦洗，室内每日 2 次紫外线消毒。

(2)做好留置导管的护理：操作时严格无菌，保持穿刺点敷料清洁干燥，局部有渗血、渗液、红肿时应及时换药。

(3)配置和更换置换液必须注意无菌操作，置换液要做到现冲现配。

(4)及时合理应用抗生素：CRRT 治疗会导致抗生素的浓度下降，因此，应根据药代动力学以及抗生素的分子量选择应用时间及剂量，以使抗生素达到有效浓度。

(5)做好患者的基础护理，如口腔护理、压疮护理、呼吸道护理、引流管护理等。

4.出血

接受 CRRT 治疗的危重患者，原发病与手术、创伤、肝功能衰竭、凝血功能障碍等有关，往往伴有出血或潜在出血的现象，CRRT 治疗过程中抗凝剂的应用使出血危险明显增加或加重出血，因此对此类患者应加强护理。

(1)注意观察创口、牙龈等出血，注意观察皮肤黏膜的颜色，有否淤斑及出血点。

(2)注意引流液、痰液、大小便颜色，并做好记录。

(3)注意血压及神志的变化，注意颅内出血的危险。

(4)严格抗凝剂的应用，发现出血倾向时根据医嘱及时调整抗凝剂用量或使用无肝素技术，以避免出现由此引起的严重并发症。

5.心律失常

患者在治疗过程中可因心脏病变、电解质紊乱、酸碱平衡紊乱或血容量改变引起低氧血症、低血压，诱发心律失常。轻者仅有心慌、胸闷、低血压的临床表现，重者则可能发生猝死。因此，在治疗过程中如遇心律失常应积极治疗原发病，控制血流量，给予氧气吸入并加强心理护理，缓解患者的紧张情绪。

七、下机操作及护理

1.物品准备

接受 CRRT 治疗的患者大多为临时性血管通路，准备物品有治疗盘、含 20 mL 生理盐水的注射器 1 支、与导管相应容量的已配制肝素溶液 2 支（2 mL 注射器）、无菌纱布、肝素帽 2 个、无菌手套 1 双、生理盐水 500 mL、医疗废弃物盛物筒。

2.患者准备

颈内静脉、锁骨下静脉留置导管患者接受治疗时，建议戴口罩或头侧向一边；股静脉留置导管患者应注意保护隐私部位。

3.工作人员准备

洗手，戴口罩、帽子。

4. 下机前评估

(1)确认治疗参数已经达到医嘱要求。

(2)测血压、脉搏、呼吸、心率、心律、体温等。

(3)确认患者所有生化标本已经采集和送检。

5. 下机操作

(1)调整血流量至50～100 mL/min,关闭血泵,动脉端连接生理盐水或置换液,夹闭、断开动脉管路和导管。

(2)开启血泵,翻转滤器(或透析器),使静脉端朝上,并观察其全身情况。

(3)观察滤器(或透析器)和循环管路中的残血状况,可用双手轻搓滤器(或透析器),以促进残血排出。

(4)待静脉管路内的液体为淡粉红色或接近无色时关闭血泵(必须在监测血压以后),夹闭、断开静脉管路和静脉导管。

(5)按《消毒隔离管理规范》处理医疗废弃物,清洁并消毒机器。

(6)准确总结出入水量,对治疗过程进行小结。根据患者病情做好患者安全转运,对相关科室进行书面和床边交班。

(7)关机,关电源。

6. 下机护理

(1)下机过程中必须监测患者各项生命体征和神志变化。

(2)观察滤器(或透析器)和循环管路的残、凝血状况,并记录。

(3)注意患者在治疗过程或治疗结束有否出血现象。

(4)准确计算治疗过程中的出入水量。

(5)做好床边交班。

(王　慧)

第十四章 急救技术

一、简易呼吸囊使用术

（一）目的

增加或辅助患者的自主通气；改善患者的气体交换功能；纠正患者的低氧血症，缓解组织缺氧状态；为临床抢救治疗争取时间。

（二）操作流程

1.评估

患者的年龄、体位、呼吸道是否开放通畅、呼吸状况（频率、节律、深浅度）。环境温度、湿度、空气流通情况，是否具备抢救的重要条件。物品齐全、性能良好。医务人员的安全防护。

2.准备

①操作者：着装整洁，动作迅速、简练，态度严肃、认真。②用物：简易人工呼吸器（面罩、呼吸囊、连接管、储氧袋、回头带）、弯盘、方纱、氧气装置、开口器、舌钳。

（三）适应证

中枢神经系统衰竭、神经肌肉病变、药物中毒、重症哮喘等疾病造成的自主呼吸减弱或消失。肺部感染、代谢紊乱、肺水肿等原因引起的呼吸功能不全，需维持通气。

（四）注意事项

（1）判断患者意识，用手指甲掐压人中穴的时间应在 10 s 以内，患者出现眼球活动、疼痛感后立即停止。

判断呼吸时，患者气道保持开放位置，判断者用耳贴近患者口鼻，头侧向患者胸部，眼睛观察 5 s 左右。

（2）挤压人工呼吸器时，通过抬下颌的方式使气道充分开放，抬高的下颌顶住面罩并使面罩紧紧覆盖在脸上保持不漏气。挤压时使胸廓扩张维持超过 1 s，胸廓起伏表示潮气量已足够；过度通气和通气流量过大会发生胃膨胀。

（3）心肺复苏时，人工呼吸囊通气应为每分钟 8～10 次。挤压呼吸囊每 5～6 s 1 次，每次呼吸都应超过 1 s，胸廓完全起伏。恢复自主呼吸后患者采取自然平稳侧卧位，减少气道梗阻和误吸。

要求抢救环境秩序良好，操作人员急救意识强，动作正规，抢救迅速、及时。

（五）护理要点

抢救完毕后，医护人员应安抚患者，做好心理疏导。使患者的口腔清洁，必要时做口腔护理。呼吸囊面罩为一次性应丢弃，呼吸球囊、储氧袋、连接管用氯消毒液抹试后备用。

二、气管插管术

（一）目的

（1）有效保持呼吸道通畅，清除呼吸道分泌物或异物，减少气道阻力，增加肺泡有效通气量。

（2）便于应用机械通气或加压给氧。

（3）便于气道给药及气道湿化。

（二）适应证

（1）各种原因引起的呼吸停止或呼吸衰竭。

（2）各种全身麻醉或静脉复合麻醉者。

（三）操作流程

1. 物品准备

喉镜、气管导管、导管芯、开口器、压舌板、咬口胶、10 mL 注射器、胶布、听诊器、简易呼吸囊、吸氧装置、吸痰装置、呼吸机、急救药物。必要时准备护目镜,防护围裙。

2. 患者准备

（1）患者取仰卧位,头后仰颈上抬。

（2）清除患者口、鼻腔分泌物,除去义齿。

（3）用简易呼吸囊辅助呼吸,高浓度给氧 2～3 min。

（四）注意事项

（1）插管前应检查气管导管的气囊有无漏气,喉镜的灯泡有无旋紧,光线是否明亮。

（2）放入管芯时,管芯前段比导管短 2～3 cm,以防损伤气管黏膜。

（3）插管时不得以牙齿当支点,以免牙齿松脱。

（4）插管过程中,每次操作中断呼吸时间不应超 30～45 s。如一次操作不成功,应立即予高浓度给氧,然后再插管。

（5）固定时,咬口胶应置于上、下臼齿之间,不能置于上、下门齿之间,以免固定不牢且易引起牙齿松脱。

（6）操作完毕,一次性的导管芯,注射器直接放医疗垃圾袋中,而注射器的针头则放在锐器箱中集中处理。

（五）护理要点

1. 严密观察患者的生命体征,包括血压、脉搏、呼吸、血氧饱和度、神志等。

2. 保持口、鼻腔清洁,每 4～6 h 口腔护理 1 次。

3. 妥善固定导管,防止患者翻身躁动时牵拉脱出。每班记录气管导管插入的长度,并做好交接班。

4. 保持呼吸道通畅,定时吸痰,吸痰时应注意无菌操作,动作轻柔、迅速,每次吸引时间不超过 15 s。

吸痰管为一次性,每次吸完应更换且口腔、鼻腔、气管导管的吸痰管不能共用。如痰液管黏稠,可先向导管内注入生理盐水 2～4 mL 湿化稀释痰液后抽吸,吸痰前后充分给氧。

5. 气管导管如不接呼吸机,可用单层的盐水纱布覆盖导管口,以湿化吸入的气体并防止灰尘吸入。

6. 拔管护理。气管插管一般留置不超过 72 h,否则应改气管切开术。

（1）拔管前应进行深呼吸,咳痰训练,以便拔管后能自行清理呼吸道。

（2）拔管时应该先吸净口腔、鼻腔导管内的分泌物,以防拔管时误吸。

（3）拔管后立即给予面罩吸氧或高流量的鼻导管吸氧,30 min 后复查血气分析。

（4）拔管后应注意观察患者有无声嘶、呛咳、吸气性呼吸困难等。

（5）鼓励患者咳嗽排痰,定时变换体位、拍背。

（王宏宇）

第十五章 门诊规章制度及服务质量的管理

第一节 医院规章制度的制订和作用

一、什么是规章制度

"国有国法""家有家规",不同的单位有不同的规章制度,同一单位有不同内容的规章制度。规章制度是指由权力部门制订的以书面形式表达的并以一定方式公示的非针对个别事务的处理的规范总称。首先规章制度必须出自权力部门,或经其审查批准。其次,规章制度必须按照单位内部规定的程序制作,如果法律对单位规章制度的制订又规定了特定的程序,则必须遵循该程序。再次,规章制度必须向劳动者公示。最后,规章制度是规范,是有关权利、义务的设定,非针对个别人以及个别事件。如单位就召开某次会议的特别决定就不是规章制度,但单位就会议制度做出的规定,就是单位规章制度的组成部分。

二、规章制度的功能

(1)依法制订的规章制度可以保障单位合法有序地运作,将纠纷降低到最低限度。

(2)好的规章制度可以保障单位的运作有序化、规范化,降低单位经营运作成本。

(3)规章制度可以防止管理的任意性,保护职工的合法权益。对职工来讲服从规章制度,比服从主管任意性的指挥更易于接受,制订和实施合理的规章制度能满足职工公平感的需要。

(4)优秀的规章制度通过合理的设置权利、义务、责任,可使职工预测到自己的行为和努力的后果,激励职工为组织的目标和使命而努力奋斗。

三、如何制订医院规章制度

医院的规章制度包含业务和行政两部分,分为党群、行政、医疗、教学科研、后勤保障五大系统。门诊规章制度在制订之前,参与编制的医务人员应认真学习领会卫生部的有关文件精神,本着严谨负责的态度,结合医院实际情况,借鉴和参考其他医院的经验进行编订。在编写过程中严格按照规章类文书的格式,分标题和正文两部分。正文部分为具体地叙述条款内容、适用范围、实施日期等。在制订过程中应该对每一条规章制度都进行反复地推敲,做到字句通顺、表达清楚、意思明确,避免前后各条款内容重复或矛盾。

制订时还应充分考虑规章制度的实用性和可操作性。从实际出发,站在全院的高度,把握好管理的"度",避免过于严格控制,引起职工不满;或是过于松懈,使制度失去约束力,流于形式。让业务科室和行政部门的工作人员能有法可依、有章可循,以适度的管理,充分调动全体员工的工作积极性。为便于操作,制度里的每一条款都不能含糊其辞,并要真实可靠,对一些能够量化的指标提供具体数据,对于一些科务、院务等需定性分析的工作采用"谁主管、谁负责"的管理责任制,确保工作得到落实。

四、制订门诊规章制度的重要性

门诊管理是医院管理的重要组成部分,它直接关系到医院的管理水平。门诊规章制度是门诊管理中的一项重要内容。加强门诊管理,建立正常的工作秩序,改善服务态度,提高门诊医疗质量,防止医疗差错事故的发生,在很大程度上取决于有效的科学管理制度。

门诊各项规章制度是门诊医护人员长期工作实践的经验总结,是客观工作规律的反映,是处理各项工作的标准,是保护医院患者接受治疗、检查、护理的重要措施,是检查门诊各项工作的依据,也是医院教学和培养在职医护人员的重要内容。加强门诊科学管理,必须建立完整、系统、有效、科学的规章制度,使各级各类人员有所遵循,使各班工作互相衔接,循序进行,从而达到医院管理制度化、技术操作常规化、基本设施规范化,保证各项工作有计划、按程序地进行,不断提高工作效率和质量。

(蒋晓玲)

第二节　门诊各项规章制度

一、门诊工作制度

(1)医院应有一名副院长分管,负责领导门诊工作。在分管院长领导下,门诊部主任负责门诊的医疗、护理、预防、教学、科研和行政管理工作。

(2)各科参加门诊工作的医护人员,在门诊部统一领导下进行工作,人员调换时应与门诊部共同协商。

(3)各科主任要加强本科门诊的业务、技术领导,并有一名副主任分管门诊工作,负责门诊的行政、业务工作及专家排班。

(4)门诊各科工作人员一律提前 15 min 到岗,做好开诊前的准备工作,按时开诊。

(5)门诊医师对患者要认真进行检查,并按标准要求记录病历。对疑难重病或两次复诊仍不能确诊者,应及时申请会诊。

(6)门诊医师必须严格执行处方制度,书写项目要齐全,用药合理,字迹清楚,签名易于辨认。

(7)严格执行首诊医师负责制。对首诊患者应全面负责,不属本专业者,非危重患者不留挂号证,由门诊护士指导患者到相应科室就诊;若为危重患者应书写病历,积极抢救,通知相应科室后由导医护士陪同转诊。任何科室和个人不准以任何理由推诿、截留患者。

(8)门诊是医院工作的第一线,门诊工作人员要树立以患者为中心的思想,处处关心体贴患者,做到接诊热情、工作细心、解释耐心、接受意见虚心,尽量简化手续,有计划有秩序地安排患者就诊。

(9)各医技科室要认真兑现承诺,所发出的报告要准确及时,为患者提供方便,为临床提供可靠的依据。

(10)门诊手术室根据条件,规定一定手术范围,采取预约的办法,根据患者多少,适当安排日期。

(11)门诊应经常保持清洁整齐,不断改善候诊环境,加强就诊前的卫生宣教工作,介绍一些常见病、多发病的预防常识,定期进行环境消毒。

(12)各科门诊要加强检诊工作,做好二次分诊。严格执行消毒隔离制度,防止交叉感染,严格执行传染病登记、疫情报告制度,做好肠道门诊及肝炎门诊工作。

(13)对高热患者和重症患者以及老年人、军人、来自偏远地区的患者,应提前安排就诊。

(14)按照市政府的规定,对 60 岁以上老年人优先照顾,对 70 岁以上老年人免费挂号。

二、门诊部工作制度

(1)起草制订门诊部的工作计划,总结工作情况。组织门诊疑难危重患者的会诊和抢救工作。

(2)定期召开门诊系统工作会议,布置、检查、研究和改进工作,不断提高门诊工作质量。

(3)督促各科室落实好各项承诺,不断更新便民措施,改善服务态度,为患者提供全程优质服务,树立门诊的良好形象。

(4)定期检查门诊医疗质量,及时通报情况或反馈本人。

(5)组织门诊工作人员做好卫生宣教、消毒隔离、疫情报告、人民来信等工作。

(6)随时掌握门诊各种出诊情况,经常巡视,发现问题应向院领导反映。

(7)对于门诊病休和各种证明应先审查,后盖章。

(8)维持门诊就诊秩序,协调科室之间的关系。

(9)做好门诊各种工作量统计及专家排班。

三、门诊导医工作制度

(1)门诊导医人员必须熟悉本院、本门诊各科就诊情况及常规开展项目情况,保证能正确引导患者就诊。

(2)导医人员必须佩戴胸卡,做到仪表端庄、衣着整洁。必须准时上下岗,做到不串岗、不脱岗、不闲谈。

(3)要热情主动接待患者,礼貌待人,有问必答,百问不厌,主动介绍医院概况、科室组成、医院设备及门诊各科情况等。

(4)经常巡视大厅,引导患者挂号、候诊、检查。

(5)对残疾人、高龄老年人、久病体弱者应主动接待,免费提供车床、轮椅服务;对年老体弱、行动不便者应搀扶到诊室就诊,合理安排优先检查。对用担架抬来的急危患者,应立即协助送急诊科处理。

(6)负责发放患者意见表,及时收集患者对医院各级各类人员的意见,沟通好医患关系,随时为患者提供方便。

(7)为患者免费提供开水及一次性水杯,免费发送《就诊指南》及《健康教育处方》等卫生宣教资料。

四、门诊分诊工作制度

(1)门诊分诊人员必须由有一定临床经验的护士及其以上人员担任。

(2)分诊人员应仪表端庄,衣着整洁,佩戴胸卡,准时上岗,不串岗、不脱岗、不闲谈。

(3)要热情主动接待患者,礼貌待人,有问必答,百问不厌,热情做好解释工作。

（4）每天协助医师做好开诊前准备工作,如备好血压计、压舌板、各种检查申请单及整理诊台、诊床,并准备好胶水、笔、纸张,随时为患者提供方便。

（5）维持就诊秩序,编写就诊排队号码,依次叫号就诊,指导帮助患者填写病历封面,合理安排就诊及检查,尽量缩短候诊时间。遵守保护性医疗制度,尽量维持一医一患,保持诊室安静及良好的就诊环境。

（6）对重患者、70岁以上老年人、军人、残疾人等病员,尽量优先安排就诊。

（7）每天登记专科、专家门诊出诊时间、工作量及其他统计工作。

（8）发放患者意见表,及时收集患者对医院各级医务人员的意见,沟通好医患关系,随时为患者提供方便。

（9）严格执行消毒隔离制度,每天下班前要用消毒剂擦洗台面、清理杂物,每天中午用紫外线消毒诊室2 h,并做好登记。防止交叉感染。

（10）下班之前必须关好各诊室和候诊室的电灯、风扇、空调、门窗及各种电器。

五、门诊挂号工作制度

（1）挂号人员要衣帽整齐,举止文明,对患者态度和蔼,解释问题耐心,安排有序,尽量缩短患者的候诊时间。

（2）做到按专业分诊就诊,对烈士家属、老弱残疾及行动不便的患者要优先安排就诊,对危、急、重患者要及时通知医师接诊,对偏远地区患者给予优先安排就诊。

（3）做好传染病的分诊和消毒隔离工作,防止院内交叉感染。对传染病患者,要安排到传染门诊就诊。

（4）同时就诊多科或专科患者,需重新挂号,会诊例外。

（5）挂号当日一次有效,继续就诊应重新挂号。

（6）每班账目均要清楚,所有现金应依照规定按时上交,现金和票据要当面点清。

（7）保持挂号处清洁、整齐、卫生。

六、门诊服务台工作制度

（1）导医人员上岗要佩戴彩带,实行站立服务。

（2）负责简易分诊,指导患者就诊,热情、耐心地解答患者提出的各种问题。

（3）维持门诊大厅秩序,发放宣传材料,教育患者不要随地吐痰,不要乱扔果皮纸屑,不在门诊区域内吸烟。

（4）扶老携幼,帮助行动不便的患者挂号看病。

（5）管理好门诊大厅内的物品,随时为患者提供方便。

（6）宣传普及卫生保健知识,提高人民群众的自我保健能力。

（7）禁止门诊大厅、走廊内进入各种车辆。

七、便民门诊工作制度

（1）便民门诊由副主任医师（或副主任护师）以上人员常年坐诊。

（2）工作人员上岗要仪表端庄,态度和蔼,热情主动地为患者服务。

（3）免费为患者开具各种化验、检查单及各种处方。

（4）免费为患者进行各种健康咨询,宣传卫生保健知识。

八、接待投诉工作制度

（1）认真接待每个投诉者，态度要严肃，举止文雅，语言不能生硬。

（2）要向投诉者做耐心、细致的解释工作，对每一投诉都要有一个解决办法。

（3）建立《患者投诉登记表》。

（4）对事件复杂以及超越接待人员处理职责的投诉交由医务处纠纷办公室处理。

（5）对个别语言、行为粗鲁、不予合作、干扰正常工作秩序的投诉者，交由保安部门处理，并向院领导报告。

九、门诊日志管理制度

（1）各科门诊的诊室要有门诊日志。

（2）门诊医生要按门诊日志项目填写完整。

（3）门诊办公室和预防保健科应不定期抽查门诊日志登记情况，考评各科门诊日志质量，监督管理。

（4）各科室分诊护士，于每月底将门诊日志交预防保健科。

（5）预防保健科全面检查各科门诊日志，核对传染病和慢性病登记、报告，纳入综合目标管理。

（6）预防保健科应在每月初完成上月的门诊日志检查核对工作，门诊办公室检查、考评各科门诊日志质量，纳入综合目标管理。

（7）门诊日志由病案室负责归类保管。

十、门诊安全工作规定

（1）门诊安全工作本着"谁主管谁负责"的原则。门诊部主任负责门诊的全部安全工作。各班组设一名安全员负责本班组的安全工作。

（2）每个班组下班前要检查水、电、门、窗。

（3）禁止在办公室存放现金和贵重物品。

（4）禁止在公共场所、楼梯、走廊及消防通道堆放杂物、易燃品和废弃物。

（5）禁止使用各种电炉、电加热器、热得快等电器。

（6）保管、保养好消防器械和消防设施，发现问题要及时上报保卫处。

（7）门诊所有人员都要掌握消防知识及学会使用消防器材。

（8）遇到可疑人员要主动盘查，必要时报保卫处。

（9）各级人员均不得违反交通规则。

（10）门诊各班组每月自查一次防火、防盗等安全情况，并向门诊部汇报自查结果及存在的问题。每次重要节假日前都要全面检查一次安全工作。

十一、门诊首诊科室负责制度

（1）门诊患者挂号后，接诊医师应以对患者高度负责的精神，详细询问病史，做好全面检查。如在诊断和处理上有困难时，应及时请上级医师协助诊查。

（2）对疑难、复杂、科室间的"临界患者"，首诊医师应首先完成病历记录和体格检查，经本科主治医师以上的医生复查后方可申请会诊或转科。

（3）会诊科室必须安排高年资医师会诊，认真检查。如不属本科疾病，应写好会诊记录和拟诊意见，由首诊科室做进一步检查处理。

（4）病情涉及2个科室以上的患者，如需住院治疗，应根据患者的主要病情收住院，如有争议，由门诊部出面协调，科室不得拒收患者。

（5）凡因拒收造成的医疗差错、事故，由拒收科室和当事人承担全部责任。

（6）凡因脱离岗位，敷衍马虎，工作不负责任，相互推诿而造成医疗差错和事故者，要追究责任，严肃处理。

十二、专家、专科门诊工作制度

（1）参加专家门诊工作的医师应为副主任医师以上人员；参加专科门诊工作的医师应为主治医师以上人员。专家门诊医师实行资格审批制，由本人提出申请，经人事科核实，科主任、医务科同意后，报门诊部办公室统一安排出诊时间并予以公布。

（2）参加专家、专科门备的医师必须按门诊部办公室排班表准时出诊，不得无故停诊。如有特殊情况（如出差、开会、外出会诊、休假等），由所在科室主任安排其他专家代为出诊，并报门诊部办公室同意。如科主任无法安排其他专家出诊，则必须提前一天通知门诊部办公室。预约挂号专家原则上不得变更出诊时间。

（3）派往专科门诊的人员必须相对固定，每期3个月以上，以保证患者就诊、治疗的连续性。

（4）参加专家、专科门诊的医师逢出诊日应预先安排好其他工作，保证准时上岗，不得以任何理由（如查房、会诊、手术等）迟到、早退、脱岗、串岗。

（5）参加专家、专科门诊的医师必须严格遵守门诊各项规章制度，廉洁行医，服装整洁，佩戴胸卡。

（6）坚决执行首诊负责制，对患者要认真诊治，耐心解释。

（7）必须认真书写门诊病历、处方及门诊日志等。对病情复杂需会诊者，按有关会诊制度执行，确保医疗安全。

（8）参加专家、专科门诊人员应负责指导门诊年轻医师并帮助其解决疑难问题。

（9）经专家、专科门诊三次诊断不能确诊者，必须及时请上级医师或科、院及院外会诊，以确保医疗质量。

（10）门诊手术原则上以预约手术为主，门诊医生出诊时间不可以做手术；如遇特殊紧急情况需手术，应由科室派医生手术或由相关临床科室协助。门诊医生必须保证出诊时间在岗在位。

（11）专家、专科门诊人员资格实行否决制。对查实1个月内连续两次被投诉或1个季度连续三次被投诉者，或发生一级医疗事故者，除按有关规定处理外，取消其本年度内专家、专科门诊资格。对经常不能保证专家门诊时间及误时、脱岗遭患者投诉者，取消其专家门诊资格。

十三、门诊护理工作制度

（1）门诊护理人员，必须热爱本职工作，以高度的责任心和同情心，对待患者，要讲文明礼貌，态度和蔼，全心全意为患者服务。

（2）做好开诊前的准备工作，维持好门诊秩序，科学地组织安排患者就诊。对老、弱、病、残及行动不便的患者，给予优先照顾，对危重及病情突变的患者配合医师采取积极有效的抢救措施。

（3）门诊环境要做到清洁整齐，做好患者的就诊指导和卫生宣教工作。利用各种形式，根据不同季节宣传常见病、多发病的防治知识，提高人民群众的自我保健能力。

（4）门诊护理人员必须做好本职工作，刻苦钻研业务，熟练掌握本科的护理技术操作，减少患者的痛苦，提高护理质量。

（5）严格执行消毒隔离制度，诊室每天喷洒消毒液 1 次，桌、椅、诊床每天擦拭 1 次，医疗器械按规定消毒灭菌，防止交叉感染。

（6）要做好各种医疗器械及医疗用品的保管，以利于工作的顺利进行。

（7）下班前要整理好室内物品，关好水电开关及门窗，防止意外事故的发生。

十四、门诊卫生宣教制度

（1）门诊部应将卫生宣传工作纳入门诊工作的重要日程。有计划、有组织地规划、指导门诊各科广泛开展卫生宣传和健康教育工作。

（2）门诊大厅、走廊、候诊室等要有宣传牌或宣传橱窗，普及卫生保健知识。

（3）利用候诊时间，向患者进行集体讲解，介绍一般卫生知识，如个人卫生、公共卫生、饮食卫生、常见病、多发病、传染病的防治知识，简单的急救常识以及妇幼卫生、婴儿保健等。讲解时要注意语言通俗易懂，方式多种多样，提高宣教效果。

（4）就诊前要向患者介绍本科开设的专业，当日坐诊的专家、特长和医院环境，以便更好地指导患者就诊。

（5）根据患者病情、家庭情况和生活习惯进行个别指导，提供咨询。

（6）卫生宣教工作要做到经常化、制度化。

十五、门诊出具病情诊断和病休证明的规定

（1）门诊医师要严格按照病情开写诊断证明，并将其记录于病历上。严禁开人情假条。

（2）诊断证明在假期内 3 d 有效，过期不予盖章，一般不补休假证明。

（3）凡属诊断证明（用于退休、离休、调换工种、休息、复工、意外事故等），须持有关单位证明信和病历，由门诊专业医师开写，方可盖章。

（4）计划生育证明（证明甲方或女方无生育能力或儿童病残），须持村、乡、县等单位计划生育办公室的介绍信，并有单位人员陪同，应有病历、由门诊专业副主任以上医师检查，出具证明，方可盖章。

（5）出据病假权限（计划生育产假除外），医师不超过 5 d，高年主治医师不超过 7 d，正、副主任不超过 15 d，签全名，盖私章有效。

（6）凡住院患者必须有住院号及出入院时间。

（7）须转上级医院诊疗者，由主治医师以上的专业医生填写转诊病历，出据转诊证明，有门诊部登记盖章。住院患者由医务科登记盖章，年终做好统计工作。

（8）门诊医师不得开写购药证明，如有缺药，可与药房仓库联系或用其他药品代替。

（9）非门诊医师开写的诊断证明，不予盖章。

（10）盖公章时门诊患者须持病历和化验检查等结果。

（11）实行证明书一式两联，其中一联存档以供日后查证。

（12）健康查体者由门诊部办理体检手续。复工、复学证明，须持单位介绍信，经门诊医师

检查认可后,出具证明。

十六、消毒隔离制度

(1)普通门诊、小儿科、急诊科实行预检分诊制度。发现或疑为患传染病者,应安排到传染病门诊就诊;已确定为患传染病者,应转到传染科治疗,并按规定上报疫情。

(2)患者在指定地点候诊、检查和治疗,不要在门诊各处活动,防止交叉感染。

(3)凡接触患者体液、血液和执行注射、采集标本的检验,均应有严格的消毒隔离制度和措施,敷料和一次性医疗用品一律焚烧,医疗器械应进行双消毒。

(4)医护人员上岗应穿工作服,无菌操作应戴帽子、口罩。禁止穿戴工作服、鞋、帽上街和去食堂。接触患者前后应洗手。

(5)传染患者污染的环境、家具、用品等必须严格消毒,其排泄物、引流物必须经过消毒、净化后倒入下水道。

(6)接触传染患者应穿隔离衣、鞋,戴帽子、口罩,禁止穿隔离衣、鞋等进入非隔离区。

(7)凡接触血液、组织、器官的器械和用品应灭菌,接触皮肤的器械及用品应进行消毒,注射、针灸等应实行一人一针一灭菌。

(8)凡污染的一次性医疗用品应焚烧,重复使用的医疗用品应采用消毒—清洁—灭菌或消毒处理原则。

(9)一次性输液器、注射器的使用和处理,按本院制订的规定执行处理。

十七、疫情报告制度

(1)各科对甲类传染病和乙类传染病中的艾滋病、肺炭疽、传染性非典型肺炎、脊髓灰质炎的患者和病原携带者或疑似患者,应立即向医院预防保健科进行报告。对其他乙类传染病患者和疑似患者以及伤寒、副伤寒、痢疾、梅毒、淋病、乙型肝炎、白喉、疟疾的病原携带者,应于6 h内向医院预防保健科进行报告,对丙类传染病和其他传染病,应当在24 h内向医院预防保健科进行报告。

(2)医院预防保健科负责传染病疫情网络直报,当接到疫情报告时,应在规定时限内进行网上直报。

(3)疫情报告实行首诊医生和首次发现者负责制,首次发现者必须在规定时限内向预防保健科报告。门诊、住院医生直接填写报告卡,检验、放射科工作人员发现传染病疫情时必须由检验、X线或CT室工作人员及时向医院预防保健科反馈,同时向诊治医师反馈,由预防保健科工作人员督促诊治医师填写报告卡。

(4)诊治医师对报告卡填写必须认真、规范、全面,字迹清楚易认。各科应按要求完善门诊日志、住院登记本和传染病登记本;预防保健科负责对医院传染病疫情报告卡的收发和核对,并按要求设立传染病报告簿,统一填报有关报表。

(5)初诊者必须全部报告,即报告率100%,复诊者可不报告(在登记本上注明)。如发现有漏报现象,取消当年评优、评奖资格。

(6)节假日传染病疫情报告:节假日期间发现传染病疫情,按有关规定要求填写报告卡后送预防保健科并做好交接登记。各分院医生节假日期间发现传染病疫情后按有关规定要求填写报告卡后通知预防保健科值班人员立即前往取卡,并做好交接登记。

十八、健康教育制度

（1）门诊医护人员，对患者提出的有关防病治病知识问题，必须有问必答，耐心地做好面对面的健康教育宣传工作。

（2）门诊要设有健康教育宣传卡片和健康教育处方。

（3）设立健康教育宣传专栏，至少每季度出版一期，进行健康教育。

十九、门诊手术室工作制度

（1）凡进手术室者，须更衣、帽、鞋、口罩，保持室内洁净，非手术室人员未经许可不得入内。

（2）医护人员要热情接待患者，认真细致地检查。明确手术指征，核对患者姓名、性别、年龄、手术名称、手术部位及登记，严防差错，做好术前准备。

（3）严格消毒隔离制度，手术室的药品、器械、敷料标志明显，无菌、清洁、污染物品严格分开，定点、定位放置，专人负责消毒、更换及处理。

（4）手术者术中要仔细、正规操作。准备使用的器械、敷料、器皿等应严格无菌，需做病理检查的标本要及时送检。

（5）无菌手术与有菌手术分开进行，先做无菌手术后做有菌手术。

（6）应准备急救药品和抢救发生意外的患者所必用的器械、物品，并定期检查、更换、补充，以备急用。

（7）每日手术完毕后，应做室内清洁、地面消毒和紫外线消毒，每月做空气细菌培养并保存报告。

（8）表面抗原阳性的患者，其术后所用器械、用物严格消毒，污染的敷料要进行焚烧处理。

（9）不允许私自收费和私自带患者入手术室手术。患者必须在签署手术协议书后方可进入手术室手术。

二十、换药室工作制度

（1）换药室须有专人负责，操作者穿工作服，戴工作帽及口罩，换药前后应洗手。

（2）严格遵守无菌操作，换药时做到一人一碗（盘）、二钳、一份无菌物品，先换清洁伤口，后换感染伤口，特殊感染伤口不得在换药室换药。

（3）每次换药完毕，敷料分类倒入污物桶，用过的器械和换药碗分别泡入消毒液中。

（4）室内无菌物品与有菌物品分别放在固定位置，无菌物品应标明失效期，过期或潮湿时应重新消毒。

（5）开包后未用完的换药碗、盘、钳、镊、敷料等每日消毒 1 次，放持物钳（镊）的无菌瓶、敷料罐、剪刀盘以及浸泡液每周消毒灭菌 1～2 次，启封的外用无菌溶液（生理盐水，呋喃西林溶液）仅限当日使用。

（6）室内每天湿式清扫及通风，物体表面及空气每天消毒，每月进行空气细菌培养，报告单留存备查。

二十一、门诊治疗室工作制度

（1）治疗室护士必须穿工作服，戴工作帽及口罩，操作前应洗手，严格执行无菌操作规程，做到一人一针一管。

（2）器械、药品应分类定位放置,标签明显,字迹清楚。麻醉药品、医疗用毒性药品及贵重药品应加锁保管,交接班时要认真核对。

（3）室内应分清洁区、污染区,无菌物品与有菌物品应分别放在固定位置,治疗完毕用过的物品应清洗干净并放在指定的位置。

（4）定期检查各种治疗包及无菌物品的失效期,超过有效期应重新消毒、灭菌。无菌持物钳(镊)及其浸泡液和容器、敷料罐、碘酒和乙醇瓶等每周高压消毒或更换1～2次。器械消毒液应每天更换1次,用乙醇作浸泡液时,应保持75%的浓度。

（5）室内保持整洁,每天湿式清扫及通风,物体表面及空气每天消毒,每月进行空气细菌培养,报告单留存备查。

二十二、门诊注射室工作制度

（1）注射室护士必须了解常用药物的药理作用、毒性反应、配伍禁忌和发生药物过敏反应的紧急处理,并具有熟练的注射操作技术和高度的无菌观念。

（2）各种注射应按医嘱执行,严格无菌技术操作规程,操作时衣帽整齐并戴口罩,非本室人员不得进入操作区。

（3）注射做到一人一针一管,持物钳每天更换一次。

（4）严格执行"三查七对"。对过敏药物应按规定做过敏试验,阳性者或有过敏史者应做好标记。严防差错事故。

（5）对待患者应热情、体贴,做好解释工作,取得合作。密切观察注射中和注射后情况,如发现注射反应或其他意外情况,应及时进行抢救处置,必要时联系有关医师。

（6）备有急救药品箱和各种急救器材,要定点、定位、定数量、定期检查并及时补充更换。

（7）保持室内清洁卫生、空气流通、光线充足。室内每日紫外线消毒一次,每月空气细菌培养一次并保存报告单。

二十三、门诊采血室工作制度

（1）工作人员要遵守工作纪律,上班后衣帽整齐,讲文明、讲礼貌、讲品德,以严谨的工作作风、认真负责的工作态度保证采样、采血等项工作的顺利进行。

（2）熟练掌握采血技术,严格无菌操作,认真执行各项规章制度和各项采血技术操作规程,杜绝差错事故的发生。

（3）工作间要保持清洁、整齐,物品摆放要规范化。

（4）所有器械、物品应统一管理,专人负责,消毒与未消毒物品要严格区分,确保其安全可靠。

（5）如有差错及损坏物品,要及时登记,并立即汇报。

（6）采血前,工作人员要提前做好清扫,消毒准备工作。

（7）采血结束后,工作人员要按要求逐项做好记录,清扫卫生,作好下次采血前的准备工作。

（8）工作时间不得大声喧哗、吃东西,不做与工作无关的事,不得擅离采血岗位。

（9）重视思想政治修养,注意同志间的团结,互相协助,同心同德做好本职工作。

二十四、门诊内镜室工作制度

（1）检查医师必须严格按技术操作常规进行。检查时要求仔细、准确、迅速、安全，严防并发症的发生。

（2）检查时活检取材应准确，送检标本时必须在标本瓶上标明取材部位及数量，按规定填写送检单，与标本一同送病理科。

（3）报告单要求书写完整、诊断正确。病理报告和内镜报告单应一同提供于临床，并将检查资料包括申请单、镜检记录、病理结果等整理归档。

（4）认真做好内镜的消毒工作，防止交叉感染。每个患者做完检查之后，立即进行清洁处理，用浸水的微孔海绵，将接物镜及软管末端在清水中冲洗，同时不断注水、注气，将黏附在接物镜面和注气孔上的黏液和血液彻底清除。然后再用海绵从上而下轻抹整个镜身，清水吸引冲洗，反复多次，直至清洁为止。再将内镜头端浸在盛有 2‰戊二醛溶液的桶内，按上述方法冲洗及吸引，多次消毒，消毒后再用清水洗净附在镜上的戊二醛溶液。活检钳用清水洗后同样用 2‰戊二醛溶液消毒处理。

（5）内镜室要认真开展临床质量控制工作，将检查结果与临床手术病理进行对比分析，进行诊断符合率、误诊率、漏诊率的综合评价，以利于质量的进一步提高。

（6）内镜维修保养管理：内镜室工作人员必须相对固定，医师与护士有明确分工，要落实责任，认真做好内镜的保养工作。应定期审核并检查内镜的检查质量效果，特别要注意以下几点：①检查完毕清洗消毒后要吹干内镜，悬挂在置有干燥剂的专用橱内；②活检钳在清洗消毒后，可在钳合处涂上硅蜡，以防生锈，并把它悬挂起来；③操作时切勿使软管部呈锐角弯曲，以免光学纤维折断。

（蒋晓玲）

第三节　门诊服务与形势

一、当前门诊服务形势

20 世纪 90 年代以来，我国经济制度发生根本变革，社会主义市场经济体制的逐步建立，使卫生事业改革和发展的外部环境、条件发生了很大变化。计划经济体制下建立起来的卫生管理体制、卫生服务体系、卫生机构运行机制，在市场经济体制下日益显现出矛盾和固有的弊病，严重制约着我国医药卫生事业的进一步健康发展。如果说 20 世纪 80 年代卫生改革面临的是医疗服务供给不足、医疗机构活力不够的问题，那么现在面临的则是体制、机制、结构上的重大调整，它涉及卫生管理体制、卫生服务体系、资源配置结构、医疗机构运行机制等深层次的问题。城镇职工基本医疗保险制度和医药卫生体制改革的总体目标是：用较低廉的费用，提供较优质的医疗服务，努力满足广大人民群众基本医疗服务的需要。中国加入世界贸易组织，意味着有多种成分进入中国的医疗市场，参与竞争。

中国医院的市场格局发生了重大的变化，迫使医院走向"国际化"，市场竞争将会把一些没有活力的、医疗技术水平低的、服务质量差的医院淘汰出局。"入世"后，我国医疗服务市场进一步开放。老百姓可以选择更高水平的医疗服务,也能选择更多层面的医疗服务。医疗资源的丰富,不再是所有人只拥有一种服务,而是所有人都有适合自己的医疗服务,所有人都有选择医疗服务的机会和权利。随着经济的发展,人民物质文化生活水平的改善,生物—心理—社会医学模式的转换,人们健康观念的变化,人口老龄化的加快与独生子女的增加,以及医疗消费支付能力的提高,医疗服务的多层次性日趋凸显和丰富,医疗市场也进一步改革与开放,医院门诊的布局与服务流程更加注重人性化,以利于满足社会多层次医疗服务的需求。

二、门诊服务的重要性

国有的医疗机构要实现一个根本性的转变——在相同的"游戏规则"下,变被动为主动,创造好的经营理念和服务模式,争取在激烈的竞争环境中,站稳脚跟,并力图抢占最大的市场份额,实现利润最大化或效益最大化。在这样的形势下,国有的医院一方面正在努力改善和提高各种硬件设施的现状和档次,改善就医环境,同时致力于不断提高医生们的医疗质量和服务质量,后者更显得尤为重要。医院管理者明白,硬件设施可以用金钱方便地购回,然而医疗质量和服务质量这样的软件,却有赖于医务工作者从观念上和行为上下工夫,使医疗技术质量和医院服务质量并驾齐驱;临床医护工作者也知道,由于生存竞争的压力增大,国有医院的医护药技工作者职业的自由性不断强化,他们在不断提高自己的医疗技术水平的同时,也越来越重视自己脸上和蔼的微笑和服务的质量。不管是医院管理者还是医护药技工作者都认识到这是自己生存之本,也是在日益严峻的竞争态势下立于不败之地的基石。因此,抓住了患者就等于抓住了医院的生命线,抓住了服务就等于抓住了医院的发展;服务首先要从门诊抓起,门诊工作的优劣、质量高低,是医院整体水平的反映,不仅对医院的荣誉会产生重大影响,更关系着医院的整体效益。随着市场经济体制改革和医疗保险市场的开放,医院门诊工作面临着巨大机遇和挑战。确定新的服务理念,做好门诊全程优质服务,以满足各类患者的各种需求,树立新时期医院的形象,能广泛地增强广大患者的吸引力,为医院创造很高的经济效益和难以估量的社会效益。

(蒋晓玲)

第四节　门诊服务与人文

一、什么是人文

人文,顾名思义是以人为本,是医务工作者的核心概念与中心任务,有效的关怀能增强患者应对压力的适应能力,促进疾病的康复。门诊是医院的窗口,医护人员的服务意识、服务态度、服务行为直接体现了医院的精神风貌。因此,对门诊患者实行全程的人文关怀,使患者得到利于疾病康复的最佳身心状态,就成为门诊工作的重中之重。

二、医院服务成为社会焦点的原因

为什么医院会成为社会问题的焦点领域呢?有人说是就诊者对医学工作特殊性不甚了解,对医疗效果期望过高;也有人说是医疗体制改革过程中没有办法像发达国家那样实行全民健康医疗,使个人负担有所增加,而这种负担增加的责任被误以为是医院造成的,于是把怨气撒在医务人员身上;还有人说是新闻媒体对医疗行业存在的问题过分渲染,对群众产生误导,对医院的误解和不信任加剧了医患矛盾的复杂化和尖锐化;再有就是医务人员中存在一些医德医风方面的问题,在群众中产生负面影响,造成部分就诊者对医务人员缺乏信任。

造成以上"偏见"和"缺陷"的原因很多,但认真分析起来,主要还是医院服务质量和服务流程出了问题。多数人对医院的期望值很高是可以理解的,对生命医学的科学性是明白的,他们只是认为医院和医务人员表现的服务态度有待改进,往往大部分的医疗纠纷的导火线就是服务,这一点在医院的投诉部门表现得特别充分。过去,就诊者只强调少花钱,看好病就可以了,不在意你的服务如何,现在就不一样了,人们的期望值越来越高。据调查,除了特殊的疑难杂症,就诊者对医院的选择,更多的是出于对服务质量的选择,出于对医生的信任感和亲近感。就诊者希望对服务态度、隐私权的保护、个人权利的维护、花费的公开、服务是否到位都有评价和选择的权力。马斯洛是著名的美国人道主义心理学家,他在 1943 年发表的《人类动机的理论》一书中首次提出了著名的需求层次理论。他认为,人类的需求包括五个层次:即生理需求、安全需求、社会需求、尊重需求和自我实现的需求。从动机的角度来看,马斯洛认为人的需求,从基本的食物和住所到复杂的自我实现,按重要性和层次性排成一定的次序。现在的医院服务正是在面对着这些精神需要日益增长的人民群众。他们正从生理需求、安全需求、社会需求中迈入对尊重的需求中来。医院工作者必须看到这是一种社会需求层次的提高,只有顺应它的发展,才能跟上时代发展的节拍。

尽管目前医疗改革方案没有最后确定,但是不管你是民营也好,国营也好;不管是经营型也好,还是非经营型的也好,都面临着服务流程改造和改善服务水平的问题。

（蒋晓玲）

第五节　门诊服务概念的提出

一、什么是门诊服务

门诊服务是医院门诊在医疗活动中以门诊患者的生理和心理需求为起点,通过有效的方式提供各种满意服务的过程,以医患双方心情愉快、感觉舒适和方便快捷为终点。

人的行为(behavior)是对周围环境影响的复杂反应,是心理活动的外在表现。动物的行为主要是受本能活动的支配,即是受摄食、睡眠、防卫和性本能的支配。但是,人的行为与动物行为有着本质的区别:较为复杂而高级,除了受本能活动所支配外,更重要的是,要受社会生活所制约和支配。社会行为是人类所特有的,也就是说人类的一切行为,必须努力得到社会的允许、承认,符合社会准则、道德规范和具有社会价值。这就是人类的文明,医院工作者当然也不能例外。

本书笔者在实践中,试图以行为科学理论为指导,服务营销为工具,将行为科学理论与医院服务管理结合起来,借鉴日趋成熟的现代酒店前台的管理模式、服务理念和服务业营销理论,运用到医院的服务管理中来,探索医院服务流程再造的课题,第一次系统地、全面地提出了医院前线服务的最新概念。

医院服务概念的首次提出具有它的现实性和可行性。有人结合医院特殊服务行业的特点,将医院目前的"前台"服务和其他一些项目和部门整合为一个功能齐全的部门,称之为"医院前线服务中心",制订了一系列前线的工作流程和服务人员的行为规范,使服务于"前线"的人员了解人际交往和医院服务接待工作中的礼貌、礼仪和礼节等基本常识,端正服务态度,增强服务意识,养成礼貌待客的良好职业习惯,同时也符合管理学中的功能分工和专业管理。在人力资源的合理使用方面,采用了"合适的人在合适的岗位做合适的事领取合适的报酬的原则",首次在很多"前台"部门大胆使用"文员制"的做法,为今后医院人力资源管理探索了可行的方向。

二、门诊服务与营销

门诊服务不仅仅是门诊"前台"部门的整合和流程的改造,还涉及门诊服务营销的范畴。通过门诊前、后台服务质量的提高,以期缩短医患距离,为医院其他的从业人员树立典范。"服务"是门诊营销最精华部分。有形产品只是服务的外壳部分,就诊者实际上需要的是通过购买这种产品实体能够获得自己所需要的服务和满足自己的愿望。

人类的需要和欲望是市场营销活动的出发点。只要弄清楚以下几个概念问题就会明白医院前线服务的重要性。"需要"就是没有得到某些基本满足的感受状态,如只要把问题(病)解决了就可以了;"欲望"就是想得到满足的基本需要的具体医疗服务和非医疗服务的愿望;"需求"就是对于有能力支付并且愿意请求的某种具体的医疗服务的欲望,包括超值服务、个性化服务和特需服务。潜在需求是指目前暂时无支付力或需求欲望较弱的情况,随着支付能力和需求欲望的提高,潜在需求就会逐渐转为有效需求。医院市场营销者并不是创造需求,而是影响了人们的欲望,并试图向人们指出何种特定医疗服务可以满足其特定需要。比如说对健康价值的认识是随着生活水平和文化素质的提高而发生变化的。

就诊者所"购买"的不是技术,而是期望,他们不仅要获得疾病的根除,更多的要在获得器官功能完整的同时获得心理满足。这就是就诊者满意度的问题。

《美国营销策略谋划》研究结果表明91%的顾客会避开服务质量低的公司,其中80%的顾客会另找其他方面基本相同,但服务更好的公司,20%的人宁愿为此多花钱。

《美国哈佛商业杂志》1991年发表的一份研究报告显示:"再次光临的顾客可为公司带来25%～85%的利润,而吸引他们再次光临的因素首先是服务质量的好坏,其次是产品本身,最后才是价格。"培养"永久的忠诚的就诊者",刺激就诊者再次选择同一所医院,才是谋求医院长远利益的上策。

医院市场营销是现代医院必须具备的重要职能,只有通过市场营销才能体现出医院存在的社会价值。市场营销在很大程度上决定着医院的生存和发展。无论是营利性医院还是非营利性医院,只有通过有效的市场营销活动,才能在竞争激烈的医疗市场上立于不败之地。服务的生产和消费同时进行,因而服务不能储存,这一事实是服务管理的显著特征。服务无法储存,使得服务业不能像制造业那样依靠存货来缓冲或适应需求的变化。产品库存成为制造商自然的系统分界线,可以将内部计划的实施和控制与外部环境分隔开来。工厂是封闭系统,库存把生产系统与顾客需求分离开,而服务是开放系统,要受到传递系统中需求变化的全面影响。对医疗服务行业来说,这种分离是通过顾客等候实现的。库存控制是制造业中的主要问题,而在服务运营中,与之对应的问题是等候或排队。服务能力选择、设施使用率及空余时间的利用等都与顾客等候时间有关。再有,医院服务的生产与消费同时进行,也减少了许多干预质量控制的机会。实物产品可以在卖出前就经过检测,而服务则必须依靠其他指标来保证服务质量。

这种旨在提高医院优质服务的管理模式已在部分医院率先运行,并取得很好的社会效益和战略性的经济效益,期望这种理论和模式在实践中不断得以改进、充实和完善。

（蒋晓玲）

第六节　门诊服务与质量标准

门诊质量包括门诊服务质量和门诊医疗质量。门诊服务质量受挂号、收费记账、医技科室、后勤和护理服务质量的影响,它在很大程度上反映了医疗作风、服务态度、团结协作精神、执行规章制度和操作规程、环境卫生状况等各个服务环节,因此它又是门诊医疗质量的重要保证。

全面观察服务系统对于识别服务质量指标是十分必要的。我们应从服务的内容、过程、结构、产出及影响等五个方面考察质量。对医院而言,现在的服务质量的范围显然超出照料患者的含义,它还包括对就诊者及其相关者和社会的影响。

一、门诊服务的内容

门诊服务是否遵循了标准程序,例如口腔科医生在为患者拔牙时是否按照一套公认的方法进行。对日常服务而言,标准作业流程没有制订,服务者应该遵守哪些既定程序也就没有相应的规定。在国外,叫做"职业标准检查组织"的同业监督体系已建立起来,他们称之为"自律方式"。在这个体系内,门诊医生和专家为他们的工作制订标准,并定期开会来检查同行的工作,以确保按其执行。但是,仍然欠缺的或难以为之的是,目前尚没有(办法)具体制订一种非医技服务的标准程序。

二、门诊服务的过程

服务中的基本的原理是要保持活动的逻辑顺序和对服务资源的协调利用。就诊者和服务提供者之间的交互过程是否应得以监控,也包括和服务提供者之间的交互作用和沟通。我们可以通过一些"活动"去发现和改正协调性和流程顺序上的问题。比如,在脑外伤患者到达后是否能确定主要病症? 在鉴别诊断中能否明确记录包括失去知觉病史和现状或未出现并发症(恶心/呕吐/病兆性神经病诉说)? 如果患者出院,出院时有无记录精神状况? 出院说明中是否包括告诉患者及其监护人何时返回做检查、调养计划和后续的治疗安排? 患者及其监护人能用语言描述出现什么症状和信号时需要返回医院吗? 这就是医疗(医生)的服务质量标准的举例,也是医院门诊服务的一个内容服务追踪。

在就诊者进入或离开医院的前后的服务流程又是怎么样呢? 比如说,候诊时间、取药时间、检查时间、结账时间是否尽可能地站在就诊者的立场去设计流程了呢? 而这方面的工作又是哪个部门去实施呢? 成功的答案就是:医院前线服务中心。

三、门诊服务的结构

对服务而言,还需要考虑的是有形设施和组织设计是否充足。值得注意的是有形设施(包括就医环境)只是结构一部分,重要的是组织结构的设计,它包括了医院部门之间的沟通和协调,它是实现优质服务的关键。

四、门诊服务的结果

服务会导致哪些状况的改变呢?服务质量的最终测量要反映最终结果,即就诊者是否满意。就像我们非常熟悉餐桌上那些要求我们评价服务质量的卡片一样,就诊者的满意程度是反映质量结果的最有效的指标。众所周知,医疗纠纷的导火线 80% 来源于非医疗性的服务,所以医院门诊服务的质量指标同样适用于医护工作者。通过跟踪一些指标(如投诉的数量和质量),就可以监测服务结果质量的变化。还有一个经常被忽视的测量服务结果质量的指标:内部顾客的满意度和被授权提供服务的部门和相应人群对他们自己的表现是否满意。

五、门诊服务的影响

服务对就诊者产生的长期影响的因素有哪些呢?安全、舒适、被尊重,这是笔者根据一些社会的民意调查得出的结论,这些民意测验的结果可以衡量医院服务的影响。从政府的角度来看就是医疗水平对人口寿命和婴儿病死率的影响。当然,还必须包括对医疗服务的易获性衡量,这经常由每个地区被服务的人口来衡量。美国是世界上医疗保健支出最大的国家,但是美国的医疗因为财政障碍使患者无法就医(特别是在农村和大城市的旧城区)而受到批评。因此,这个国家的人口寿命和婴儿病死率比其他工业化国家要严重得多,甚至还不如某些第三世界国家。

(蒋晓玲)

第七节　门诊服务理念

一、以人为本、就诊者至上

我们都知道这句名言:顾客永远是对的,可见顾客在服务行业是处于至上的位置。当然这句话拿到医院这个特殊服务行业来,应对它留个注脚。就诊者到医院花钱除了治病外,还应享受到尊重。为此,医院必须为其提供过硬的医疗技术、舒适的医疗环境、良好的服务水平、方便的服务流程。医院既然为就诊者提供服务,就应该以就诊者为中心,以人的适应性和满意度为归宿。

现在,"一切以患者为中心"成为医疗行业的普遍共识。不过,这一共识有时却缺乏可操作性。如何具体到一个医院中来使其成为全体员工共同的可操作的医院方针呢?酒店有一句口号叫做"竭诚尽力为顾客提供最美好的消费感受",在医院则可改为"竭诚尽力为就诊者提供最满意的医疗服务"。让"以患者为中心"的医院口号填充在具体的运作程序中,既有原则性,又体现了灵活性。细细分析,可以看出,这种归结是一切服务规范程序方式所必须遵循的基本的而且是唯一的原则。在特定场合,只要符合这一条,就可以变通既定的规范程序,从而显示出服务的灵活性。同时,医院所提供的服务具有特殊性,并不是所有的事情都能做到"以患者为中心"。比如,患者提出违反生命科学的要求,医生就有责任解释并坚持原则。这个问题同时涉及"内部顾客"和"外部顾客",如果一味强调"以患者为中心",而忽略改善医护人员的工作环境和人格的尊重,优质服务也就无从谈起。

对于就诊者而言,无论医院提供服务项目有多少,服务时间有多长,服务人员变换有多少次,这只是一种特殊的医疗服务。因为每一个环节、每一时刻必须尊重科学,尊重医疗常规,若稍出差错,就不可能给就诊者提供"最满意的医疗服务"。这就要求医院的每一位医务工作者都必须时刻自觉地切换思考问题的角度,变"我想怎样"为"就诊者会怎样认为和结局是什么"。这样的归结应该说从很大程度上保证了每一位到医院的就诊者自其进入医院员工的视野就成了医院员工的服务对象,随时为他们提供科学的、热情的、周到的、舒适的服务。摆正关系,清醒地认识自己所扮演的角色,绝对维护就诊者的利益和满足他们的合理正当要求,哪怕需要克服许多困难都要坚持。因为从某种意义上讲,维护了就诊者的利益,实际也就是维护了医院的利益。医院员工必须在这种特定场合放下"个人尊严",自觉地站在就诊者的立场上,设身处地,换位思考。如果医院员工有了这种立场观点,那么即使是面对挑剔的就诊者,也能从容大度、处理得当,这样绝不会有失医院和医务人员的尊严、风度与品位。

二、来者是客,贫富同仁

孙思邈在《大医精诚》中说:"大凡德才兼备的医生治病,一定要安定神志,没有任何私欲和贪求,首先应怀有仁慈怜悯之心,决心普遍解除人类的痛苦。如果有疾苦来求救治的,不论他地位高低、家境贫富,年龄长幼,容貌美丑,关系亲疏,汉族异族,聪明愚笨,都应一视同仁,完全如同至亲一样对待,也不可顾虑重重,犹豫不决,考虑个人的吉凶祸福,护惜自己的品节、声誉。看到患者的痛苦烦恼,如同自己身受一般,内心很悲痛,不要回避艰险、黑夜、严寒、酷暑、饥渴、疲劳,要一心一意去解救,不能产生耽搁时间、讲究礼仪的念头。这样便可以成为百姓的好医生,反此就是人类的大害了。"

对医院方来说,"一心一意去解救"的服务正是和就诊者互相平等的必要条件,做不到这一点,医院就是怠慢了就诊者,平衡的天平就会发生倾斜。再者,在人格上,医患之间、医院员工之间也都是平等的。对每位就诊者的尊重,对每位就诊者提供优质服务正是这种平等观念的外化表现形式。厚此薄彼,冷淡就诊者,显然是极不正常的。有时尽管医院服务人员并非有意这样做,但是违反了服务规程,也会造成不良影响。

在医院常常会有这样的事情发生,当你热情地接待一个迟来就诊者时,尤其是熟人或上级,即使这个人只是来开药,所花时间并不多,但仍然会影响排队等候的患者,引起他们的不满。尽管接待人员立即采取补救措施,但这种接待由于违反了"先来先服务,后来后服务"最基本的服务原则,在无意中冷落了等候者,因此造成的误解和产生的影响,却是十分不好的。所以医院服务人员必须牢牢记住,只要就诊者按规定取得了在医院挂号、候诊、检查、治疗的使用权,我们就应该一视同仁地为就诊者提供应有的服务,并且严格地按照服务规程去做。

三、服务规程与国际接轨

医院的服务质量需要有一个明确的标准,然而服务质量是通过一定的服务形式表现出来的,有形式而没有实物。所以其标准无法像工业或科技产品那样能用一定的技术参数,通过仪器的测定来加以衡量,从而定出数量化的标准。这就容易使人们产生一种模糊概念,似乎服务质量的标准是不确定的。

解决这一困难的办法是制订并规范服务规程。医院的服务是向就诊者提供的,就诊者的情况千差万别,各有各的要求,于是产生了众口难调的特点,也因此服务质量具有以下两个特点:一是对医院服务质量的评价;二是就诊者的消费水平。为了确定服务过程标准,就需要对服务过程制订服务规程。

服务规程是以描述性的语言,规定服务过程的内容、顺序、规格和标准的程序。它是服务规范的根本保证,是服务工作的准则和法规。有了服务规程,就便于确定服务过程标准,以检验医院服务质量的优劣。当前,国内许多医院经"三甲"评定和考核分别挂上了不同等级的牌匾,但服务水平却波动比较大,同是一个等级医院,服务的内容不一样,服务的效果也不一样。服务有时不是按制度、按标准、按规范,这样留给就诊者的印象就是服务不规范、服务质量差。

医院的等级评定是以一个什么标准来衡量的在这里不作探讨,但是医院服务规范必须建立或修订。我们可以借鉴酒店星级评审、监督的经验,虚的、阶段性的"规范"必须终止,而且要在实践中不断修改和完善,特别在我国进入世界贸易组织(WTO)的今天更要实行观念的转变并做出相应的规范。国际上许多著名医院的服务规程虽然看起来刻板苛刻,甚至有点"吹毛求疵",然而,正是这种严格的规程保证了服务质量的统一和稳定。因此,接受并坚持按服务规程服务的观念,一丝不苟地执行服务规程,是必须的。

服务规程的具体实施即医院服务质量能否保证,在很大程度上取决于医护人员的素质水平。医护人员的素质水平有两个重要方面:一方面是医护人员的技术水平;一方面是医护人员的个人素质水平(工作热情和精神面貌)。这两方面"生产"的"产品"不但直接影响服务质量,而且直接接受就诊者的质量评价。这不等同于实物产品,实物产品的生产和销售消费是分离的,只是产品和消费者见面,生产者和消费者并不直接见面;而医院"产品"的生产销售和消费是同时进行的,生产者和就诊者直接见面。

国外服务业有句行话:世界上有三件最不容易保存的东西,一是飞机的座位,二是酒店的客房,三是律师的时间。飞机已经起飞但座位空着,一天过去了客房没有租出去,律师等待一天并无客户上门,那么这空着的飞机座位、客房以及律师的时间便永远失去了这一天的销售机会。医院的"产品"更具有这种特点,销售和服务的一次性使"产品"更难于保存。一个诊断、一个治疗方案、一粒药丸、一句话就决定了你的服务质量甚至生命,比起航空公司的座位、酒店的客房、律师的时间更具有挑战性。

医护人员与就诊者直接接触,并且接触的时间有限,需要有丰富的医学知识和经验,去完成他的服务,完全不同于酒店服务的一句敬语、一次微笑、一个动作。因此,医院的服务难度更大,只要在服务中出现一点差错,就是质量事故,而医疗的质量事故又经常呈现不可逆性,难以挽回。所以,医护人员的学识水平、服务态度和精神状态成了医院"产品"质量的一个重要组成部分。

四、医疗技术与服务艺术

医疗技术是指医疗工作中所需要的经验和知识。技术基于研究,已有若干准则,医院的医疗规程里规定得很清楚,可适用于解决医疗上的问题。当就诊者来到医院就医时,尽管医院环境布置得尽善尽美,医护人员的盛情也让人无可挑剔,但医院的技术欠缺,治不好病或花费巨大,恐怕他们也会大失所望。

服务艺术在医院服务中也是至关重要的。许多事实表明,要想更好地为就诊者服务,就需要有在技术基础上的艺术化本领。中国古代讲的"技近于通",就是说技术的高度发展就是艺术,技艺相接,才能高度激发热情,提高服务质量。如果医院的服务规程中有这样的规定:在不紧急状况下,就诊者进入病房后,医护人员要及时送上问候语、茶水、毛巾以及医院环境介绍,然后按医疗规程在尽可能短的时间内完成所有的首日医疗记录并进行检查和治疗。这时,就需要具有一定的艺术性。

下面举一个酒店行业的例子,加以说明。顾客在酒店吃饭后,不管出于什么原因没付钱就走了,服务员知道后一定会叫他付钱后再走,不然酒店就要追究服务员的责任并让他们赔偿损失。这时,问题的关键是如何开口。这就存在一个艺术问题。如果在大庭广众之下你对他说:站住,没付钱你休想走!这样的话语,看来似乎言之有理,但却属于严重的失礼,不分青红皂白地质问,效果一定很差。聪明的服务员会对顾客轻轻地说:先生,对不起,今天由于忙没有及时给您拿账单。这儿是账单。尽管这两者最后达到的目的都是一样的,但后者的效果就会好得多,它巧妙地用语言掩盖了顾客的过失。

服务的艺术性有两个特点:一是无绝对的标准,无局限的范围。即使再详尽的服务规程也不可能事无巨细、包罗万象,将艺术性内容一一列出。就像演戏是以剧本为依据,但实际运作起来又不尽相同。二是服务的艺术性非一日之功,需要日积月累和通过察微知著,善解就诊者的心意,通过思想文化教育和业务培训,不断提高服务人员自身的文明素质,逐步增加艺术情趣,从而达到社会认知、自我认知和工作认知的协调一致。因此,服务人员工作的技巧、说话的艺术以及他们的主观努力显得尤为重要。

对于医院来说,除员工自身的努力外,培训显然是十分必要的。要有高质量的员工,要有高质量的服务,只靠简单的要求和说教是不够的,而应坚持不懈地抓好员工的培训工作。一方面,要坚持把好"不培训,不上岗;培训不合格,不能上岗"这一关;另一方面,要坚持在岗员工也要轮流接受再培训的制度,员工只有不断地接受新的服务技能,不断继续强化服务意识,才有可能为实现服务的艺术性而奠定基础,使服务上档次、上水平,以更好地适应和满足就诊者的需求。

五、因势利导,提高服务档次

医院分级管理为医院的等级收费创造了条件,但是目前同等级内的医院差异也很大,主要是同等级医院内存在的服务和技术的差异比较大。同样是区级三级甲等医院,同样的等级标准,由于付费等级的不同,就诊者得到的就医使用价值也就有所不同,应树立一视同仁和平等的观念。

随着人们生活水平和文化素质的提高,对健康的认识越来越重视,对服务的要求也越来越高,医院也推出了一些相应上档次的服务项目和环境。如开辟"院中院"(关于"院中院"的问题在此不作评价),为高消费的人群提供高消费的享受;建立特殊通道为"跟时间赛跑"的人节约时间;建立会员制,为他们的健康在时间和空间上提供医疗的保证。类似这些高消费的服务实践证明了其也可以在公有医院推行,是有一定的社会基础的并受高层次阶层欢迎的。

我国低消费人群还是占大多数,各级政府对改变医疗环境也做了不少的努力,大部分城市医院的就医环境比 20 年前大为改观。但是现行的"低水平,广覆盖"医疗福利政策,依然不能在根本上解决问题,不能满足不同阶层人群的服务需求,更不能应对 WTO 所带来的竞争。如果政府机构不因势利导,充分认识 WTO 对国有医院的威胁,国有医院这种"低水平"的运转根本不能与境外医院的高水平相抗衡。普遍提高普通人民群众的就医环境,政府面临的压力还比较大,医院通过提供高层次的消费有利于其全面发展,也有利于减轻政府的财政压力。

有人戏说:在某某医院高级病区,1 000 元 1 d 的住房费比五星级的宾馆还物有所值,它除了五星宾馆所具备的住宿条件和服务之外,还有医生、护士的关心和交谈。这家医院高级病区的使用率在 80%,表明这是实际存在的一种社会需求。如何走好这条发展路,关键在于因势利导。

六、变"请就诊者注意"为"注意就诊者"

医院服务商品有其寿命周期。生产力水平的发展,科技的进步,人们生活需求的变化,是产生商品寿命周期发生变化的原因。医院服务商品的使用价值由设备设施的使用价值、服务的使用价值及医疗技术的使用价值三部分组成,这三个部分都存在着寿命周期。因而,医院要经常注意社会的需求变化,注意服务商品与就诊者需求的吻合,不能以不变应万变。在一定周期内需要对某些服务和管理进行调整和更新。

在医院内部,还有很多经营管理者习惯于墨守成规,满足于悬挂了"以患者为中心"之类条幅的表面。工作人员因为缺乏与之相匹配的具体措施也不知道什么是以患者为中心,也就无法付诸行动。不少医院服务质量不稳定,或是徘徊不前。有的医院,则干脆简单地强调专家的独一无二,而不管服务的对象及现代人们对医疗服务不断变化着的要求。

服务产品周期性的更新,有赖于观念的更新,这样才有可能适应就诊者需求的变化,从而满足就诊者的需求。有的医院思路独到,在设计新门诊的时候,考虑到就诊者等候的问题,在所有的区域都安置了坐椅,让就诊者坐着等候;所有的"窗口"部门都是敞开式的设计,这样就缩短了与患者的距离,创造没有"围墙"的就医环境,这就是从人性化的角度考虑到就诊者的需求。其实每个地区、每间医院都有自己的特色或是独到之处,但对于一些医院常遭就诊者抱怨投诉的设备不良、服务不周、项目单调,关键需要转变观念、开动脑筋、挖掘潜力,设身处地为就诊者着想。

当然,服务方法也是提高服务质量的一个不可忽视的重要环节。服务方法是指工作程序、服务规范和操作技巧等,它对医院服务质量起着最终的、最直接的作用,决定着服务质量的好坏和高低。因此,必须加以重视,把又快又准又好的服务通过语言、动作、技巧等方面扎实的基本功奉献给就诊者。

我们的观念要适应医疗市场和社会发展趋势的变化,把过去以我为中心的"请就诊者注意"这种由内向外的思维方式改变为"注意就诊者",注意市场的由外向内的思维方式,从就诊者的角度出发,使我们的服务在就诊者的心目中占据一个有利的位置。

(一)注意就诊者

当就诊者不满意时,医院应以不同就诊者的修复工作来化解服务问题。我们可以采取以下 6 个步骤进行服务修复工作。

第一步,要对就诊者所经历的不便事实进行道歉和承认。一句简单的道歉语花费不了什么,但却是留住就诊者忠诚的第一步。个性化的道歉语言要比机械式的标准道歉语更有效。

第二步,是倾听、移情、问一些开端问题。不满意的就诊者经常会寻找一位对其遭遇表示出真实情感的好听众。

第三步,要针对问题提出一种公平的化解方案。一旦员工对问题采取了情感性的响应,他们就要从基本问题着手进行处理。在这个阶段,就诊者必须感觉到员工有处理问题的权力和能力。就诊者要求的是行动,而并非是几句空话。

第四步,要针对给就诊者带来的不便或造成的伤害给予一些具有附加价值的补偿,哪怕是免一次挂号费。就诊者会对表示出来的真诚歉意以及合理的姿态感到满意。

第五步,要遵守诺言。许多就诊者会怀疑你二次服务的承诺,他们可能觉得你只是想让他们挂断电话或离开。要确信你可以交付给就诊者所承诺的东西,否则就不要许诺。

最后,要有跟进行动。当处理投诉的人员采取跟进行动以保证医院的响应落实时,就诊者对此举印象会更加深刻。跟进行动还可以给予医院第二次机会,弥补第一次带给就诊者的不满意感,我们的目标是尽量挽留就诊者。另外,跟进对医院内部服务质量的改进也很重要,它可以确保修复工作的正常进行。

对大型组织来说,二次服务工作的改进就需要有先进的通讯系统为其制订标准和支持医院服务行动,还必须在全体员工的脑海中培育一种医院服务文化。

(二)运用 PDCA 循环改进法则

1.制订二次服务管理标准

制订《服务沟通指南》和投诉系统,正式的标准和非正式的规范会强化医院服务文化。接受投诉的部门(医务科、前线服务中心)都应配有相应的系统、政策和程序,这样可以方便就诊者投诉,方便员工对投诉采取相应措施。太严格的政策往往会捆住员工手脚,阻碍他们化解就诊者的问题;服务导向的政策可以让员工采取主动。

2.定期进行二次服务训练

具体针对二次服务工作训练员工,使其了解哪些问题最常见以及如何处理,在寻求问题解决方案中如何取得就诊者的支持和获得意见,使纠正后的问题不再出现或减少出现率。

3.对"首问"员工的组织支持

"首问"员工应了解在他们努力解决就诊者问题时组织中的其他人会予以援助,其他人员也应该发扬团队协助的精神,要认识这不是他个人的事情,而是整个医院的事情。比如,他们安排到另一部门的就诊者应该继续享受到优质的服务。

4.对服务品质的共识

合格的服务必须植入到整个医院文化中去,而非仅仅是某个部门的事情。

(蒋晓玲)

第八节　提高门诊患者满意度

门诊流程各环节的衔接应站在患者角度出发,应假设患者第一次来本院,甚至是考虑到患者第一次到医院门诊看病,完全不了解医院门诊是如何运作的情况,让患者通过接收医院门诊传达出的信息做到不问自知门诊流程各环节。

一、门诊流程存在的问题

门诊流程的顺畅取决于各环节的输入与输出,患者通过医院提供的信息知道各环节应准备哪些,输出时间、形式和结果应及时准确地传达给患者,以利于门诊流程的顺畅,减少患者的迷茫和医护人员因解答患者不必要的问题而产生的工作量。

在一家三甲医院开展门诊流程调研工作,调查者发现患者在门诊就医过程中存在很多迷惑,经常要询问医护人员,通过分析发现主要存在如下问题。

1.挂号单信息不明确

挂号单有显示就诊医生和就诊编号(每个诊室单独编号),但未标明就诊的时间段,当前就诊为几号也未标明。未标出诊室的具体位置,只显示在哪个诊区,也未说明该诊区是在楼层哪个位置,患者拿到挂号单后满脸迷茫。挂号单打印出来的信息与原有表格上字有重合和错位,患者很难看清,如医生名字和患者名错位,就诊编号与单上原有字有重合,不易辨识。

2.标识不清

标识缺乏系统规划,各楼层的标识虽然很多,但每块标识信息量过大,不少标识牌列有五行字信息,正文还有英文注解,信息量过大,患者很难识别清楚。各诊室未有编号,只显示诊室名称,患者即使找到科室所在区域,具体在哪个诊室也不好找。另外有些走廊无任何标识,存在盲区。

3.科室布局混乱

诊室与检查室混编,诊室无编号,每个楼层分区域,但视觉区别不明显,再加上楼层布局呈回形,患者身在其中仿佛进入迷宫。走访过程中,不时有患者见到穿白大褂的便上前来问路,"某某科室怎么走?"

4.叫号系统收效甚微

叫号系统放在候诊区,而患者多集中在走廊,而且叫号信息没有实时更新,患者不知当前就诊是几号,而且也没有相应缓解焦虑的措施,现场经常看到患者涌到诊室围着医生候诊,或打断医生就诊询问几时到自己就诊。

二、改进措施

1.科室布局适当调整

根据低楼层尽量安排门诊量较大、患者行动不便(如骨科)的原则安排科室,科室就诊量过大的可考虑与量较小的诊室放在一起,再兼顾学科相关性,避免量大的科室挤到一起,导致患者扎堆现象。检查室尽量与诊室分开,便于患者寻找,也避免检查排队与就诊排队交叉,排队混乱。

2.重新设计标识

以解决医院建筑内外环境使用中的迷失问题为基本出发点,综合考虑建筑的设施特性、空间特性、使用者特性,利用空间信息的各种传达手段——图形、地图、字体、色彩等,构建空间同使用者之间沟通桥梁的系统工程。依据标识导引策略,综合考虑医院文化、空间环境、VI视觉规范等多重因素,进行标识本体造型和信息界面的设计。

3.优化挂号单内容

挂号单是医院传达给患者就诊的重要指示信息,应清晰明确患者就诊医生所在的诊室,应包括患者就诊编号,就诊楼层编号和诊室编号,大概的就诊时间段,至少精确到 1 h 内,或提示当前就诊编号是几号。让患者大概知道要过多长时间会轮到自己就诊,而不至于毫无预期地等待。

4.信息系统功能提升

医院门诊基础信息系统包括门诊排班挂号、收费、药房管理等三大系统,均为医院门诊窗口一线系统,涉及门诊管理、医生排班、挂号收费业务、财务收费字典管理业务、药品出入库、药房管理等门诊主要的业务流程。

结合门诊流程手机 APP,对各诊室就诊排队和检查排队情况,患者凭智能手机即可掌握诊室和检查室实时动态情况,可利用等候时间去做别的事情,而不至于在医院焦虑等待,也减轻了医院门诊资源空间压力。

候诊区域叫号系统应告诉患者各诊室当前就诊患者,下一位患者,并实时更新,对于门诊量较大的诊室可考虑设置二次候诊,并增加单独叫号系统,实现患者逐个就诊,避免患者涌到诊室围在医生周边,既影响就诊患者隐私,也影响医生工作效率。

5.提高预约挂号比率

预约挂号患者比例提升可极大改善门诊资源峰谷不均的现象,也可减少患者在就诊过程中的询问次数,预约挂号患者可接收到医院信息系统相应的信息提示,提前了解到门诊流程的相关注意事项,比如就诊的大概时间段和检查前的注意事项,避免患者焦虑等待和因当天不能做检查而推迟就诊的无奈。这些需要医院加大预约挂号宣传和预付挂号便利措施的到位实施,同时还有对患者逐渐教育引导的过程。

门诊流程各环节的衔接应站在患者角度出发,应假设患者第一次来本院,甚至是考虑到患者第一次到医院门诊看病,完全不了解医院门诊是如何运作的情况,让患者通过接收医院门诊传达出的信息做到不问自知门诊流程各环节,提高门诊患者的满意度。

(蒋晓玲)

第十六章　护理管理

第一节　护理管理概述

一、护理管理概念

护理管理是一门科学，也是一门艺术。联合国世界卫生组织（WHO）护理专家委员会认为："护理管理是发挥护士的潜在能力和有关人员及辅助人员的作用，或者运用设备和环境、社会活动等，在提高人类健康中有系统地发挥这些作用的过程。"护理管理是实现学科目标的重要手段及根本保证，是实现医院科学管理的重要组成部分，是以提高护理质量为主要目的的工作过程，是控制和管理护理质量的重要组织措施。管理中要对护理工作的诸要素进行科学的计划、组织、领导、控制和协调，以便使护理系统达到最优化的运转。

管理最终目标是没有最好只有更好，管理是把人员组织起来向一项目标共同完成工作的过程。其中，质量、安全、服务是三个最基本的要素，管理者在实施过程中需要针对具体问题采取相应的解决方法，并跟进追踪，不断改进，这就需要护理管理者运用有限的人力、财力、物力、时间、信息取得最大的效果，达到管理目标。通过诸多管理者的实践发现，质量管理是其中最重要的因素。

具体说护理管理即为根据医院的方针、目标为患者提供切实可行的保健护理及护理服务，并围绕服务对象使用适当的人力、财力、物力进行环境业务管理，包括组织和调动护理人员的积极性、求知欲及人际关系。没有最好只有更好可以说是管理的最终目标。

二、护理管理的职能

护理管理的基本职能，即管理的基本内容，或者说管理者做什么，在 20 世纪早期，法国工业家亨利·法约尔（Henri Fayol）提出，所有的管理者都发挥五种职能，这五种职能是：计划、组织、指挥、协调和控制。

我国护理管理研究者大多将管理者的职能精减为四种，即：计划、组织、领导和控制。

（一）计划职能

事先确定做什么和如何做，这就是计划。个人做任何事情要有计划性，一个组织更应如此。计划职能是全部管理职能中最基本的一个职能，与其他职能有着密切的联系。

选定组织目标、实现目标的途径。管理者通过计划来定义组织目标，建立达到这些目标的总体战略，使计划具有全面的层次性，以便整合和协调不同的活动。计划职能对护理活动具有直接的指导作用。

管理者根据计划，从事组织、领导及控制等活动，以达到预定的目标。如制订恰当的护士排班计划，可以使各层次护理人员得到合理利用、人尽其才，调动工作人员的积极性，又可以为患者提供优质的护理服务。

（二）组织职能

组织职能是管理的重要职能之一，主要解决分工、授权。组织职能是对各种业务活动进行组合分类，形成部门和岗位，设计和维持合理的组织结构。它包括确定要完成的任务、谁来承担这些任务、如何把任务归类、谁向谁报告、在哪一级作决策。对护理工作而言，组织的职能是：制订护理目标，目标可依单位的大小由单纯的提供患者健康照顾到多重目标的照顾、教学及科研；根据工作目标列出护理人员提供患者自就诊至出院所有的护理活动；集合类似的活动成立部门；明确每一个护理人员的责任；授予各级护理人员的权力等。

（三）领导职能

领导工作是一种行为活动。每个组织都包含人，指导和协调这些人就成为管理工作，这就是管理者的领导功能。当管理者激励下属、指导别人的活动、选择最有效的沟通渠道，或解决成员间的冲突时，他们就行使了领导职能。护理管理者具有良好的领导作风和方法是非常重要的。因为，管理者必须能激励护理人员的士气、增加工作满意度、提高护理质量；在出现护理问题时，能仔细分析，采取最理想的方法来解决。

三、护理管理的内容

（一）护理行政管理

护理行政管理指护理工作组织形式、人力、物资、设备等合理分配和有效使用，以圆满实现医院的总目标，包括组织管理、物资管理与经济管理。

（二）护理业务管理

护理业务管理是指保持和提高护理工作质量和效率的管理活动。包括解决护理业务技术问题；各项护理技术操作常规和制度的制订、执行和检查；各项护理工作质量指标的制订、监督、检查、评定及控制。新护理技术及业务的开展或改进推广；护理信息管理、护理科研的组织领导、护理人员技术档案的建立等多方面工作。

（三）护理教育管理

护理教育管理主要是培养管理人才，通过教育过程，提高护理管理能力，促进管理工作。包括为提高护理人员的素质与业务水平而采取的各种培训管理措施；护生的带教、护士的培训。在职护理人员知识、技术更新和提高，以及岗前培训、管理人才的培养等各方面的工作。总之，护理管理的内容涵盖了护理的全过程，并以宏观控制和微观指导为手段，以组织管理为保证，以提高护理质量为核心，以业务技术和科研教育为重点的综合性管理。

（沈兆媛）

第二节　护理管理制度

一、交接班制度

护理规章制度涉及的面很广，有些护理制度如消毒、隔离制度；饮食管理制度；护理文件书写与保管制度；药品、器材请领、保管制度等。

(一)护士交接班方式

1.日晨进行集体(早会)交接班,先由夜班护士详细报告前一天患者的出入院人数、病情变化、医嘱执行情况等,再由护士长根据需要进行补充、小结,并扼要布置当天的护理工作,然后带领夜班、当日在班护士巡视病房。进行床边交接。

2.夜班,中午班,通常采用书面报告与床边交接相结合的形式进行交接班。

(二)交接班内容

交班内容包括:①患者总数,出入院、转科、转院、分娩、手术、死亡人数,以及新入院患者、抢救患者、大手术前后或有特殊检查处理、有行为异常、自杀倾向的患者情绪变化及心理状态。②医嘱执行情况,重症护理记录,各种检查标本采集及各种处置完成情况,未完成的工作,应向接班者交代清楚。③查看昏迷、瘫痪等危重患者有无压疮,以及基础护理完成情况,各种导管固定和通畅情况。④贵重、毒、麻、精神药品及抢救药品、器械、仪器的数量、技术状态等全名。交接班者共同巡视检查病房是否达到清洁、整齐、安静的要求及各项工作落实情况。其余班次除详细交接班外,均应共同巡视病房,进行床边交接班。交班中如发现病情、治疗、器械、物品交代不清,应立即查问。接班时如发现问题,应由交班者负责;接班后如因交班不清,发生差错事故或物品遗失,应由接班者负责。交班报告(护理记录)应书写要求字迹整齐、清晰,重点突出。护理记录内容客观、真实、及时、准确、全面、简明扼要、有连贯性,运用医学术语。进修护士或实习护士书写护理记录时,由带教护士负责修改并签名。

(三)交接班的原则

交接护士应仔细填写值班报告,辅以口头重点交代,重症患者的病情、压疮护理等应在床边交接,必要时接班护士应检查患者局部受压情况。凡交代不清或有疑问处,应当即询问清楚,交班者方可离去。值班人员应严格遵照护理管理制度,服从护士长安排,坚守工作岗位,履行职责,保证各项治疗护理工作准确及时地进行。交班前,主班护士应检查医嘱执行情况和危重患者护理记录,重点巡视危重患者和新患者,在交班时安排好护理工作。每班必须按时交接班,接班者提前 15 min 到科室,阅读护理记录,交接物做到七不接(患者数不准、病情不清、床铺不洁、患者皮肤不洁、管道不通、各项治疗未完成以及物品数量不符不交接)。值班者必须在交班前完成本班的各项记录及本班的各项工作,处理好用物品,为接班者做好用物准备,如消毒敷料、试管、标本瓶、注射器、常备器械、被服等,以便于接班者工作。遇有特殊情况,必须做详细交代,与接班者共同做好工作方可离去。

早交班时,由夜班护士报告病情,全体人员应严肃认真地听取夜班交接班之后由护士长带领日夜班护士共同巡视病房,床边交接病情及病房管理情况。

(四)病区护士交接班程序标准化

护士交接班是护理工作的一项重要内容之一,交接班程序标准化、规范化的实施,进一步明确了各班的责任,避免工作中的遗漏,有效防止了护理差错事故的发生,从而保证了护理工作的连续性、安全性和有效性。

1.交接班程序标准化

护士交接班按形式分:口头交接、书面交接、床旁交接,3 种形式既相互交叉又相互补充。其程序标准为:接班护士提前 20 min 到岗,接抢救药品、器械物品,护士长每天早晨提前20 min到岗,深入病房了解夜班护士夜间工作质量和护理员晨护质量,主持医护晨会集体交班,交班护士背诵报告本病区 24 h 病情动态和备忘交班内容,然后由护士长传达有关事宜,布置当日工作。晨会结束,护士长带领全科护士床头交接,接下来接班护士详细阅读备忘小交班内容,并认真交接,执行后签名。

2.交接班内容标准化

晨会集体交班:病情报告大交班每日晨会交班时,夜班护士按交班程序,背诵报告本病区患者 24 h 病情动态。包括:病区患者总数、出院和新入患者数、危重和死亡人数,重点报告新入、危重及特殊病情变化患者的病情、治疗处理过程,护理措施落实情况及结果。详细报告手术前后、分娩前后患者的病情变化、准备及措施落实情况。备忘小交班记录,除病情交班报告以外的所有护理相关嘱托以书面形式移交下一班。

3.床旁交接班

需床旁交接的患者包括:特护、一级护理、危重、大手术及病情有特殊变化的患者;瘫痪、长期卧床、大小便失禁、恶病质的患者;新入患者、手术前后、分娩前后患者;正在接受输液或其他治疗的患者。

床旁交接内容:神志、生命体征;体位、伤口敷料、各种管道(包括引流管、胃管、尿管、气管切开等)的护理情况;各种监护治疗设备(如监护仪、输液泵等)的数据指标和仪器使用;输液肢体、穿刺部位、静脉通道、持续静点液体及治疗药物;口腔、皮肤及易受压部位;饮食、服药、睡眠及二便;护理记录单的填写;需要交接的其他情况。

4.药品、器械物品交接

按病区管理标准要求,抢救药品、抢救仪器和物品实行“五定”管理,即固定数量、定位放置、定人管理、定期检查、定期更换(药品、物品)或定期保养维护(仪器设备)。做到班班交接,认真检查清点,交接清楚后签字,毒麻药品除按以上管理要求交接外,还要专柜加锁。

5.交接班质量要求

交班者要求做到“三清”:书面写清、口头交清、床边看清。接班者要求“三清一明”:认真仔细听清、看清、记清、查明。接班时发现的问题由交班者负责,接班后因交接不清发生的差错事故或物品遗失等问题由接班者负责。晨会集体交班要求参会者着装整齐、站立,交班者背诵交班,护士长点评。

二、查对制度

查对制度是杜绝护理差错、事故,保证医疗、护理安全的重要措施。具体规定如下。

(一)医嘱查对制度

医嘱经双人查对无误方可执行,每日必须总查对医嘱一次;转抄医嘱必须写明日期、时间及签名,并由另外一人核对。转抄医嘱者与查对者均须签名;临时执行的医嘱,需经第二人查对无误,方可执行,并记录执行时间,执行者签名;抢救患者时,医师下达口头医嘱,执行者须大声复述一遍,然后执行,抢救完毕,医生要补开医嘱并签名。安瓿留于抢救后再次核对;对有疑问的医嘱必须询问清楚后,方可执行和转抄。

(二)服药、注射、输液查对制度

(1)服药、注射、输液前必须严格执行三查七对。三查:摆药后查;服药、注射、处置前查;注射、处置后查。七对:对床号、姓名、药名、剂量、浓度、时间、用法。

(2)备药前要检查药品质量,水剂、片剂注意有无变质,安瓿、注射液瓶有无裂痕;密封铝盖有无松动;输液袋有无漏水;药液有无混浊和絮状物。过期药品、有效期和批号如不符合要求或标签不清者,不得使用;摆药后必须经第二人核对,方可执行。

(3)易致过敏药物,给药前应询问有无过敏史;使用毒、麻、精神药物时,严格执行《医疗机构麻醉药品、第一类精神药品管理规定》(卫医药〔2005〕438号文件)。护士要经过反复核对,用后安瓿及时交回药房;给多种药物时,要注意有无配伍禁忌。同时,护理部要根据药物说明书,规范及健全皮试药物操作指引及药物配伍禁忌表。发药、注射时,患者如提出疑问,应及时检查,核对无误后方可执行;输液瓶加药后要在标签上注明药名、剂量、并留下安瓿,经另一人核对后方可使用;严格执行床边双人核对制度。

(三)手术患者查对制度

(1)手术室接患者时,应查对科别、住院号、床号、姓名、手腕带、性别、年龄、诊断、手术名称及部位(左右)及其标志,术前用药、输血前八项结果、药物过敏试验结果与手术通知单是否相符,手术医嘱所带的药品、物品。评估患者的整体状况及皮肤情况,询问过敏史。

(2)手术护士检查准备手术器械是否齐全,各种用品类别、规格、质量是否合乎要求。患者体位摆放是否正确,尽可能暴露术野和防止发生坠床和压疮。

(3)手术人员手术前再次核对科别、住院号、床号、姓名、手腕带、性别、年龄、诊断、手术部位、麻醉方法及用药、配血报告等。洗手护士打开无菌包时,查包内化学指标卡是否达标,凡体腔或深部组织手术,手术前和术毕缝合前洗手护士和巡回护士都必须严格核对,共同唱对手术包内器械、大纱垫、纱布、缝针等数目,并由巡回护士即时在手术护理记录单记录并签名。术前后包内器械及物品数目相符,核对无误后,方可通知手术医师关闭手术切口,严防将异物留于体腔内;手术切除的活检标本,应由洗手护士与手术者核对,建立标本登记制度,专人负责病理标本的送检。

(四)输血查对制度

依据卫生部《临床输血技术规范》的要求,制订抽血交叉配血查对制度、取血查对制度、输血查对制度。

1.抽血交叉配血查对制度

包括:①认真核对交叉配血单,患者血型验单,患者床号、姓名、性别、年龄、病区号、住院号。②抽血时要有2名护士(一名护士值班时,应由值班医师协助),一人抽血,一人核对,核对无误后执行。③抽血(交叉)后须在试管上贴条形码,并写上病区(号)、床号、患者的姓名,字迹必须清晰无误,便于进行核对工作。④血液标本按要求抽足血量,不能从正在补液肢体的静脉中抽取。⑤抽血时对验单与患者身份有疑问时,应与主管医生、当值高级责任护士重新核对,不能在错误验单和错误标签上直接修改,应重新填写正确化验单及标签。

2.取血查对制度

到血库取血时,应认真核对血袋上的姓名、性别、床号、血袋号、血型、输血数量、血液有效期,以及保存血的外观,必须准确无误;血袋须放入铺上无菌巾的治疗盘或清洁容器内取回。

3.输血查对制度

包括:①输血前患者查对:须由2名医护人员核对交叉配血报告单上患者床号、姓名、住院号、血型、血量,核对供血者的姓名、编号、血型与患者的交叉相容试验结果。核对血袋上标签的姓名、编号、血型与配血报告单上是否相符,相符的进行下一步检查。②输血前用物查对:检查袋血的采血日期,血袋有无外渗,血液外观质量,确认无溶血、凝血块,无变质后方可使用。

检查所用的输血器及针头是否在有效期内。血液自血库取出后勿振荡,勿加温,勿放入冰箱速冻,在室温放置时间不宜过长。③输血时,由两名医护人员(携带病历及交叉配血单)共同到患者床旁核对床号,询问患者姓名,查看床头卡,询问血型,以确认受血者。④输血前、后用静脉注射生理盐水冲洗输血管道,连续输用不同供血者的血液时,前一袋血输尽后,用静脉注射生理盐水冲洗输血器,再继续输注另外袋血。输血期间,密切巡视患者有无输血反应。⑤完成输血操作后,再次进行核对医嘱,患者床号、姓名、血型、配血单、血袋标签的血型、血编号、献血者姓名、采血日期,确认无误后签名。将记录单(交叉配血报告单)贴在病历中,并将血袋送回输血科(血库)至少保存一天。

(五)饮食查对制度

(1)每日查对医嘱后,以饮食单为依据,核对患者床前饮食标志,查对床号姓名、饮食种类,并向患者宣传治疗膳食的临床意义。发放饮食前,查对饮食单与饮食种类是否相符。开餐前在患者床头再查对一次。

(2)对禁食患者,应在饮食和床尾设有醒目标志,并告诉患者或家属禁食的原因时限。因病情限制食物的患者,其家属送来的食物,需经医护人员检查后方可食用。

三、护理会诊查房制度

(一)护理行政查房

(1)由护理部主任主持,科护士长、护理部干事参加,每月一次以上,有专题内容,重点检查有关护理管理工作质量,岗位责任制、规章制度执行情况,服务态度及护理工作计划,贯彻执行及护理教学情况。

(2)护理部主任定期到病区或门诊、急诊检查科护士长、区护士长岗位职责落实情况。护理查房:由科护士长主持,各病区护士长参加,每月一次,有重点的交叉检查本科各病区护理管理工作质量,服务态度及护理工作计划贯彻执行及护理教学情况。

(3)护理业务查房参照医师三级查房制度,上级护士对下级护士护理患者的情况进行的护理查房,护理查房主要对象:新收危重患者;住院期间发生病情变化或口头或书面通知病重或病危;压疮评分超过标准的患者,院外带入Ⅱ期以上压疮、院内发生压疮、诊断未明确护理效果不佳的患者,潜在安全意外事件(如跌倒、坠床、走失、自杀等)高危患者。

(4)查房具体方法:科(区)护士长、护理组长或专科护士每天早上组织对新入、重患者或大手术前后的患者进行查房。初级责任护士对分管患者的情况、护理措施及实施效果向护士长或上级护士汇报。上级护士根据患者的情况和护理问题提出护理措施,由下级护士将其中的客观情况记录在护理记录中,并注明护士长查房、高级责任护士查房等。查房过程中,根据病情需要下级护士可以向上级护士提出护理会诊的要求。护理部主任应定期参加护理查房,并对科室的护理工作提出指导性意见。

(5)护理教学查房:①护理技能查房。观摩有经验的护士技术操作示范、规范基础或专科的护理操作规程、临床应用操作技能的技巧等,通过演示、录像、现场操作等形式,不同层次的护士均可成为教师角色,参加的人员为护士和护生。优质护理病例展示和健康教育的实施方法等,达到教学示范和传、帮、带的作用。②临床案例教学。由病区的高级责任护士以上人员或带教老师组织的护理教学活动。选择典型病例,提出查房的目的和达到的教学目标。运用护理程序的方法,通过收集资料、确定护理问题、制订护理计划、实施护理措施、反馈护理效果等过程的学习与讨论,帮助护士掌握运用护理程序的思维方法,进一步了解新的专业知识的理论,能发现临床护理工作中值得注意的问题和方法,在教与学的过程中达到规范护理流程,了解新理论,掌握新进展的目的。③临床带教查房。由带教老师负责组织,护士与实习护士参加。重点是护理的基础知识和理论,根据实习护士的需要确定查房的内容和形式。围绕实习护生在临床工作中的重点和难点,按照《护理教学查房规范》,每月进行 1~2 次的临床带教查房,如操作演示、案例点评、案例讨论等。

(二)护理会诊制度

1.专科护理会诊

高级责任护士以上人员具备会诊资质。遇有本专科不能解决的护理问题时,应由病区或科部组织跨病区多专科的护理会诊。必要时护理部负责协调。护理会诊由专科护士或护士长主持,相关专业护士及病区相关护理人员参加,认真进行讨论,提出解决问题的方法或进行调查研究。进行会诊必须事先做好准备,负责的科室应将有关材料加以整理,尽可能做出书面摘要,并事先发给参加会诊的人员,预作发言准备。讨论时由高级责任护士负责介绍及解答有关病情、诊断、治疗护理等方面的问题,参加人员对护理问题进行充分的讨论,并提出会诊意见和建议。会诊结束时由专科护士或病区护士长总结,对会诊过程、结果进行记录并组织临床实施,观察护理效果。对一时难以解决的问题可以立项专门研究。

2.疑难病例护理会诊

(1)病区收治疑难病例时,应及时提出申请,由科护士长组织护理会诊。内容主要是正确评估患者,发现不正确的护理问题和对病情转归的判断,提出有效的护理措施及注意的问题,根据临床需要随时进行护理会诊,并在护理会诊单中按要求记录。

(2)对特殊病例或典型病例,可由护理部负责组织全院性的护理会诊。会诊前应做好充分的准备,会诊结束时应提供书面的会诊意见。

(沈兆媛)

第三节　护理质量管理

质量是医院管理永恒的主题。护理质量管理是医院管理的重要组成部分,也是护理管理的核心。在以人为本、以患者为中心的现代护理模式中,护理质量的本质反映的是真善美,体现的是素质与责任。面对目前日趋激烈的医疗竞争市场,面对医疗体制及服务模式的转变,护理工作必须在服务范围、患者需求、工作流程、管理方法上积极应对,将传统的护理质量管理与现代护理模式下的质量管理有机结合,实现护理质量管理的持续改进。

一、护理质量概念的内涵与外延

护理模式的转变为护理工作赋予了新的内涵。护理服务被视为一种消费,它不再局限于功能制被动执行医嘱,而生活指导、健康咨询、心理服务以及帮助改善环境等都已成为新的服务内容。护理质量的内涵在不断增加,外延在不断扩大。内涵质量包括技术、服务、素质和患者满意等,外延质量除院内综合服务外,还有对患者的康复、健康、教育指导质量及环境、生活服务、方便措施、跟踪服务等。从入院服务到出院随访,从护理技术到护士形象,从合理收费患者满意到方便快捷患者被尊重,无一不显示出护理质量的全程性与广泛性。因此,护理质量的概念应从满足患者的健康需求去定义,而不应局限于完成日常功能制护理。医院护理服务质量是根据医院任务和条件,适应社会经济文化水平,依据医学和护理学原则,在向服务对象提供服务中,所达到的合理的满意程度。

二、护理质量管理的发展

(1)应用现代管理理论实行护理质量科学管理,我国在护理理论研究上取得了一定进展,护理管理者越来越注重用现代管理理论指导实际工作,努力探索如何将现代管理理论融入我国传统的经验管理之中。

(2)1992 年,有人总结运用了 PDCA 循环管理方法,建立科学、高效的管理体系的体会,这标志着我国护理全面质量管理的发展与完善。

(3)随着质量意识的不断强化,不少医院护理管理者已逐步将系统论、行为科学理论与方法广泛地运用于护理质量管理中。如运用"Z 型管理理论"指导护理工作,全面提高护理工作质量;运用"弹性原则"完善质量评价标准;运用"人本原理"增强管理者的综合管理水平;运用"期望理论"调动护理人员的积极性和创造性,促进护理质量的提高;运用"动态原理"强化护理管理职能,使护理管理经常处于不断发展和相对稳定状态;运用"封闭原则"形成有效的管理回路,使护理管理工作正常而有效地惯性运转。所有这些都在不同程度上改变了对质量控制以经验管理为主的局面,使护理质量管理提高到一个新的水平。

护理质量管理是护理工作的核心和重点,持续护理质量改进是文献调研的目标。卫生部"医院管理年"活动提出:质量和安全是患者选择医院的两个关键因素。运用文献调研可提高管理人员学习的主动性、积极性,学习新的、先进的管理知识和技能,提高护理管理效能和质量管理水平,促进护理事业的蓬勃发展。

三、护理质量管理特点和原则

(一)护理质量管理的特点

在护理质量管理中既有医院质量管理的重要组成部分,又有自身的专业特点。

1.广泛性

护理质量管理的广泛性表现在护理质量在医院管理中的重要作用。护理质量管理不仅有护理技术质量管理,还有护理制度管理、护理信息管理等,除病房外,还有门诊、急诊、手术室、供应室等各个部门管理。在医院的服务质量管理中,几乎处处都有护理质量问题,事事都与护理质量管理相关。随着医学技术和护理学科的发展,护理质量管理的范围还在拓宽。

2.特殊性和复杂性

护理服务的对象是一个特殊的群体,他们具有不同的背景、不同的价值观、不同的个性特点、不同的能力。他们除了具有生物学特点外,还具有心理和社会特征。在护理活动中,不同的人,因其素质、经历和对护理服务的期望值不同而对护理服务的感觉和评价各异。就是同样的服务也会有不同的感觉和评价。患者对护理的依赖程度较高,护理质量的好坏一定程度上关系着患者的安危。护理这种不同于其他服务行业的特点,决定了护理质量管理更具严谨性、科学性。护理对象的特殊性,以及护理质量管理的环节多、流程多、人员多的特性,决定了管理的复杂性。

3.群体性与联系性

护理质量需要既发挥每个人的技术专长,又要注意整个群体的协调配合。个人技术会影响整个护理质量,群体的素质、工作的氛围,又会影响每个护理人员的技术发挥,护理工作具有实践性、连续性、衔接性和集体性的特点,任何一个环节的疏忽,都会给患者带来不可挽回的损失。

(二)护理质量管理的原则

1.以患者为中心的原则

医院中的顾客就是患者,坚持以患者为中心是护理质量管理的首要原则。护理管理者在质量管理中,必须坚持患者第一的原则,有了这个原则,才能时时处处为患者的需要和安危着想,维护患者的根本利益。以患者为中心的整体护理模式的应用使护士从思维方式到工作方法都有了科学的、主动的和创造性的变化,护理质量管理要指导和不断促进这种变化。

2.预防为主的原则

防患于未然,护理质量管理必须坚持预防为主、前馈控制的原则,对护理质量产生、形成和实现的全过程的各个环节都充分重视。要使质量管理由被动转变为主动,就是要树立"三级预防"的观点。一级预防是争取不发生质量问题;二级预防把质量问题消灭在萌芽状态;三级预防就是要减少质量问题的不良影响和损害,预防为主才能做到持续性质量改进。坚持预防为主,防止再发生,发现问题——分析对策——进行规范;从开始就不允许失败、第一次就把工作做好;实控预测——对策规范。后者是根本意义上的预防。

3.事实和数据化的原则

一切让数据说话是现代质量管理的要求。护理质量管理必须按照护理工作的规律和医院的实际情况开展工作,坚持以客观事实和数据为依据,用事实和数据来说话,比依靠感觉、印象和经验分析、比较更可靠、更准确、更清晰,只有依靠数据,才能对现象的本质进行科学的统计分析、判断和预测。在护理活动中有许多现象是不能用数据表达的,只能用事实做定性描述。因此,护理质量管理在强调数据化的同时,不能忽略非定量因素,把定量与定性结合起来,才能准确反映护理质量水平。

4.以人为本的管理原则

重视人的作用,调动人的主观能动性和创造性,人是管理的第一要素。各级护理管理和临床护理人员的工作状态和行为直接影响着护理质量。因此,发动全员参与是实施质量管理的根本。在护理质量管理过程中,必须重视人的作用,增强护理人员的质量意识,引导护理人员参与质量管理过程。

5.质量标准化的原则

质量标准化原则是护理质量管理的基础工作,护理质量标准化包括建立各项规章制度、各级人员岗位职责、各种操作常规、各类工作质量标准和质量评价标准等。在质量管理过程中遵循各项标准,才能使管理科学化、规范化。

6.持续改进的原则

质量改进是质量管理的灵魂,要满足护理服务对象日益增长和不断变化的需求,必须遵循持续质量改进的原则。广大护理人员和护理管理者应对影响质量的因素具有敏锐的洞察能力、分析能力和反省能力,不断地发现问题、提出问题、解决问题,以达到持续质量改进的目的。

四、质量管理的基本工作制度

护理工作是医院工作的重要组成部分,其特点是工作细致、复杂、涉及面广,具有严格的时间性、连续性、衔接性和群体合作性。要做到对患者 24 h 进行不间断的治疗、护理和病情观察,满足患者的需求,必须建立完整、系统、有效、科学的规章制度。使各级护理人员在工作中有章可循,使医院医疗护理工作在相对稳定的情况下维持良好的惯性运行。客观有效的护理管理制度在保证服务对象接受安全、有效的护理服务、维持正常工作秩序、检查和落实各项工作标准及防范护理差错事故等方面发挥了重要作用。护理制度是护理质量管理的基础,是临床护理工作客观规律的反映。

护理人员良好的素质是执行规章制度的关键,加强护理人员爱岗敬业精神,培养其主人翁意识是护理人员自觉执行规章制度的根本保证。因此,实施护理管理制度措施首先要提高护士对规章制度执行的自觉性,提高护士的业务技术水平。护理部要发挥职能作用,对规章制度的贯彻落实进行经常性检查、监督和指导,特别是护理工作中存在的薄弱环节要重点检查。同时,护理工作是医院工作的重要组成部分,护理规章制度与医院大环境有密切关系,医院要创造有利的物质条件以保证制度的贯彻落实。

五、护理质量的标准化管理

护理质量标准是护理质量管理的基础,它是根据护理工作流程、服务对象、护理管理要求、护理人员特点以及工作特点来制订的,护理质量管理的标准化就是制订、修订质量标准,实施质量标准,进行标准化建设的工作过程。

护理质量标准一方面产生于护理临床与管理实践,另一方面,标准对护理管理实践起着衡量和指导作用。标准对护理服务质量起到保护和促进作用,各个医院严格的质量标准对护理人员提出了服务的基本要求,达到标准的过程本身就是保证质量。标准是保证护理工作惯性运行的行为规范,护理工作质量标准,是质量管理活动的依据和准则,也是全面质量管理的重要环节。同时,标准还是质量管理的依据,护理质量管理适于标准,终于标准。将医院护理工作各环节、各部分的质量要求通过数据化管理,制订具有先进性、科学性、合理性、实用性的标准,并形成标准化体系,才能达到真正的质量管理。国内的护理管理者努力吸取国外先进的管理经验,不断完善护理质量管理、质量保证体系,实施 ISO9000 认证,与国际接轨并取得成效,证明了在医院护理系统贯彻和实施 ISO9000 族系列标准不仅必要,而且意义重大。

(沈兆媛)

参考文献

[1]陈顺萍,谭严.妇科护理学[M].北京:中国医药科技出版社,2015.

[2]刘俐,吴琳娜.疼痛护理手册[M].成都:四川大学出版社,2013.

[3]王丽霞,周琦.儿科护理学(第2版)[M].北京:清华大学出版社,2014.

[4]岳丽青,匡雪春.肿瘤科护理查房手册[M].北京:化学工业出版社,2014.

[5]杨惠花,童本沁,建全.急诊急救护理实践手册[M].北京:清华大学出版社,2016.

[6]李京枝.妇产科护理学[M].北京:中国中医药出版社,2012.

[7]化前珍.老年护理学[M].北京:人民卫生出版社,2012.

[8]宋秀红,张芙蓉,李岩,等.现代临床常见疾病护理[M].北京:科学技术文献出版社,2015.

[9]李乐之.外科护理学[M].第5版.北京:人民卫生出版社,2012.

[10]李小寒.基础护理学[M].北京:人民卫生出版社,2012.

[11]刘玲,何其英,马莉,等.泌尿外科护理手册(第2版).[M].北京:科学出版社,2015.

[12]程梅,那娜,潘静,等.实用专科护理理论与实践[M].北京:科学技术文献出版社,2015.

[13]丁炎明,张大双.临床基础护理技术操作规范[M].北京:人民卫生出版社,2015.

[14]郑显兰,符州.新编儿科护理常规[M].北京:人民卫生出版社,2010.

[15]何蕾,张文智,戴玉.肝胆外科重症监护手册[M].北京:人民军医出版社,2012.

[16]李卡,许瑞华,龚姝.普外科护理手册(第2版)[M].北京:科学出版社,2015.

[17]王惠珍.临床护理教学技能[M].广州:暨南大学出版社,2011.

[18]艾学云.儿科护理[M].北京:人民卫生出版社,2014.

[19]温茂兴.中医护理学实训与学习指导[M].北京:人民卫生出版社,2014.